◎山东大学研究生核心课程教材

儿童肢体障碍康复实用手册

黄　艳　主编

山东大学出版社
SHANDONG UNIVERSITY PRESS
·济南·

图书在版编目(CIP)数据

儿童肢体障碍康复实用手册 / 黄艳主编. -- 济南：
山东大学出版社，2024.8. -- ISBN 978-7-5607-8394-9

Ⅰ. R720.9-62

中国国家版本馆 CIP 数据核字第 20245MK554 号

策划编辑　蔡梦阳
责任编辑　蔡梦阳
封面设计　王秋忆

儿童肢体障碍康复实用手册

ERTONG ZHITI ZHANGAI KANGFU SHIYONG SHOUCE

出版发行	山东大学出版社
社　　址	山东省济南市山大南路 20 号
邮政编码	250100
发行热线	(0531)88363008
经　　销	新华书店
印　　刷	济南乾丰云印刷科技有限公司
规　　格	787 毫米×1092 毫米　1/16
	17 印张　300 千字
版　　次	2024 年 8 月第 1 版
印　　次	2024 年 8 月第 1 次印刷
定　　价	98.00 元

《儿童肢体障碍康复实用手册》
编委会

序

随着社会的进步,不同类型儿童的康复需求不断提高,我国"特殊需求儿童"数量庞大,占全国儿童人口总数的 2.66%,其中肢体障碍儿童数量排名第一。儿童康复的专业技术队伍正在日益壮大,儿童康复队伍呈现年轻化、专业基础知识及康复治疗经验参差不齐的特点,专业知识和专业素质有待提升。儿童康复相关专业书籍已成为人才培养及临床康复技术指导的重要参考书籍。

多年来我国儿童康复医学界的专家学者已经撰写和出版了一定数量的专业著作、教材及科普读物等,但尚缺乏儿童肢体障碍康复的系统性专著,难以满足广大儿童康复工作者和患儿家长的学习与专业需求。在这一背景下,黄艳主任医师主编的《儿童肢体障碍康复实用手册》的出版,为广大儿童康复工作者和肢体障碍儿童家长提供了十分重要的专业技术专著,在很大程度上满足了儿童肢体障碍康复管理的专业需求。

本书编委均有丰富的临床实践经验,黄艳主任从事儿童康复工作 20 余年,致力于各类残疾儿童的神经康复工作。黄主任主编的《儿童肢体障碍康复实用手册》既涵盖了儿童肢体障碍分类和病因、儿童运动发育的基础知识,也涵盖了儿童肢体障碍康复评定、康复治疗技术,并且重点介绍了常见儿童肢体障碍疾病的康复治疗管理策略,还介绍了相关政策法规和家长可获得的资源等丰富内容,图文并茂,不仅强调理论基础,还注重临床应用。期待本书的出版对于指导儿童肢体障碍的临床康复工作,帮助广大患儿家长解决康复中遇到的具体问题发挥独特作用。

本书对儿童肢体障碍康复治疗技术的发展和推广具有积极的推动作用。值此著作出版之际,欣然应邀作序,以示对本书主编及其团队的祝贺。也希望更多的儿童康复从业人员参考本书,造福更多肢体障碍儿童。

杨亚丽

2024 年 4 月

前　言

　　随着急救医疗技术水平的提高，很多极低体重儿、早产儿、患重度缺氧缺血性脑病的新生儿被抢救成功，重症颅脑损伤、颅内感染、脊髓损伤等儿童得以存活，但是部分儿童会遗留严重的肢体功能障碍。随着人们对遗传代谢性疾病的认识，先天性神经及骨关节发育缺陷的儿童亦有增加趋势。运动功能的障碍极大地影响了这些孩子的身心发育，因此儿童肢体障碍康复需求巨大。然而，目前国内尚缺乏儿童肢体障碍康复的专著。

　　在这样的大背景下，山东大学附属儿童医院(济南市儿童医院)康复医学科，充分发挥在肢体障碍儿童康复方面的优势，为广大康复治疗专业学生、儿童保健医生、儿童康复工作者和肢体障碍儿童的家长们献上一部集儿童神经运动发育、儿童康复评定、儿童康复治疗技术、儿童肢体障碍临床康复于一体，并将中西医康复融会贯通的读物——《儿童肢体障碍康复实用手册》。本书定位为儿童肢体障碍的康复管理策略实用教材读物，主要面向的读者是康复治疗专业学生以及儿童康复治疗师、儿童保健工作者、社区医生、肢体障碍儿童家长。本书采用通俗易懂并融知识性与科学性于一体的表现形式，向读者提供儿童肢体障碍康复的实用方法。

　　本书主要从儿童康复理论、临床应用和循证医学方面对儿童肢体障碍康复管理的相关知识进行了系统介绍。涵盖了儿童肢体障碍概述、运动发育规律、肢体障碍康复评定、常用的肢体障碍康复治疗技术、康复辅助器具、痉挛的管理、常见儿童肢体障碍疾病的临床康复管理、共患病处理、家庭康复护理及相应的政策和社会资源等内容，新颖实用，临床可操作性强，图文并茂，易于理解。

　　本书编者团队在儿童肢体障碍相关疾病的诊疗与康复领域具有丰富的临床经验，不仅吸纳了国外的现代康复方法，还融入了我国传统针灸、推拿、中药、中医外治等方法，经过多年的积累与研究，疗效显著。在全体编委的不懈努力下，按计划完成了编写任务。

　　作为儿童康复工作者,深感康复一个孩子,就是康复一个家庭,希望本书能帮助到那些肢体障碍的孩子和他们的家庭。限于作者水平,书中难免有不当之处,恳请读者见谅并给予批评指正。

编　者

2024 年 4 月

目　录

第一章 概 述

第一节 儿童肢体障碍的定义及病因

一、什么是儿童肢体障碍?

儿童肢体障碍是指在儿童期发生的影响四肢运动或姿势控制的一系列疾病。这些障碍可能导致肌肉无力、运动功能障碍、姿势异常、协调障碍等,严重影响着儿童的生活、学习和社交功能。在儿童的成长过程中,许多疾病可导致儿童出现不同程度的肢体障碍,如脑性瘫痪、获得性脑损伤、发育迟缓、臂丛神经损伤、神经肌肉病及先天肢体畸形或骨关节疾病、遗传代谢性疾病等,对其日常生活和社会参与造成一定影响。

二、儿童肢体障碍的病因

(一)脑损伤

各种原因引起脑出现不同程度的损伤可以导致运动障碍,在小儿时期则表现为运动发育的障碍,尤其是早产儿和新生儿时期,因脑损伤而导致以后的运动发育障碍和运动障碍的程度往往超乎初期的预测,其可能表现得很重,也可能很轻。

(二)脑血管障碍

导致小儿脑血管障碍的原因有很多,其中最多见的是先天性脑血管异常以及引起急性小儿偏瘫的脑血管障碍。

(三)中枢神经系统发育畸形

这是指在胚胎发育期各种原因导致的中枢神经系统的发育异常,而产生各种畸形所引起的定位性障碍。

(四)神经肌肉疾病

神经肌肉疾病包括许多种类,如进行性肌营养不良、先天性肌病及代谢性肌病、重症肌无力、脊髓性肌萎缩症等。上述疾病是由于各种原因致使肌肉的紧张性发生改变，从而导致不同特点的运动障碍。

（五）中枢神经系统感染

中枢神经系统感染包括细菌性感染、病毒性感染、继发感染等。因感染的程度、性质、部位的不同而引起相应的中枢神经系统损害，导致各种各样的肢体运动障碍。

（六）神经系统外伤

因各种原因致头颅的外伤、脊髓的外伤等，导致神经系统某部分的障碍，或因外伤后引起癫痫而继发运动障碍。

（七）神经系统的肿瘤

神经系统的肿瘤因发生的部位不同，引起不同的临床症状和导致相应部位的肢体障碍。

（八）变性疾病、代谢异常疾病

变性疾病主要有灰质的变性疾病、白质的变性疾病、系统的变性疾病；代谢异常疾病主要有线粒体细胞病、过氧化物酶体病、半乳糖血症等。

（九）其他疾病

急性小脑失调症、急性脑炎、瑞氏（Reye）综合征、急性小儿偏瘫、发作性疾病（如癫痫）等均可能导致不同程度和不同部位的运动障碍。

第二节　儿童肢体障碍的预防

儿童肢体障碍的预防是针对常见的致病原因，如遗传、发育、外伤、疾病、环境、行为等危险因素，采取有效措施和方法，预防或减少致残性疾病和伤害的发生，限制或逆转由疾病而引起的肢体障碍，并在肢体障碍发生后防止肢体功能障碍转变成为残疾，乃至残障。

一、一级预防

一级预防主要是预防各类病、伤、残的发生，是最为有效的预防，可使残疾发生率降低70％。所采取的措施包括以下内容：

（1）免疫接种。免疫接种旨在预防致残性疾病的发生，如急性脊髓灰质炎、麻疹、风疹、乙型脑炎等。

（2）预防性咨询及指导。如婚前医学咨询、优生优育咨询、营养运动相关咨询，预防非感染性慢性病指导；加强宣传教育，特别是优生优育教育，加强孕产期保健，预防出生缺陷的发生。

（3）安全防护照顾。安全防护照顾旨在预防意外伤害发生。具体包括进行儿童安全调查、安全教育并采取预防性措施，加强家庭、学校和社会的宣传教育，预防交通事故、溺水、跌落等意外伤害的发生，以减少儿童由于意外伤害导致的肢体障碍发生。

二、二级预防

二级预防是疾病或损伤已经发生的情况下，限制或逆转由损伤造成的活动受限或残疾，可使残疾发生率降低 10％～20％。所采取的措施包括早期发现病、伤、残，早期采取有效手段治疗；根据需要适时采取必要手术治疗各类疾患，改善或提高功能。

三、三级预防

三级预防是指已经发生活动受限或残疾，防止活动受限或残疾的恶化，最大限度地减少残疾或残障造成的影响。所采取的措施包括物理治疗、作业治疗、心理治疗等方法，以及使用假肢、支具、轮椅等工具。

此外，根据肢体障碍儿童的康复需求，适时介入教育康复、职业康复、社会康复等，促使康复对象早日重返家庭和社会。

（黄艳 孟祥超）

第二章 儿童运动功能发育

第一节 粗大运动发育

粗大运动是指抬头、翻身、坐、爬、站、走、跑、跳等大运动。粗大运动发育包括反射、姿势和移动能力的发育。其中，反射发育是婴幼儿粗大运动发育的基础。

一、反射发育

反射是指机体对内、外环境刺激不随意且按照一定模式的应答，它是神经系统生理活动的基本形式。与婴幼儿粗大运动发育密切相关的反射发育包括原始反射、立直反射和平衡反应。反射发育具有时间性，中枢神经系统损害可引起反射发育时间的延迟或倒退。

(一)原始反射

原始反射是新生儿与生俱来的非条件反射，也是婴儿特有的一过性反射，其中枢位于脊髓、延髓和脑桥。原始反射往往不精确，常常容易泛化。伴随中枢神经系统的逐渐发育和成熟，神经兴奋的泛化性逐渐向着特异性方向发育，原始反射被抑制，取而代之的是新的动作和运动技能的获得。原始反射缺如、减弱、亢进或残存，都是异常的表现。

1.觅食反射

正常足月新生儿脸颊部接触到母亲乳房或其他部位时，即可出现"寻找"乳头的动作。该反射缺如提示较严重的病理现象，精神发育迟滞、脑瘫可持续存在。

(1)检查体位：仰卧位。

(2)刺激方法：用手指轻轻触摸婴儿一侧口角的皮肤。

(3)反应：婴儿将头转向刺激侧，出现张口的动作。

(4)持续时间：0~4个月。

2.吸吮反射

此反射出生后即出现，逐渐被主动的进食动作所代替。若新生儿期吸吮反射消失或明显减弱,提示脑内病变;若亢进则为饥饿表现。此反射若1岁后仍存在,提示大脑皮层功能障碍。

(1)检查体位:仰卧位。

(2)刺激方法:用手指触摸婴儿的口唇或放入婴儿口中。

(3)反应:婴儿将出现吸吮动作。

(4)持续时间:0~3个月。

3.握持反射

此反射出生后即出现,逐渐被有意识的握物所替代。肌张力低下不易引出,脑瘫患儿可持续存在,偏瘫患儿双侧不对称或一侧持续存在。

(1)检查体位:仰卧位。

(2)刺激方法:将手指或其他物品从婴儿手掌的尺侧放入并稍加压迫。

(3)反应:婴儿该侧手指屈曲,紧握检查者手指或物品。

(4)持续时间:0~4个月(图2-1-1)。

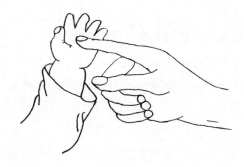

图 2-1-1　握持反射

4.拥抱反射

拥抱反射是指头部和背部位置突然变化,刺激颈深部的本体感受器,引起上肢变化的反射。该反射亢进时下肢也出现反应。肌张力低下及严重精神发育迟滞患儿难以引出,早产儿、核黄疸患儿、脑瘫患儿等此反射可亢进或延长,偏瘫患儿可表现为左右不对称。

(1)检查体位:仰卧位。

(2)刺激方法:有5种引出的方法。①声法:用力敲打床边附近发出声音;②落法:抬高婴儿头部15 cm后下落;③托法:平托起婴儿,令其头部向后倾斜10°~15°;④弹足法:用手指轻弹婴儿足底;⑤拉手法:拉婴儿双手上提,使其头部后仰但未离开桌面,当肩部离开桌面2~3 cm时,突然放开双手。

(3)反应:婴儿两上肢对称性伸直外展,下肢伸直,躯干伸直,手张开,然后双上肢向胸前屈曲内收,呈拥抱状态。

（4）持续时间：0～6个月（图 2-1-2）。

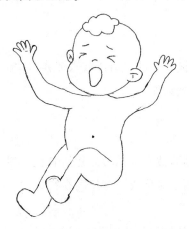

图 2-1-2　拥抱反射

5.放置反射

偏瘫患儿双侧不对称。

（1）检查体位：扶持婴儿腋下使其呈直立位。

（2）刺激方法：将其一侧足背抵于桌面边缘。

（3）反应：可见婴儿将足背抵于桌面边缘侧，下肢抬到桌面上。

（4）持续时间：0～2个月。

6.踏步反射

臀位分娩的新生儿肌张力低下或屈肌张力较高时该反射减弱；痉挛型脑瘫患儿此反射可亢进并延迟消失。

（1）检查体位：扶持婴儿腋下，使其呈直立位。

（2）刺激方法：使其一侧足踩在桌面上，并将重心移到此下肢。

（3）反应：可见负重侧下肢屈曲后伸直、抬起，类似迈步动作。

（4）持续时间：0～3个月。

7.张口反射

该反射延迟消失提示脑损伤。脑瘫或精神发育迟滞患儿该反射延迟消失。

（1）检查体位：仰卧位。

（2）刺激方法：检查者用双手中指与无名指固定婴儿腕部，然后以拇指按压婴儿两侧手掌。

（3）反应：婴儿立即出现张口反应，亢进时一碰婴儿双手即出现张口反应。

(4)持续时间:0～2个月(图 2-1-3)。

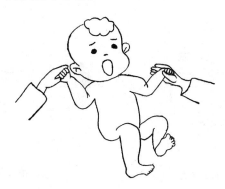

图 2-1-3 张口反射

8.侧弯反射

肌张力低下患儿难以引出,脑瘫或肌张力增高的患儿可持续存在,双侧不对称时具有临床意义。

(1)检查体位:俯卧位或俯悬卧位。

(2)刺激方法:检查者用手指刺激婴儿一侧脊柱旁或腰部。

(3)反应:婴儿出现躯干向刺激侧弯曲。

(4)持续时间:0～6个月(图 2-1-4)。

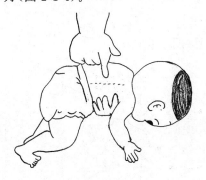

图 2-1-4 侧弯反射

9.紧张性迷路反射

头部在空间位置及重力方向发生变化时,产生躯干及四肢肌张力的变化。该反射持续存在将影响婴儿自主抬头的发育。

(1)检查体位:仰卧位或俯卧位。

(2)刺激方法:将仰卧位或俯卧位作为刺激。

(3)反应:仰卧位时身体呈过度伸展,头后仰;俯卧位时身体以屈曲姿势为主,头部前屈,臀部凸起。

（4）持续时间：0～4个月（图2-1-5）。

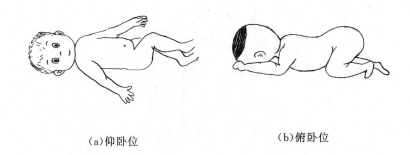

（a）仰卧位　　　　　　　　　　　（b）俯卧位

图 2-1-5　紧张性迷路反射

10.非对称性紧张性颈反射（ATNR）

头部位置发生变化时，颈部肌肉及关节的本体感受器受到刺激，引起四肢肌紧张的变化。该反射是评价脑瘫等脑损伤疾病的重要方法，反射持续存在将影响婴儿头于正中位、对称性运动、手口眼协调等发育。

（1）检查体位：仰卧位。

（2）刺激方法：将婴儿的头转向一侧。

（3）反应：婴儿颜面侧上、下肢因伸肌肌张力增高而伸展，头后侧上、下肢因屈肌张力增高而屈曲。

（4）持续时间：0～4个月（图2-1-6）。

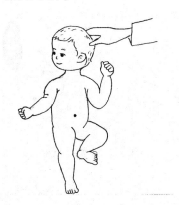

图 2-1-6　非对称性紧张性颈反射

11.对称性紧张性颈反射（STNR）

临床意义同ATNR。若该反射持续出现，提示脑损伤，与非对称性紧张性颈反射一样会影响婴儿姿势及运动的发育。

（1）检查体位：俯悬卧位。

(2)刺激方法:使婴儿头前屈或背屈。

(3)反应:头前屈时,上肢屈曲、下肢伸展;头背屈时,上肢伸展、下肢屈曲。

(4)持续时间:0~4个月(图2-1-7)。

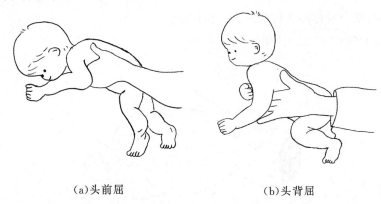

(a)头前屈　　　　　　　　　　　　(b)头背屈

图 2-1-7　对称性紧张性颈反射

12.交叉伸展反射

此反射胎儿期已经很活跃。

(1)检查体位:婴儿仰卧位,一侧下肢屈曲,另一侧下肢伸展。

(2)刺激方法:使婴儿伸展侧下肢屈曲。

(3)反应:伸展侧下肢屈曲时,对侧屈曲的下肢变为伸展。

(4)持续时间:0~2个月。

13.阳性支持反射

婴儿3个月以后该反射仍呈阳性者,提示神经反射发育迟滞。

(1)检查体位:扶持婴儿腋下呈直立位。

(2)刺激方法:使患儿保持立位,足底接触桌面数次。

(3)反应:下肢伸肌肌张力增高,踝关节跖屈。

(4)持续时间:0~2个月。

(二)立直反射

立直反射又称"矫正反射",是身体在空间位置发生变化时,主动将身体恢复立直状态的反射。立直反射的中枢在中脑和间脑。其主要功能是维持头在空间的正常姿势、头颈和躯干间的协调关系、躯干与四肢间的协调关系,是平衡反应功能发育的基础。立直反射出生后可以见到,但多于出生后3~4个月出现,可持续终身。脑发育滞后或脑损伤患儿立直反射出现延迟,肌张力异常、原始反射残存可严重影响立直反射的建立。

1.颈立直反射

新生儿期唯一能见到的立直反射是婴儿躯干对头部保持正常关系的反射,以后逐渐被躯干立直反射所取代。

(1)检查体位:仰卧位。

(2)刺激方法:将婴儿头部向一侧转动。

(3)反应:整个身体随头转动的方向而转动。

(4)持续时间:0～6个月(图2-1-8)。

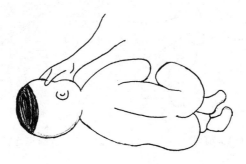

图2-1-8　颈立直反射

2.躯干立直反射

(1)检查体位:仰卧位。

(2)刺激方法:检查者握住婴儿两下肢向一侧同旋成侧卧位。

(3)反应:此时婴儿身体分节段性转动,并有头部上抬的动作。

(4)持续时间:4个月至终身(图2-1-9)。

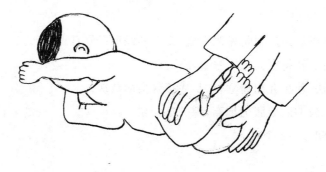

图2-1-9　躯干立直反射

3.迷路性立直反射

当头部位置发生变化时,从中耳发出的信号经过前庭脊髓束,刺激支配颈肌的运动神经元,产生头部位置的调节反应。

(1)检查体位:俯卧位、仰卧位或垂直位。

(2)刺激方法:用布蒙住婴儿双眼,以俯卧位或仰卧位作为刺激。在垂直位时将身体向前、后、左、右各方向适量倾斜。

（3）反应：无论身体如何倾斜，婴儿头部仍能保持立直位置。

（4）持续时间：4 个月至终身（图 2-1-10）。

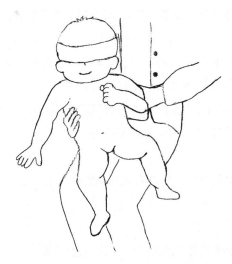

图 2-1-10　迷路性立直反射

4.视性立直反射

这是头部位置随着视野的变化保持立直的反射。人类该反射相当发达，是维持姿势的重要反射。该反射缺如多为视力障碍，延迟出现提示有脑损伤。

（1）检查体位：俯卧位、仰卧位或垂直位。

（2）刺激方法：以俯卧位或仰卧位作为刺激。在垂直位时将身体向前、后、左、右各方向适量倾斜。

（3）反应：无论身体如何倾斜，婴儿头部仍能保持立直位置。

（4）持续时间：4 个月至终身。

（三）平衡反应

平衡反应是神经系统发育的高级阶段，是大脑皮层、基底神经节以及小脑相互之间有效作用的结果。平衡反应可促进翻身、爬行、蹲、跪、站立和行走等动作的完成。

1.倾斜反应

倾斜反应是因支持面变化，从而引起身体姿势的相应调整。

（1）检查体位：婴儿于倾斜板上取仰卧位或俯卧位，上下肢伸展。

（2）刺激方法：倾斜板向一侧倾斜。

（3）反应：头部挺直的同时，倾斜板抬高一侧的上下肢外展、伸展，倾斜板下降一侧的上下肢可见保护性支撑样伸展动作。

（4）持续时间：6 个月至终身。

（5）意义：6 个月后仍呈阴性者，提示神经反射发育迟滞。

2.坐位平衡反应

坐位平衡反应分为前方坐位平衡、侧方坐位平衡和后方坐位平衡。

（1）检查体位：坐位。

（2）刺激方法：检查者用手分别向前方、侧方或后方快速轻柔推至 45°。

（3）反应：婴儿手臂伸出，手掌张开，出现支撑现象。

（4）持续时间：①前方坐位平衡反应为 6 个月至终身；②侧方坐位平衡反应为 7 个月至终身；③后方坐位平衡反应为 10 个月至终身。

3.跪位平衡反应

跪位平衡反应在出生后 15 个月左右出现，维持一生。15 个月以后仍为阴性者，提示神经反射发育迟滞。

（1）检查体位：跪立位。

（2）刺激方法：检查者牵拉婴儿的一侧上肢，使之倾斜。

（3）反应：婴儿头部和胸部出现调整，被牵拉侧上下肢伸展、外展，对侧肢体出现保护性外展反应。

（4）持续时间：15 个月至终身。

4.立位平衡反应

（1）检查体位：站立位。

（2）刺激方法：检查者用手分别向前方、侧方、后方快速且轻柔推动婴儿，使其身体倾斜。

（3）反应：婴儿为了维持平衡，出现头部和胸部立直反应及上肢伸展的同时，脚向前方、侧方、后方迈出一步。

（4）持续时间：①前方立位平衡反应为 12 个月至终身；②侧方立位平衡反应为 18 个月至终身；③后方立位平衡反应为 24 个月至终身。

5.降落伞反射

检查时注意观察两侧上肢是否对称，如果一侧上肢没有出现支撑动作，提示臂丛神经损伤或偏瘫；如果此反射延迟出现或缺如，提示脑瘫或脑损伤。

（1）检查体位：检查者双手托住婴儿胸腹部，呈俯悬卧位。

（2）刺激方法：将婴儿头部向前下方俯冲一下。

（3）反应：婴儿迅速伸出双手，稍外展，手指张开，做出似防止下跌的保护性支撑动作。

（4）持续时间：6 个月至终身（图 2-1-11）。

（5）意义：脑瘫患儿也可出现双上肢后伸呈飞机样的特殊姿势，或上肢呈紧张性屈曲状。

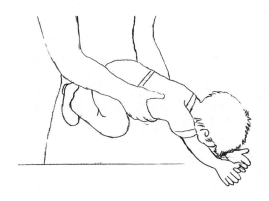

图 2-1-11　降落伞反射

二、姿势运动发育

姿势运动发育是小儿维持身体并控制在重心之内的能力和保护平衡的能力。姿势运动的控制主要靠骨骼结构和各部分肌肉的紧张度来维持。正常肌张力是人体维持各种姿势和运动的基础,归纳为静止性肌张力、姿势性肌张力和运动性肌张力。躯体感觉、视觉及前庭觉三个感觉系统在维持平衡过程中各自扮演不同的角色。中枢神经系统在对多种感觉信息进行分析整合后下达运动指令,运动系统以不同的协同运动模式控制姿势变化,将身体重心调整为原范围内或重新建立新的平衡。

正常小儿姿势、运动发育具有连续性和阶段性,各动作的发育相互影响,是一个极其复杂的过程。不同发育阶段的婴幼儿具有不同的体位特点。

（一）仰卧位姿势运动发育特点

1.由屈曲向伸展发育

（1）第一屈曲期:新生儿期,颜面向一侧或正中位,四肢呈屈曲或半屈曲状态,左右对称或稍有非对称,如图 2-1-12（a）所示。

（2）第一伸展期:出生后 2～3 个月,婴儿头转向一侧或左右同旋,由于头部位置的变化,受非对称性紧张性颈反射的影响,常呈非对称性的伸展模式,如图 2-1-12（b）所示。

（3）第二屈曲期:出生后 4～7 个月,婴儿头呈正中位,四肢为对称性屈曲姿势,手指的随意动作明显,婴儿可抓自己的脚送到口中,呈手、口、眼的协调动作,如图 2-1-12（c）所示。

（4）第二伸展期:出生后 8～9 个月,婴儿头部自由活动,四肢自由伸展,躯干有回旋动作,婴儿可以灵活地左右翻身,如图 2-1-12（d）所示。

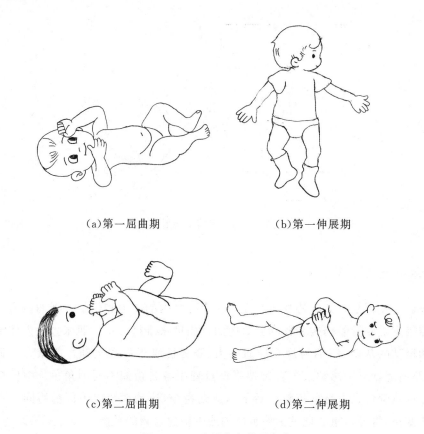

　　　(a)第一屈曲期　　　　　　　　　(b)第一伸展期

　　　(c)第二屈曲期　　　　　　　　　(d)第二伸展期

图 2-1-12　由屈曲向伸展发育

　　2.从不随意活动到随意运动发育

　　婴儿由于受紧张性颈反射及交叉伸展反射的影响,出现屈曲与伸展的动作及非对称性姿势,随着原始反射的逐渐消失,出现了随意运动的发育、翻身及四肢的自由伸展和屈曲。

　　3.手、口、眼的协调发育

　　婴儿从 4～5 个月开始出现对称性屈曲姿势,可用手抓住双脚并放入口中,虽然肩部与臀部都抬高,躯干弯曲,接触床面积小,但仍能保持稳定的平衡状态,产生手、口、眼协调。

　　(二)俯卧位姿势运动发育特点

　　俯卧位姿势运动是小儿克服地心引力、抗重力伸展的过程。

　　1.由屈曲向伸展发育

　　婴儿由于受紧张性迷路反射的影响,屈肌肌张力占优势,下肢屈曲于腹部下方,因此表现为臀高头低。随着伸展姿势的发育,逐渐变为臀头同高,最后发展为头高臀低。

　　2.抗重力伸展发育

　　随着克服地心引力、抗重力伸展的发育过程,婴儿体重的支点由头部、颈部、胸部、腰部逐渐向后移动,当支点移行到骶尾部时,便出现了爬行,为坐位和立位做好准备。

3.由低爬向高爬的发育

爬行是俯卧位发育的组成部分,也体现了抗重力发育的过程。爬行过程首先是无下肢交替动作的肘爬或拖爬,然后是下肢交替运动的腹爬或低爬,之后是胸部离开床面,用手和膝关节交替运动的膝爬或四爬,最后是躯干完全离开床面,用手和脚交替运动的高爬。

4.俯卧位姿势运动发育过程

(1)新生儿期:受紧张性迷路反射的作用,全身呈屈曲状态,膝屈曲在腹下,骨盆抬高呈臀高头低的姿势。头转向一侧,可以瞬间抬头,如图 2-1-13(a)所示。

(2)2 月龄:骨盆位置下降,下肢半伸展呈臀头同高状态。头经常保持在正中位上,下颌可短暂离开桌面,如图 2-1-13(b)所示。

(3)3~4 月龄:肘支撑,胸部离开桌面,抬头达 45°~90°,十分稳定,下肢伸展,头高于臀部,身体的支点在腰部,如图 2-1-13(c)所示。

(4)6 月龄:前臂伸直,手支撑,胸部及上腹部可以离开桌面,抬头达 90°以上,四肢自由伸展,支点在骶尾部,可由俯卧位翻身至仰卧位,如图 2-1-13(d)所示。

(5)8 月龄:用双手或肘部支撑,胸部离开桌面但腹部不离开桌面爬行,称为腹爬,可见下肢交替动作,如图 2-1-13(e)所示。

(6)10 月龄:用手和膝关节爬,称为四爬,腹部可离开桌面,如图 2-1-13(f)所示。

(7)11 月龄:可用手和脚支撑向前移动,称为高爬,如图 2-1-13(g)所示。

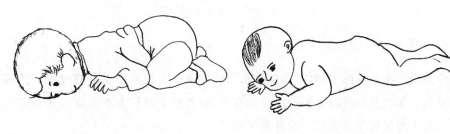

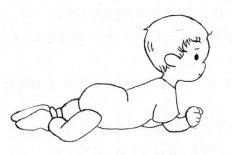

(a)俯卧位臀高头低姿势　　　　　(b)俯卧位臀头同高姿势

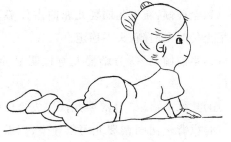

(c)俯卧位肘支撑姿势　　　　　(d)俯卧位手支撑姿势

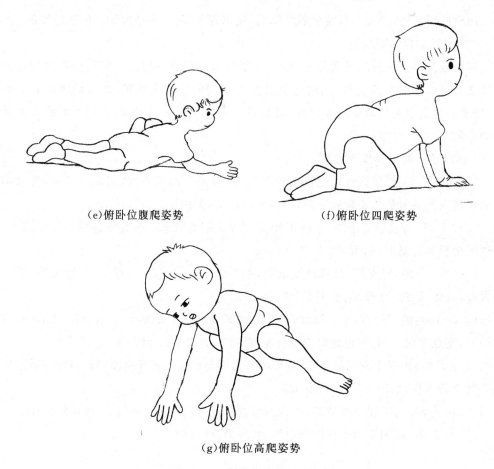

（e）俯卧位腹爬姿势　　　　　　　　（f）俯卧位四爬姿势

（g）俯卧位高爬姿势

图 2-1-13　俯卧位姿势运动发育

（三）坐位姿势运动发育特点

坐位是卧位与立位的中间体位，是抗重力伸展及相关肌肉群发育的过程，与平衡反应关系密切。如拱背坐时前方平衡反应发育完成，直腰坐时侧方平衡反应发育完成，扭身坐时后方平衡反应发育完成。发育顺序如下。

1.发育顺序

发育顺序依次为全前倾、半前倾、扶腰坐、拱背坐、直腰坐、扭身坐（图 2-1-14）。

（1）全前倾：新生儿期婴儿屈曲占优势，脊柱不能充分伸展，扶其肩拉起时，头向后仰，呈坐位时全前倾，头不稳定。

（2）半前倾：2～3 月龄婴儿脊柱明显伸展，坐位时脊柱向前弯曲呈半前倾姿势，头竖直。

（3）扶腰坐：4～5 月龄婴儿扶持成坐位时脊柱伸展，为扶腰坐阶段，头部稳定。

（4）拱背坐：6 月龄婴儿可以独坐，但需双手支撑，脊柱略弯曲，呈拱背坐。

（5）直腰坐：7 月龄婴儿脊柱伸展，与床面呈直角，是坐位的稳定阶段。

(6)扭身坐:8~9月龄婴儿直腰坐位稳定,可以左右回旋身体,可以在坐位上自由玩,也可以由坐位变换成其他体位。

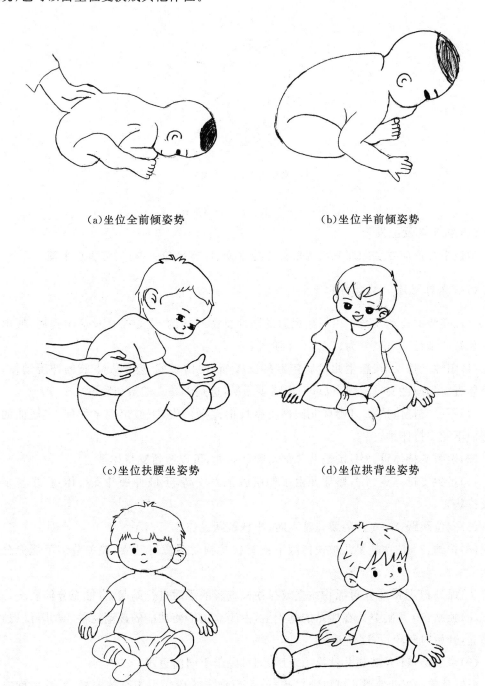

(a)坐位全前倾姿势

(b)坐位半前倾姿势

(c)坐位扶腰坐姿势

(d)坐位拱背坐姿势

(e)坐位直腰坐姿势

(f)坐位扭身坐姿势

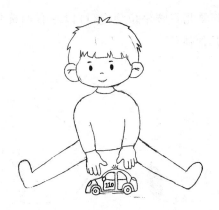

(g)坐位自由玩耍姿势

图 2-1-14　坐位姿势发育顺序

2.坐位平衡反应发育

坐位平衡反应发育顺序依次为前方坐位平衡、侧方坐位平衡、后方坐位平衡。

（四）立位姿势运动发育特点

立位姿势的运动发育是由原始反射的阳性支持开始的,立位平衡反应出现后,便出现了独站与步行。可以分为以下 10 个阶段:

(1)阳性支持反射:新生儿足底接触到支撑面,便出现颈、躯干及下肢的伸展动作,使身体直立呈阳性支持反射,也可引出踏步反射,这是人站立的最初阶段。

(2)不能支持体重:2 月龄婴儿阳性支持反射逐渐消失,下肢出现半伸展、半屈曲的状态而不能支持体重。

(3)短暂支持体重:3 月龄婴儿膝部与腰部屈曲,可以短暂支持体重。

(4)足尖支持体重:4 月龄婴儿由于伸肌肌张力较高,下肢伸展并支持体重,多呈足尖支持状态。

(5)立位跳跃:5～6 月龄婴儿站立时,出现跳跃动作。

(6)扶站:7～8 月龄婴儿被扶持腋下或有扶持物时多数可站立,髋关节多不能充分伸展。

(7)抓站:9 月龄婴儿可抓物站立或抓住检查者的手后自行站起,脊柱充分伸展。

(8)独站:10 月龄婴儿在抓站的基础上,由于立位平衡功能的逐渐完善,婴儿可以独自站立,开始时间较短,逐渐延长。

(9)牵手走:11 月龄婴儿站立稳定后,则可以牵手向前迈步。

(10)独走:12 月龄婴儿可以独自步行,称为独走阶段。由于个体差异,发育速度有所不同,一般不应晚于 18 月龄。

（五）步行姿势运动发育特点

（1）步宽由大到小的发展。小儿呈宽基步态，由于其身体重心位置较成人高，立位平衡还不健全，所以为了稳定步态而加大步宽，增加与地面接触面积。

（2）上肢由上举到下降发展。小儿开始练习步行时双手为了维持平衡而上举、外展，肩胸关节内收，躯干呈伸展状，有利于保持身体的稳定。

（3）上肢无交替运动到有交替运动。

（4）肩与骨盆的无分离运动到有分离运动。

（5）步态无节律到有节律的发展。

（6）骨盆无回旋到有回旋的发展。

（7）足尖与足跟接地时间短，主要为脚掌着地。因踝关节的支撑力不足，需要髋关节和膝关节的过度屈曲，使足上提，脚掌用力着地。

（8）站立位的膝伸展。为保持下肢支持体重，随着躯干平衡功能的完善和下肢支撑力量的增强，这一情况逐渐改善。

（六）婴幼儿姿势运动发育特点

婴幼儿姿势运动的发育过程是抗重力的发育过程。小儿从出生时的仰卧位、俯卧位，经过翻身、坐、站到行走，是随着小儿身体的抗重力屈曲活动与抗重力伸展活动的逐渐发育，不断克服地心引力，从水平位逐渐发育成为与地面垂直的位置的发育过程。

婴幼儿姿势运动发育的顺序：①由头向尾的发育；②由近端向远端的发育；③由全身性整体运动向分离运动的发育；④由粗大运动向精细运动的发育；⑤由不协调到协调的发育。

三、其他年龄期粗大运动发育

（一）学龄前期

随着儿童的年龄增长，肌肉的运动和耐力不断增强，大肌肉群比小肌肉群发育快，为儿童的粗大运动发育奠定了基础。与婴幼儿期相比，学龄前期动作得到进一步发展，主要表现在掌握跑和跳的技巧上。3～4岁：单脚上楼梯，双脚跳跃，用脚尖走路；4～5岁：单脚下楼梯，用脚尖站立，跑和走很好；5～6岁：双脚交替跳跃，走细直线，滑行，原地向上跳的姿势成熟等。

（二）学龄期

学龄期儿童粗大运动发育主要表现为运动协调性获得了最快的发育。学龄早期，儿童肌肉更加发达，粗大运动越来越灵活、熟练，体能也在稳步增强，随着运动记忆能力的发育,感知觉信息转化为本体运动的能力也增强。6～7岁的儿童已经能较好地组织起复杂的动作。9～10岁后的儿童不仅在运动中掌握了更多的技能,而且更具有组织性和合作性,普遍能参加有规则的、集体的运动并进行比赛。

(张华炜　黄艳)

第二节　精细运动发育

一、概述

精细运动能力是指个体主要凭借手及手指等部位的小肌肉或小肌肉群的运动,在感知觉、注意等心理活动的配合下完成特定任务的能力。婴幼儿精细运动能力是评价神经系统发育成熟度的重要指标,也是婴幼儿早期教育的依据,同时也是婴幼儿画画、写字、生活自理等活动的基础。

上肢的精细运动是在人体具备了基本的姿势和移动能力发育的基础上发展起来的,视觉功能的发育同样也受到姿势和移动能力发育的影响,姿势和移动、上肢功能、视觉功能三者之间相互作用、相互促进、共同发育。

(一)手功能发育

手是最复杂、最精细的器官,手的灵活性并非与生俱来,而是要经历一个相当长的发育过程且遵循一定的发育规律。

1.抓握动作发育

抓握动作的发育是逐渐由最初的肩部、肘部的活动发展为成熟阶段的指尖活动的过程,需要经过一个比较复杂的过程。

新生儿:紧握拳。

1月龄:常常握拳。

2月龄:偶尔能张开手,给物体能握住。

3月龄:手经常张开,给物体能握住数秒。

4月龄:常常去抓物体,但抓不到物体。

5月龄:积木碰到手时出现主动抓握动作,但不协调,此动作为尺侧手掌抓握(图2-2-1)。

6月龄:用全手掌抓积木,出现真正意义上的抓握动作(图2-2-2)。

7月龄:桡侧手掌抓握(图2-2-3)。

8月龄:桡侧手指抓握(图2-2-4)。

9月龄:用拇指、示指对指抓握(图2-2-5)。

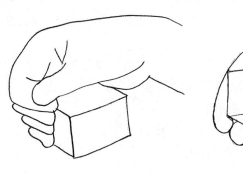
图 2-2-1 尺侧手掌抓握

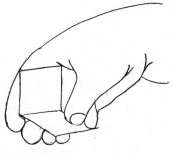
图 2-2-2 全手掌抓握

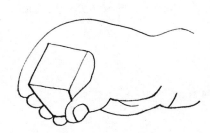
图 2-2-3 桡侧手掌抓握

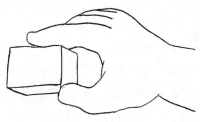
图 2-2-4 桡侧手指抓握

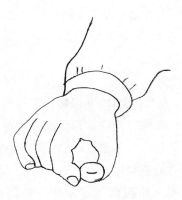
图 2-2-5 用拇指、示指对指抓握

2.双手协调动作发育

双手协调动作发育是指同时使用双手操作物体的能力,如将物体从一只手传递到另一只手,同时使用双手进行游戏,如拍手等。双手协调动作的发育,使精细运动更协调,为更好地掌握手操作技能奠定基础。双手协调动作发育规律如下:

4 月龄:能够有意识地控制伸手,两手相接触。

6月龄:能抓住物体,放物体在两手之间玩耍,但灵活控制能力还不强。仰卧位时会抓住自己的脚,再将脚放到口中。当手中拿着一块积木再给另一块积木时,会扔掉原有的积木,然后去接第二块积木。

7月龄:将积木由一只手传递到另一只手。当手中有积木再给一块时,能保留手中原有的那块积木。这个阶段可以称为双手开始协调动作阶段。

9月龄:能将双手拿的物体对敲,能拍手。

11月龄:能打开包裹积木的纸,将积木放入杯中。

12月龄:将小丸投入小瓶,或取出小丸;翻书。

3.生活自理动作发育

生活自理动作包括更衣、进食、保持个人卫生(如如厕、洗漱、修饰)在内的自理活动,是基本日常生活活动的重要内容。这些在成年人看起来很简单的生活自理活动,对于发育早期的儿童而言却要付出极大努力,只有达到一定的发育水平后才能完成。

1岁:穿衣服时可伸手配合。

1.5岁:捧杯饮水。

2岁:很好地用勺和杯子、戴帽子等。

3岁:在帮助下穿衣服、独立进餐、大小便自理、洗脸等。

4岁:独立穿脱衣服、上下楼梯。

(二)视觉功能发育

个体对外部环境的大多数感知信息都由视觉提供。出生后6个月内视功能发育最快,1岁左右时接近成人,6岁时发育基本完善。眼球运动的自由控制能力在出生后6个月左右完成。视觉发育引导了精细运动能力的发育,并使其更加精细准确。因此,1岁前是婴幼儿视觉发育的黄金时期。

新生儿:有分辨人面孔的能力。

1月龄:能看见面前20 cm左右的物体,双眼能水平追视,范围可达45°。

3月龄:能注视近处的物体,双眼追视移动物体范围可达180°。

4月龄:双眼辐辏协调好,开始会辨别颜色,能对双眼的视线进行调整。

5月龄:双眼辐辏协调好,能凝视物体。

6月龄:眼睛和双手可以相互协调做简单动作。对距离及深度已有一定的判断能力。

7~8月龄:视力范围从左右发展到了上下,此阶段眼睛、手脚、身体等协调能力较佳。

9~12月龄:此时通常喜欢坐着丢东西,然后爬行追物体,或者想要站立拿东西等。

(三)手眼协调能力发育

手眼协调是指在视觉配合下手的精细动作的协调性,随神经心理发育的成熟而逐渐发展。

（1）整体运动向分离运动发育。随着躯干稳定性的增高，手和眼不再受姿势的影响，由最初的整体运动逐渐向手指分离动作发育。

（2）抓握的稳定点由近端逐渐向远端发育。首先是手的外旋抓握，其次是手的内旋抓握，再次是手指的静态抓握，最后是手指的动态抓握。因此，抓握的稳定点逐渐由近端向远端发育，最终发育成能够画画、写字的手的抓握形态。

（3）眼和手发育的共同形式。通过手和眼的作用，可以发现物品更多的特性，能更快地了解环境。

第一阶段：不随意动作。如视觉主要以不规则的眼球转动为主，上肢以全伸展或全屈曲等共同运动形式或反射为主。

第二阶段：定向运动发育。视觉发挥了定向作用，上肢功能是能将手伸向目标物体。

第三阶段：抓握物体。视觉起固定作用，即双眼注视物体，上肢功能是能紧紧抓牢物体。

第四阶段：操作物体。视觉操作是指调节辐辏和视线移动，上肢功能操作是指抓、捏、回旋等手的精细动作的操作。手与眼之间的关系是视觉先于上肢，上肢接受视觉引导的同时共同协调发育。

（4）从防御向功能发育。当手遇到危险刺激时会做出防御反应，从最初只具有感觉、防御功能的手向具有探索功能的手方向发育。

（5）从手到眼的发育。发育早期手活动主要有逃避反应、握持反应，由本体感觉和触觉刺激诱导产生，逐渐发育到由视觉刺激诱导，最终发育成为触摸物体后就能像看见物体一样感知物体。

（6）利手的发育。对称姿势的获得促进双手动作发育，当手能越过中线伸展时，不论哪只手都可作为利手优先使用，而另一只手作为辅助手使用。

二、其他年龄期精细运动发育

（一）学龄前期精细运动发育

与婴幼儿期相比较，学龄前期儿童精细运动又得到了进一步发展，主要表现在各种操作能力方面：3~4岁，能系上并解开扣子，张开双臂接球、剪纸，用拇指、示指、中指持笔；5岁左右，能用手抓住球，能用线穿珠子，握笔熟练，用铅笔模仿画三角形等；6岁左右，抓握的姿势成熟，能用线穿针、会缝纫等。

（二）学龄期精细运动发育

与学龄前期儿童相比，学龄期儿童的视觉输入、大脑信息加工的本体运动通路的发育更成熟,传入和传出的协调性更好,因而精细运动的反应速度更快、精确性更高。6～7 岁儿童的小肌肉群尚未很好发育,手脚并不灵活,约到 8 岁时可熟练地进行小肌肉群的精细运动。小肌肉群的协调发育使儿童能进行更复杂的手工操作或工艺性活动,如书写、绘画、使用剪刀和乐器等能力都迅速发展起来。

（张华炜　黄艳）

第三章　儿童肢体障碍康复评定

　　康复评定是儿童肢体障碍诊断、功能评定、判定疗效和预后的重要技术手段,可客观评价功能障碍的性质、部位、严重程度、发展趋势、预后和转归。康复评定至少应在治疗初期、中期和末期各进行一次,在评定中需要认真细致的观察,客观准确地判断评定结果,以达到综合评价、指导康复计划制订的目的。

　　本章所述的康复评定内容主要包括运动发育评定、整体发育评定、智力功能评定、肌张力与痉挛评定、肌力评定、平衡与协调功能评定、步态分析、日常生活活动能力评定等方面的内容。

第一节　运动发育评定

一、粗大运动功能评定

　　粗大运动功能评定主要针对肢体障碍儿童以下方面进行评定:改变身体的基本姿势,保持一种身体姿势,移动身体,举起或搬运物体,用下肢移动物体,用下肢推动、踢、步行,到处移动,在不同地点到处移动。常用评定方法如下:

　　(一)亚伯塔(Alberta)婴儿运动量表(AIMS)

　　AIMS 由加拿大亚伯塔(Alberta)大学的派珀(M. C. Piper)和达拉(J. Darrah)制订,它是通过观察来评估 0~18 月龄或从出生到独立行走这段时期婴儿运动发育的工具。该量表包括 58 个项目,主要对婴儿负重、姿势、抗重力运动三方面特征进行评价和分析,分为俯卧位(21 个项目)、仰卧位(9 个项目)、坐位(12 个项目)及站立位(16 个项目)四个亚单元,对每个项目依据"观察到"或"未观察到"评分,并计算出 AIMS 的原始分。然后,通过与常模比较得出受试婴儿在同龄婴儿中所处的百分位,由此判断受试婴儿运动发育水平。

　　(二)粗大运动功能分级系统

　　粗大运动功能分级系统(GMFCS)适用年龄为 0~18 岁,是根据脑瘫儿童粗大运动功能随年龄变化的规律所设计的一套分级系统,具有良好的信度和效度。适用于脑瘫儿童的粗大运动功能分级,可用于评定脑瘫儿童粗大运动功能发育障碍程度。该量表将脑瘫儿童分为 5 个年龄组,包括 0～2 岁、>2～4 岁、>4～6 岁、>6～12 岁、>12～18 岁;每个年龄组根据儿童粗大运动功能的表现分为 5 个级别,每个级别都有对脑瘫儿童日常生活中粗大运动功能的详细描述,Ⅰ 级为最高,Ⅴ 级为最低,可客观有效地反映脑瘫儿童粗大运动功能发育情况。

(三)粗大运动功能测试

粗大运动功能测试(GMFM)适用年龄为 5 月龄～16 岁,主要用于测量脑瘫儿童粗大运动能力随时间或干预发生的功能变化,是公认的、使用最广泛的评定脑瘫儿童粗大运动功能的量表。对 GMFM-88 项量表,通过 Rasch 分析后得出的 GMFM-66 项评定标准具有良好的效度、信度和反应度,更适用于临床中的康复疗效判断。

(四)Peabody 运动发育评定量表

Peabody 运动发育评定量表(PDMS)粗大运动部分适用于 6～72 月龄、各种原因导致运动发育障碍的儿童,采用定量和定性的方法评定儿童的运动发育水平,是其他动作测量工具信效度检验的"金标准"。PDMS 粗大运动部分包括反射、姿势、移动、实物操作测试,其中反射测验只适用于 12 月龄以下(不含 12 月龄)的婴儿,实物操作只适用于 12 月龄以上(含 12 月龄)的儿童。该量表目前已广泛应用于我国脑瘫儿童运动发育评估,其配套训练方案对提高脑瘫儿童运动功能也很有价值。

(五)全身运动(GMs)质量评估

全身运动是胎儿、早产儿、足月儿和出生后数月内小婴儿最常出现和最复杂的一种自发性运动模式。当神经系统受损时,GMs 的质量会发生改变,失去复杂多变的特性,表现出各种异常特征。观察这些全身运动,可以有效帮助治疗师早期评估婴幼儿神经系统的功能,这就是全身运动质量评估。

全身运动指包括臂、腿、颈和躯干在内的整个身体以变化运动顺序的方式参与的运动,沿四肢轴线的旋转和运动方向的轻微改变,使整个运动流畅优美并产生一种复杂多变的印象,最早出现于妊娠 9 周的胎儿,持续至出生后 5～6 个月,直至被意向性运动和抗重力动作所替代。

1.正常的全身运动

正常的全身运动按时间的发育过程包括以下三个方面:

(1)足月前全身运动:指胎儿和早产儿阶段,表现为粗大运动,包括全身性的活动,持续时间从几秒至几分钟或更长,手臂、腿部、颈部和躯干的运动顺序可变。早产儿阶段的全身运动偶尔呈现幅度大、快速的特点。

（2）扭动运动：指从足月（指早产儿按预产期纠正胎龄满 40 周）至足月后 6～9 周龄，此阶段为小至中等运动幅度、中低速度，也偶尔发生快速且幅度较大的伸展运动，以手臂多见。典型的运动轨迹呈椭圆形，形成了一种扭动的特征；足月前阶段和扭动运动阶段的 GMs 表现相似。

（3）不安运动：指足月后 6～9 周龄至 5～6 月龄，是一系列小幅度、中等速度的循环式运动，时常伴有颈部、躯干和四肢在各个方向上的可变加速运动。当婴儿处于安静觉醒状态且不被外界事物所吸引时，这种运动持续存在，但当婴儿哭闹、惊慌或突然被干扰时，运动便会停止。

2.异常的全身运动

异常的全身运动是指全身运动失去复杂性和多变的特征并显得单调的运动，这种运动在足月前阶段或扭动运动阶段称为单调性全身运动、痉挛-同步性全身运动或混乱性全身运动。在不安运动阶段则称为异常性不安运动或不安运动缺乏。具体描述如下：

（1）单调性全身运动：如果连续动作组成顺序是单一的，而且身体不同部位的运动不像正常全身运动那样复杂，则称为单调性全身运动。

（2）痉挛-同步性全身运动：动作呈现僵硬的状态，失去了正常全身运动时流畅的特征。所有肢体和躯干的肌肉是同步收缩和舒张的。

（3）混乱性全身运动：通常突然发生，肢体运动幅度大，顺序混乱，失去流畅的特征。

（4）异常性不安运动：表现与正常不安运动相似，但其幅度、速度增大，突发突止的程度更重。

（5）不安运动缺乏：本应出现不安运动的时段却没有出现不安运动，但通常可观察到其他粗大运动。

全身运动质量评估作为一种针对新生儿和小婴儿的新型神经运动评估方法，能敏感地提示特定的中枢神经系统损伤，对脑性瘫痪等神经学发育障碍能作出早期可靠的预测。连贯一致的痉挛-同步性全身运动和不安运动缺乏的异常全身运动特征，可预测痉挛型脑性瘫痪。

二、精细运动能力评定

儿童肢体障碍精细运动能力评定常用方法如下：

（一）PDMS 精细运动部分及操作部分

其适用于 6～72 月龄、各种原因所导致的运动发育障碍儿童，可采用定量和定性的方法评定相对于同龄正常儿童的运动技能水平，是检验其他动作测量工具信度和效度的"金标准"。研究发现，PDMS-2 可以评定不同干预措施对运动技能发育的影响，对教育和干预治疗效果评定也很有价值。

（二）脑瘫儿童手功能分级系统（MACS）

其适用于 4～18 岁脑瘫儿童,旨在描述其在日常生活中用手操作物体的能力,是目前国际上用来评定脑瘫儿童手功能分级最常见的方法之一。复旦中文版 Mini-MACS 在主要照顾者、作业治疗师、物理治疗师的评定结果间具有良好的信度和平行效度,适用于对国内脑瘫儿童进行手功能分级。学龄期脑瘫儿童的智力与手功能分级之间具有相关性,在对患儿进行康复训练时,将智力开发与手功能训练有机结合,有助于获得最佳的疗效。不同类型的脑瘫儿童 MACS 手功能分级有差别,临床上根据脑瘫类型可预测脑瘫儿童的手功能受损情况,以尽早制订有针对性的康复计划和分级管理措施。

（三）精细运动功能评定量表（FMFM）

此量表可以合理判断脑瘫儿童的精细运动功能水平,主要评定其上肢功能的活动和参与能力,更适合年幼脑瘫儿童。该量表具有良好的效度和反应度,可以有效地评定不同类型脑瘫儿童精细运动能力的差别,有助于为其精细运动功能障碍制订针对性的康复计划,也能客观地反映脑瘫儿童作业治疗的疗效。FMFM 在偏瘫型和非偏瘫型脑瘫之间存在项目功能差异,需要重新建立评定标准与程序,以更为精准地评定偏瘫型儿童的精细运动功能。

（四）九孔插板试验（NHPT）

NHPT 是评价患儿整体手功能的一种测试方法。测试的标准程序如下:①向患儿说明操作要求并示范 1 次;②将小柱置于容器中,容器置于方板的操作手的侧方;③患儿每次从容器中取 1 小柱插入 1 个小孔中,9 个小柱插完后,再依次把小柱拔出,放置于容器中;④计算操作开始至最后 1 根小柱置入容器的时间。测试过程中鼓励患儿尽快操作。九孔插板试验简单、准确,稍加训练即可掌握,不需要特殊器材,因此可以作为手功能综合评价的一种客观指标推广应用。

（肖凤鸣　张华炜）

第二节　整体发育评定

一、0～6 岁儿童神经心理发育量表

作为我国本土自主研发的首个儿童发育评定量表,0～6 岁儿童神经心理发育量表在文化适应性方面具有独特的地位。《儿童神经心理行为检查量表 2016 版》可评定儿童大运动、精细运动、适应能力、语言及社会行为五大能区的发育程度。各能区发育商

(DQ)≥130 为优秀,110～129 为良好,80～109 为中等,70～79 为临界偏低,<70 为发育障碍。

二、格塞尔发育诊断量表

格塞尔发育诊断量表(GDDS)是美国著名儿童心理学家格塞尔于 1940 年研发的,目的在于判断婴幼儿神经系统完善的程度和功能成熟的程度,该量表甚至可以发现轻微的发育落后。格塞尔发育诊断量表的评估是一个常模参照测验,量表的适用年龄为 0～6 岁,测试的行为内容包括适应性、粗大运动、精细运动、语言、个人-社会 5 个方面。每次测试时间约 60 min,国内已有修订的常模可供应用。格塞尔发育诊断量表是以正常行为模式为标准,使用年龄来表示所观察到的行为模式,然后与实际生理年龄相比,计算出该受试婴幼儿的发育商(DQ),再进行结果分析判断婴幼儿的发育水平。评分标准:DQ>85 正常,76～85 边缘状态,55～75 轻度发育迟缓,40～54 中度发育迟缓,25～39 重度发育迟缓,<25 极重度发育迟缓。

三、新生儿 20 项行为神经检查法

新生儿 20 项行为神经检查法(NBAS)是在美国 Brazelton 新生儿行为评分和法国 Amiel-Tison 神经运动测定方法的基础上,结合国内经验建立的。20 项行为神经检查分为 5 个部分:行为能力(6 项)、神经肌张力(4 项)、主动肌张力(4 项)、原始反射(3 项)、一般估价(3 项)。每项评分为 3 个分度,即 0 分、1 分和 2 分,满分为 40 分,35 分以下为异常。总分不包括加分,视听定向力加分和头竖立时间(s)是新生儿行为能力进步的指标。NBAS 适用于足月新生儿。早产儿需要胎龄满 40 周后进行检查,主要考虑早产儿肌张力较低,NBAS 评分低下不能反映其正常与否,但早产儿可进行视听反应检查;足月窒息儿可在出生后第 3 天开始进行检查。如果评分低于 35 分,7 天后应重复检查,仍不正常者 12～14 天后再复查。检查环境需安静、半暗,室温 22～27 ℃,检查在两次喝奶中间进行,整个检查在 10 min 内完成。

(肖凤鸣　张华炜)

第三节　智力功能评定

一、韦氏智力量表

韦氏智力量表(WIS)是临床评估中最常用的智力测验量表,用于儿童的 WIS 包括两种:《韦氏幼儿智力量表第四版》,适用于 2 岁 6 个月～6 岁 11 个月儿童;《韦氏儿童智力量表第四版》,适用于 7～18 岁儿童。由于其便于测量各种智力因素,在临床中常应

用于儿童智力测验。评分等级:低于 70 分,被认为智力水平缺陷,需要进行专业的训练干预及额外的教育来提高技能;70～79 分,被认为是临界智力水平;80～89 分,被认为是中等偏下(迟钝)智力水平;90～109 分,被认为是中等智力水平;110～119 分,被认为是中等偏上(聪明)智力水平,可能在某些领域表现出较强的能力和潜力;120～129 分,被认为具有很高智力水平(优秀),可能在大部分领域表现出卓越的能力和潜力;等于和高于 130 分,被认为是极高智力水平(非常优秀),可能在某些领域具有非常卓越的能力和潜力。

二、贝利婴幼儿发育量表

贝利婴幼儿发育量表(BSID)是一种综合性量表,适用于 0～30 月龄的婴幼儿。BSID-Ⅲ包括 3 个子量表(认知量表,91 个条目;语言量表,49 个条目;动作量表,97 个条目)和 2 个问卷(社会情感问卷,35 个条目;适应性行为问卷,10 个条目)。3 个子量表由测试者通过检查婴幼儿成功通过的测试条目数计算原始分,并根据婴幼儿年龄将原始分换算成相应等值的量表分;2 个问卷由受测婴幼儿照护者填写,社会情感问卷以李克特 6 级计分,适应性行为问卷以李克特 4 级计分。BSID 是肢体障碍儿童功能水平评定的可靠工具,常用作脑瘫治疗效果评定指标。

三、瑞文推理测验

瑞文推理测验(RPM)是瑞文(J. C. Raven)在斯皮尔曼智力二因素理论基础上编制的智力评定工具,是现有测验工具中最突出的非言语类智力测验量表。因其对被试语言能力的要求较低,易于施测,在听力障碍、智力障碍、心理疾病患者的评估中应用广泛。RPM 包括 3 个部分:瑞文标准推理测验、瑞文高级推理测验、瑞文彩图推理测验。其可用于肢体障碍儿童疗效评定,也可用于肢体障碍儿童的非言语类智力评定。

(肖凤鸣 黄艳)

第四节 肌张力与痉挛评定

一、观察法

静止时可观察肌肉的形态、触摸其硬度,若肌张力增高,则肌肉较硬,相对丰满;若肌张力低下,则肌肉较软,松弛平坦。也可通过观察儿童主动运动中的姿势、协调性、流畅性等来了解儿童的肌张力状况,若运动僵硬、无力、姿势异常、运动不够流畅,则儿童的肌张力就可能存在异常。

二、关节活动夹角

1 岁以内婴儿可采用关节活动夹角来判断肌张力(表 3-4-1)。内收肌角,即将两下肢分开所得的角度。检查方法:小儿仰卧位,检查者握住小儿双膝,轻柔地把小儿双腿向两边打开,遇到抵抗即停止、固定,然后观察两大腿间的角度。3 月龄以上婴幼儿,内收肌角已大于 70°,如还小于 70°,并对分开有抵抗,说明内收肌肌张力升高。腘窝角,即腘窝的角度。检查方法:小儿仰卧位,一侧下肢伸直,检查者将另一侧小腿抬高,观察小腿与大腿构成的角度。3 月龄以上婴幼儿,腘窝角已大于 90°,如还小于 90°,说明下肢屈肌肌张力增高。肌张力低下时,腘窝角大于 170°。足背屈角检查方法:小儿仰卧位,检查者握住小儿足掌,将足背尽量向小腿方向靠近,观察足与小腿构成的角度。痉挛型脑瘫儿童多有尖足异常姿势,足背屈角大于 90°。足跟耳试验:小儿仰卧位,检查者扶小儿足部,向同侧耳的方向尽量牵拉,注意不要令小儿骨盆离开桌面,观察足跟和髋关节连线的延长线与床面的角度。围巾征:小儿半卧位,检查者握住小儿一只手,横过胸前向对侧肩部尽量牵拉做围巾状,观察肘部与中线的关系,正常足月儿不能越过中线,4~6月龄时可达中线,6 月龄以后超过中线。

表 3-4-1 1 岁以内婴儿关节活动度

月龄	内收肌角	腘窝角	足背屈角	足跟耳试验
1~3	40°~80°	80°~100°	60°~70°	80°~100°
4~6	70°~110°	90°~120°	60°~70°	90°~130°
7~9	100°~140°	110°~160°	60°~70°	120°~150°
10~12	130°~150°	150°~170°	60°~70°	140°~170°

三、改良的 Tardieu 量表

改良的 Tardieu 量表(MTS)可用于评定痉挛程度,MTS 分别测量腘绳肌、踝跖屈肌群的肌肉反应特性和肢体出现"卡住点"的角度;修改后的 MTS 量表对被动拉伸的肌肉反应质量进行评分,并测量肌肉痉挛的动态成分。但 MTS 在有效性和可靠性方面都有局限性。Tardieu 量表在评估脑瘫(CP)儿童肘关节和踝关节时的可靠性较高,但在评估膝关节时的可靠性较低。

MTS 主要包括两大部分,肌肉反应特性 X 与肌肉反应角度 Y。该量表使用 3 个不同速度牵伸目标肌肉,分别是 V_1——尽可能慢的速度(速度小于重力作用下肢体自然落下的速度),V_2——在重力作用下肢体自然落下的速度,V_3——尽可能快的速度(速度大于在重力作用下肢体自然落下的速度)。一般临床常用 V_1 和 V_3 速度。肌肉反应特性 X 是一个 5 级别量表(表 3-4-2),它通过使用速度 V_3 牵伸目标肌肉来感受肌肉的反应性,如果肌肉反应≥2,则认为存在痉挛。通过使用不同的速度(V_1、V_3)使目标关节被动活动,根据出现"卡住点"时所处角度(R_1、R_2)以及两个角度差($R_2 - R_1$,肌肉反应角度Y)来评定肌肉痉挛程度。MTS测试时,首先用最慢速度V_1牵伸目标肌肉,活动肢体至最大关节活动范围,记录慢牵角度R_2;接着用最快速度V_3尽可能快地牵伸目标肌肉,活动肢体至出现"卡住点",记录快牵角度R_1,同时记录肌肉反应特性X的评分。最后把R_2与R_1相减得出肌肉反应角度Y。如果Y大于10°,提示目标肌肉以痉挛为主;如果Y小于10°,提示目标肌肉以挛缩为主。MTS测试体位一般要求儿童取舒适仰卧位,头居中线位,双手自然放在身体两侧,下肢伸展,放松躺在治疗床上至少5 min,以减少非对称性颈反射及情绪过于紧张或兴奋对评定结果的影响。

表 3-4-2　改良Tardieu量表的肌肉反应特性

级别	肌肉反应的情况
0	在整个被动运动过程中无阻力感
1	在整个被动运动过程中感到轻度阻力,但无确定位置
2	在被动运动过程中的某一位置上突然感到阻力,然后阻力减小
3	在关节活动范围的某一位置,给予肌肉持续性压力大于10 s,肌肉出现疲劳性痉挛
4	在关节活动范围的某一位置,给予肌肉持续性压力小于10 s,肌肉出现非疲劳性痉挛

四、改良Ashworth分级法

改良阿什沃思(Ashworth)分级法(MAS)是痉挛手法评定方法之一,是临床上评定痉挛的主要手段。MAS共6级,是根据被动运动关节时所感受的阻力来分级评定的方法:无肌张力增加为0级;肌张力略微增加,仅在关节活动范围未出现阻力为1级;在关节活动后50%出现卡住为1+级;关节活动范围的大部分都伴随肌张力明显增加为2级;被动活动困难为3级;关节僵直不能活动为4级。MAS评定方法临床使用便捷,具有良好的评定者间信度。

(肖凤鸣　黄艳)

第五节　肌力评定

肌力是指肌肉主动收缩产生的力量。通过肌力评定,可判断患儿功能障碍的范围、程度,了解康复效果,对预后判断也有比较大的帮助。肌力评定根据使用器械与否,分为徒手肌力评定和器械肌力评定两类,后者又可分为简单仪器(如便携式测力计)评定和大型仪器(如等速测力装置)评定等。

一、徒手肌力评定

徒手肌力评定法(MMT)是医务人员按照一定的标准,采用徒手的方式,不使用任

何仪器,观察患儿肢体主动运动的范围,以及感觉肌肉收缩的力量,来评价肌力的一种检查方法。常用肌力分级标准为 Lovett 6 级肌力分级法,根据受检查的肌肉或肌肉群的功能,使小儿处于适当的体位,然后观察小儿分别在不抗重力、抗重力或抗阻力的条件下做相应的动作,按照相应的标准将肌力分为 6 级(0~5 级)。0 级:肌肉没有任何收缩;1 级:肌肉有轻微收缩,但不能引起关节任何活动;2 级:在不抗重力下,能引起关节全范围运动;3 级:在抗重力条件下,能引起关节全范围运动,但不能抗阻力;4 级:在抗重力条件下,可抗一定阻力运动;5 级:正常,在抗重力条件下,能抗充分阻力运动。

徒手肌力检查时,不需特殊的检查器具,不受检查场所的限制,以小儿自身各肢体的质量作为肌力评价标准,能够表现出个人体格相对应的力量(主要指功能性肌力)。但徒手肌力检查只能表明肌力的大小,不能表明肌肉的耐力。

二、器械肌力评定

在肌力较强时(超过 3 级),可采用专业的肌力测定仪器评定肌力。主要方法有握力测试、捏力测试、背拉力测试、手持式电子肌力测定仪测试和等速肌力测试仪测试等。

三、肌力评定注意事项

检查前应向患儿及其家长说明检查目的、步骤、方法,要求患儿尽力主动收缩被检肌肉,取得最大合作。检查时应注意双侧对比,并且观察患儿的整体情况,有无疼痛、能否理解指令要求等。采取正确的测试姿势,防止代偿。

施加阻力时,要注意阻力的方向应尽可能与肌肉主动收缩产生肢体运动的方向相反,施加阻力的位置应在被检查肌肉的远端。

选择适当的测试时机,疲劳时、运动后、饱餐后或身体状况不佳时,不宜进行。检查中如有疼痛、肿胀、活动受限、痉挛或挛缩等情况,应在结果记录中注明。

（肖凤鸣　张华炜）

第六节　平衡与协调功能评定

一、平衡功能评定

平衡功能评定包括主观评定和客观评定两个方面。主观评定以观察和量表为主,客观评定多用平衡测试仪评定。

（一）观察法

观察被评定对象能否保持坐位和站立位平衡,以及在活动状态下能否保持平衡。

观察法虽然过于粗略和主观,缺乏量化,但由于其应用简便,可以对具有平衡功能障碍的患儿进行粗略的筛选,至今在临床上仍广为应用。评定包括:静态平衡,人体在无外力情况下维持某种姿势的过程;动态平衡,包括自我动态平衡和他动动态平衡。

(二)量表法

量表法虽然属于主观评定,但由于不需要专门的设备,评分简单、应用方便,故临床普遍使用。信度和效度较好的量表主要有 Berg 平衡量表、Tinetti 活动能力量表,以及"站起-走"计时测试。Berg 平衡量表和 Tinetti 活动能力量表既可以评定被测试对象在静态和动态的平衡功能,也可以用来预测正常情况下摔倒的可能性。Berg 平衡量表满分 56 分,低于 40 分表明有摔倒的危险性。Tinetti 活动能力量表满分 44 分,低于 24 分提示有摔倒的危险性。"站起-走"计时测试主要评定被测试者从座椅站起,向前走 3 m,折返回来的时间以及在行走中的动态平衡。

(三)平衡测试仪

这类仪器采用高精度的压力传感器和电子计算机技术,整个系统由受力平台,即压力传感器、显示器、电子计算机及专用软件构成。受力平台可以记录到身体的摇摆情况,并将记录到的信号转化成数据输入计算机,计算机在应用软件的支持下,对接收到的数据进行分析,实时描记压力中心在平板上的投影与时间的关系曲线,将结果以数据及图的形式显示。

平衡测试仪的评定项目主要包括以下几个方面:①静态平衡测试,在睁眼、闭眼、外界视动光的刺激下,测定人体重心平衡状态。②动态平衡测试,被测试者通过活动躯体来跟踪计算机荧光屏上的视觉目标,以保持重心平衡;或在被测试者无准备的状态下,支撑面突然发生移动(如前后水平方向,前上、后上倾斜),以了解机体感觉和运动器官对外界环境变化的反应以及大脑感知觉的综合能力。

二、协调功能评定

协调评定主要是判断有无协调障碍,为制订治疗方案提供客观依据。评定方法主要是观察被测试者在完成指定动作的过程中有无异常。

(1)指鼻试验:被测试者用自己的示指先接触自己的鼻尖,再去接触检查者的示指。检查者通过改变自己示指的位置,来评定被测试者完成该试验的能力。

(2)指-指试验:检查者与被测试者相对而坐,将示指放在被测试者面前,让其用示指去接触检查者的示指。检查者通过改变示指的位置来评定被测试者对方向、距离改变的应变能力。

(3)轮替试验:被测试者双手张开,一手向上,一手向下,交替转动;也可以一侧手在对侧手背上交替转动。

（4）示指对指试验：被测试者双肩外展 90°，伸肘，再同时向正中线运动，双手示指相对。

（5）拇指对指试验：被测试者拇指依次与其他四指相对，速度可以由慢渐快。

（6）握拳试验：被测试者双手握拳、伸开，可以同时进行或交替进行（一手握拳，一手伸开），速度可以逐渐加快。

（7）拍膝试验：被测试者一侧用手掌拍膝，对侧握拳拍膝；或一侧手掌在同侧膝盖上做前后运动，对侧握拳在膝盖上做上下运动。

（8）跟-膝-胫试验：被测试者仰卧，抬起一侧下肢，先将足跟放在对侧下肢的膝盖上，再沿着胫骨前缘向下推移。

上述检查主要观察动作的完成是否直接、精确，时间是否正常，在动作的完成过程中有无辨距不良、震颤或僵硬，提高速度或闭眼时有无异常。评定时还需要注意共济失调是一侧性或双侧性，什么部位最明显（头、躯干、上肢、下肢），睁眼、闭眼有无差别。

（肖凤鸣　张华炜）

第七节　步态分析

肢体障碍儿童存在步行、跑步或其他与全身运动相关运动类型的功能障碍，通过评定可了解障碍的程度。

一、定性分析

目测步态分析是用肉眼观察步行中人体运动的方式与姿势情况。检查者通过系统地对每一个关节或部位，即踝、膝、髋、骨盆及躯干等在步行周期的各个分期中的表现进行逐一分析，可以发现患者在步行中存在的各种异常（如足趾拖地、尖足、剪刀腿、蹲伏、划圈、膝关节内/外翻、髋关节抬高、躯干侧弯等）以及出现该异常的时间，观察顺序由远端至近端，即从足、踝关节开始观察，然后依次观察膝、髋、骨盆及躯干。在评定每一个部位时，应按步行周期中每一个环节的发生顺序进行仔细观察。如把首次着地作为评定的起点，首先观察矢状面，再从冠状面观察患者的行走特征。在矢状面观察时，要包括对双侧的观察，即从左侧和右侧、健侧和患侧分别进行观察。观察后，还要分别就患者在负重、单腿支撑以及迈步几个环节中存在的主要问题进行归纳总结，以便进一步分析异常的原因。

观察儿童有无异常步态，如痉挛步态、剪刀步态、蹲伏步态、不对称步态等；目测观察被检查者行走过程，做大体分析。

二、定量分析

（一）足印法

足印法是最早和简易的步态分析方法之一，可获得步长、步幅、步行周期、步频、步速、步宽和足偏角等参数，作为步态分析参数。

（二）足开关（微型电子开关装置）

该装置在类似于鞋垫形状的测定板内，分别置放于前脚掌（掌开关）和足跟（跟开关）。除可迅速获得上述参数外，还可获得：①第一双支撑相；②单足支撑相；③第二双支撑相；④摆动相；⑤各时相在步行周期的比例。

（三）电子步态垫

电子步态垫是足印法和足开关的结合，有 10000 个压感电阻均匀分布在垫下，受试者通过该垫时，足底的压力直接被监测并转换为数字信号，通过计算机立即求出上述所有参数。可以进行同步摄像分析、三维数字化分析和关节角度计分析。

（四）三维步态分析系统定量分析

该分析方法对行走中的各种参数进行实时采集和处理，并在此基础上计算出某些反映人体步态的特征性参数，如关节角度、重心的位移、肌肉产生的力矩及肌肉功率等，从而实现对人体运动功能定量分析。

（肖凤鸣　张华炜）

第八节　日常生活活动能力评定

日常生活活动能力（ADL）是指人们在家庭和社区活动的最基本的能力，是指人们在每日生活中，为了满足自己的衣、食、住、行，保持个人卫生整洁和进行独立的社区活动所必须具备的一系列的基本活动能力，是人们为了维持生存及适应生存环境而每天必须反复进行的最基本的、最具有共性的活动能力。

一、残疾儿童能力评定量表中文版

残疾儿童能力评定量表（PEDI）中文版是针对能力低下儿童生活功能评定的专业量表，适用于 6 月龄～7.5 岁儿童，可评定其自理能力、移动能力、社会技能 3 个领域或能区的损伤程度，并检查其功能状态变化及年龄与功能损伤严重程度之间的关系，特别是在评定早期或轻度功能受限情况时更具优势,而且包含看护者的评分,这是其他量表不具备的。调整的 PEDI 中文版具有良好的信度及效度,可作为中国脑瘫儿童的生活功能评定、康复训练效果判断以及制订阶段性康复计划的依据。

二、儿童功能独立性评定量表

儿童功能独立性评定量表(Wee-FIM)适用于 6 月龄～7 岁正常儿童以及 6 月龄～21 岁的功能残障者或发育落后者,具有全面、简明的特点,可评定儿童在独立生活中反复进行的、最必要的基本活动的残障程度以及看护者对儿童进行辅助的种类和数量,而且有助于研究对不同损伤的患儿出院后如何更好地进行医院、家庭、社会之间的康复协作。该量表具有可靠的信度和效度,目前在国内外已被广泛应用于评定残障儿童功能水平、制订康复计划、评定疗效以及指导康复训练。

三、儿童社会生活能力量表

儿童社会生活能力是指儿童与他人相处共同活动的能力及个人独立处理日常生活等方面的行为表现。可采用《婴儿-初中生社会生活能力量表(日本 S-M 社会生活能力检查修订版)》对儿童的社会生活能力进行评定。该量表能较好地反映儿童的社会生活能力,具有较高的信度和效度,全量表共 132 项,分为 6 个领域:①独立生活能力;②运动能力;③作业;④交往;⑤参加集体活动;⑥自我管理。评定结果以各领域原始分、总分和标准分表示,根据标准分进行社会生活能力评价,评价标准由低至高依次为极重度低下(≤5 分)、重度低下(6 分)、中度低下(7 分)、轻度低下(8 分)、边缘(9 分)、正常(10分)、高常(11 分)、优秀(12 分)、非常优秀(≥13 分)。

(肖凤鸣 孟祥超)

第四章　儿童肢体障碍康复治疗

第一节　物理治疗

一、运动疗法

(一)概述

1.定义

运动疗法采用主动运动和被动运动,通过改善、代偿和替代的途径,旨在改善运动组织(肌肉、骨骼、关节、韧带等)的血液循环和代谢,促进神经肌肉功能,调整肌力、肌张力、耐力、心肺功能和平衡功能,减轻异常压力或施加必要的治疗压力,纠正躯体畸形和功能障碍。

2.目的

①运动时抑制不必要的肌肉收缩,使之充分弛缓;②降低肌张力,扩大关节活动度;③增强肌力和耐力;④保持适当的肢位和体位,改善神经肌肉的功能;⑤保持各肌肉群相互间的协调性;⑥力求获得基本动作,从卧位、立位到步行的顺序;⑦通过运动刺激改善心脏、肺脏、肝脏等功能。

3.分类

根据主动用力程度分为主动运动、被动运动、助力运动和抗阻运动,根据肌肉收缩的形式分为等长运动、等张运动、等速运动。

(1)主动运动:是指完全由儿童主动用力收缩肌肉来完成的运动。例如,主动活动四肢关节、日常生活活动训练等,目的是改善和恢复肌肉、关节和神经系统的功能。

(2)被动运动:是指儿童完全不用力,肢体处于放松状态,动作的整个过程全靠外力来完成的运动。其目的是增强瘫痪肢体的本体感觉,防止关节挛缩和关节损伤后的功能障碍,促进肌力恢复,触发主动运动。

(3)助力运动:是指借助于外力,通过儿童主动收缩肌肉来完成的运动。外力可以来自健侧肢体或他人的帮助,也可以利用器械(如滑轮、悬吊等)、引力或水的浮力帮助完成动作。其目的是让儿童获得肌肉收缩的感觉,促进肌力的恢复,建立起协调的动作模式。

(4)抗阻运动:是指运动时必须克服外部阻力才能完成的运动。阻力可由人为施加,亦可来自器械。其目的是更有效地增强肌肉的力量和耐力,改善肌肉的功能。抗阻运动要求儿童肌力达4级以上,阻力应加在受累关节的远端,且由小到大。

(5)等长运动:是指肌肉收缩时肌肉起止点的距离无变化,关节不产生肉眼可见的运动,但肌张力明显增高,又称为等长收缩或静力性收缩。在日常生活和工作中,等长收缩常用于维持特定的体位和姿势。在运动疗法中,等长运动是增强肌力的有效方法。

(6)等张运动:是指肌肉收缩时肌张力基本保持不变,但肌纤维的长度发生变化,由此导致关节发生肉眼可见的运动,又称为动力性收缩。收缩时肌肉起止点之间的距离缩短,肌纤维的长度变短称为向心性等张运动,如屈肘时的肱二头肌收缩、伸膝时的股四头肌收缩。动作进行时,肌肉起止点之间的距离逐渐延长,肌纤维的长度被拉长称为离心性等张运动,如伸肘时的肱二头肌收缩、下蹲时的股四头肌收缩等,其作用主要是使动作的快慢或肢体落下的速度得到控制。

(7)等速运动:是指利用专门设备,根据运动过程的肌力大小变化,相应调节外加阻力,使整个关节运动依照预先设定的速度运动,运动过程中肌肉用力仅使肌张力增高、力矩输出增加。等速运动与等长运动、等张运动相比,其显著特点是运动速度相对稳定,不会产生加速运动,且在整个运动过程中所产生的阻力与作用的肌力成正比,即肌肉在运动全过程中的任何一点都能产生最大的力量。等速运动能依据肌力强弱、肌肉初长度变化、力臂长短、疼痛、疲惫等状况,提供适合肌肉本身的最大阻力,且不会超过负荷的极限,有助于从神经生理学的角度训练肌肉。因此,等速运动具有相当高的效率与安全性。

(二)促进儿童粗大运动功能发育的运动疗法

1.头部控制

(1)竖头:儿童在1月龄左右可以练习竖头。治疗师可以将儿童放在床上,双手轻托儿童双肩辅助竖头,四指向上于头部后方以防止突然后坠,通过轻声呼唤、微笑等方式吸引其注意,诱导头中立位控制及调整。

随着竖头能力的提高,通过追视或追声,诱导转头并逐渐增加幅度,使头部运动与上下肢位置发生分离活动。治疗师的手可以根据儿童头的稳定性由双肩移至腋下、躯干和骨盆。

当儿童伴有不随意运动或肌张力低下时,治疗师需要适度扶住其头部,并尽可能确保身体其他部位对称、放松。既要提供一定的帮助,又要给予儿童自我控制的机会。可采用抱枕坐位的方式,稳定躯干和四肢。在指导家长抱孩子姿势时,要告知如何支持儿童躯干,同时给儿童自己竖稳头部的机会。

（2）抬头：俯卧位抬头动作可以促使儿童探索、了解周围环境，也促进躯干伸肌的发育。儿童肩的支撑能力比较弱时，可以让儿童俯卧于鲍巴斯（Bobath）球上，治疗师固定儿童双肩或肘关节处，帮助肩部支撑，然后在儿童前方用带声响的玩具吸引他抬头来注视。

对于一些抬头十分困难的儿童，治疗师可以帮助他把头部抬起并用玩具吸引他，使他的头在抬起位置稳住，然后治疗师慢慢松开手，鼓励他头部尽可能维持在抬高位。随着儿童肩部支撑控制能力的增强，治疗师可以鼓励他用肘支撑，辅助肘关节位于肩关节的下方或略前方，同时用玩具吸引他抬头并将玩具慢慢左右移动，使儿童的头部慢慢追随玩具转头。

俯卧位抬头的抗重力运动是许多躯干力弱的儿童比较抗拒的，治疗师可以指导好家长，让儿童在家里比较愉快时进行，可以用玩具吸引抬头，也可以在他的前方呼唤他，家里的电视可以放置在他头部的前方位置。总之，多鼓励儿童进行肘支撑下抬头和抬胸部的活动。

2.翻身训练

（1）翻身活动的促进：翻身活动是最早的全身性大幅度协调运动，需要头、躯干和四肢的肌肉群在中枢神经支配下，完成时间和空间的募集和协调。

翻身活动的完成是指儿童由仰卧位完全翻成俯卧位的过程。初期的翻身模式可表现为肩胛带与骨盆带之间无旋转性的滚动模式，随着上下肢分离运动的成熟，出现以上肢或下肢带动的肩带与骨盆带之间发生侧屈和旋转的协调翻身模式。训练时可将儿童放置于侧卧位，身体下方的上肢前屈约90°，使肩部作为躯干翻转的支点，身体上方的下肢屈髋屈膝，在儿童头的斜侧上方用玩具吸引注意，诱导他拿取时以肩带带动躯干从侧卧位翻向俯卧位。也可以适度辅助骨盆或下肢，诱导头和躯干侧屈，旋转以带动翻身。随着能力的提高，将起始位从侧卧位逐渐过渡到仰卧位，完成翻身活动。

（2）影响翻身活动的因素和对策：由于翻身活动是一个复杂的全身活动，诸多因素都会影响翻身的成功。以下是可能影响翻身的因素及对策：

①未建立翻身的认知：鼓励儿童经常俯卧位抬头与家长互动，协助体验从侧卧位翻到俯卧位，并及时给予奖励。

②头部分离运动未建立：可在俯卧位及坐位下，辅助上下肢不活动的情况下，用追视玩具加强头部的转动。

③头部抗重力能力低下：可以加强俯卧位抬头、扶坐位竖头、半坐位头前屈、侧卧位诱导头侧屈等活动。

④上肢近端力量不足：可以在仰卧位或坐位下加强上肢拿取玩具时的控制能力，以及俯卧位肘支撑能力。

⑤腹肌力量不足：多鼓励儿童在仰卧位时手触膝或手抱脚，必要时辅助骨盆抬起。也可以将儿童从半坐位慢慢躺下以诱导腹肌收缩。

⑥下肢分离运动不充分：儿童于侧卧位，下方腿伸直，治疗师将上方腿拉至后伸位后松开，引发屈髋屈膝。还可以鼓励儿童双手抱一只脚。

⑦躯干侧屈力量不足：儿童于侧卧位，通过骨盆牵拉躯干，诱导侧屈。

3.坐位平衡

在训练儿童坐位时，可将他的双下肢自然盘曲坐在床上，在双腿上放置一枕头以辅助躯干抗重力控制，身后不远处放置另一枕头或被子防止突然后仰。如果骨盆呈后倾位，可纠正至坐骨结节负重的对线位上。在枕头上放置玩具引导儿童双手中线位控制。可利用感兴趣物品或儿童玩具架鼓励儿童抬起上肢拿物，以此诱导伸直躯干。可从不同方向递给他玩具，方向和远近以挑战其平衡控制能力为准。随着坐位平衡能力的提高，逐渐减小枕头的质量和高度，直至去掉枕头，训练独坐平衡。

对于下肢肌张力过高的患儿，坐小椅子更有利于获得坐位平衡，也可使其双下肢尽早负重。选择适当高度的椅凳，使患儿保持屈髋、屈膝及踝背屈90°，双下肢分开与肩同宽。可在胸前放置一张小桌，双上肢放在桌子上玩玩具。远近、方向不同处的玩具可引导儿童在拿取过程中学习主动调整重心。随着坐位平衡能力的提高，逐渐撤掉桌子，引导躯干抗重力控制，不断挑战平衡极限，直至具备独坐平衡能力。

4.爬行活动

(1)腹爬：在学习腹爬前，可先引导儿童俯卧位下向侧方拿取玩具，以诱导躯干轴向转动，训练左右交替转移重心。如果因为躯干及下肢肌肉群肌张力增高而难以完成腹爬时，应在活动前给予适量牵伸。训练腹爬时，将玩具或食物放在儿童一臂长的前方吸引其注意。当他伸出一侧上肢（以右侧为例）拿取时，身体重心将转移至左侧，治疗师可以协助屈曲右侧下肢，并帮助他的右踝接触支撑面。如果右下肢伸展有一定力量，儿童会主动蹬支撑面去拿取物品。一旦右下肢蹬直，身体重心会转移到右侧，治疗师可以用同样方法引导左侧下肢屈曲、蹬动，以达到交替腹爬的目的。训练中尽可能给予儿童足够时间，诱导主动蹬直下肢。必要时可以通过辅助站起训练下肢伸肌肌力。

(2)手膝爬行：在训练手膝爬行前先完成手膝支撑和与坐位之间的转换活动，以此训练儿童的上肢支撑和骨盆控制能力。可在儿童俯卧位状态下，在其前方放一小台子，上面放置他喜欢的物品，诱导其手支撑抬高腹部，提升重心，试图拿取物品。如果力量不足，治疗师可以给予适度帮助。也可以让儿童趴在家长一条腿上练习手膝支撑。随着能力的提高，可在他的手边放置玩具，引导其拿取时重心转移。逐渐将玩具放在他一侧斜后方，并吸引其在拿取过程中转换成坐位。反向引导拿物可训练从坐到手膝支撑的转换。治疗师可以适当辅助上肢负重及骨盆控制。

训练手膝爬行时，可以用一长毛巾或布带绕在儿童的腹下向上适度提起，并诱导其向前移动。

在爬行过程中，要给予儿童足够时间让他尽可能主动屈髋屈膝和手膝交替负重。力弱的儿童爬行时双膝外展较宽，可配合训练床边或桌边跪。对于下肢痉挛的儿童，可诱导他爬上一个小薄垫子,引发下肢一侧抬起,出现交替运动,必要时治疗师给予适度协助。需要指出的是,就生物力学机制而言,爬行不是站立和行走的必备能力。因此,对于发育落后或异常的儿童,爬行训练可以与站立、行走同步进行,甚至略过,以免延迟站立和行走能力的发展。

5.站立平衡

(1)扶站:先让儿童扶在高度适宜的小桌或床边站立,双上肢放置在桌上玩感兴趣物品。最好不用双手拉栏杆站立的方式,以免过度借助上肢力量。肌力低下的儿童双足距离较宽,踝关节外翻,治疗师要给予下肢对线的纠正。如果儿童下肢完全不负重,可以用矫形器肌内效贴辅助,并逐渐增加站立时间,避免延迟下肢抗重力肌肉群间协同收缩能力及本体感觉的发展。如果儿童偏瘫,站立时一侧下肢不负重,治疗师应站在儿童的患侧引导重心向患侧转移。如果因小腿三头肌肌张力高导致足跟离地时,扶站前应先进行牵伸,必要时配戴足踝矫形支具。

随着站立能力的提高,可将感兴趣物品放在桌子较远位置以及儿童体侧、斜后方、上方、下方等,引导儿童移动重心,控制平衡,发展身体节段间协调能力。

在训练向下拿物时,可逐渐降低物品高度,以挑战股四头肌的离心收缩肌力。每次应让儿童通过努力拿到物品,给予正性的结果反馈。当出现失稳时,治疗师或家长可按压儿童支撑手,而非扶抱躯干,以提供自我学习肌肉群间配合的机会,由此提供发展运动控制的最佳策略。

对于痉挛或肌力低下的儿童,在训练平衡控制及移动重心时,治疗师的手可放置在儿童骨盆侧方并根据拿取方向加以引导。

(2)独站:当儿童可以单手扶小桌站并具备一定平衡能力后,可扶墙站立,逐渐由近及远拿取物品,挑战平衡控制,直至独立站立。刚开始独站时可以在用家具围成的小区域内,以提供安全感,一旦失稳可自我扶撑保护。对于胆小的儿童,可以转移其注意力,避免强迫引发的抗拒行为。随着独站平衡能力的提高,可逐渐增加难度,如进行抛球、接球游戏等。

6.行走平衡

(1)扶物侧行:当儿童扶物站立重心可以移动后,就可以训练侧向迈步能力,以提高髋外展肌肌力及单脚负重能力。以向右侧行为例:在儿童右侧稍远距离处的桌面上放一小筐,要求儿童将手中玩具放入小筐,或去拿取感兴趣的物品。治疗师可以帮助他先向右侧迈步,在他放入玩具过程中辅助重心转移到右腿,继续将小筐放远一点,引发左腿跟随过来。如此诱导,逐渐建立连续侧行能力。随着能力提高,可以从扶平面支撑物过渡到扶墙侧行。如果出现失稳,治疗师或家长可通过适度按压儿童支撑手给予保护;最好不用扶抱躯干的方式,让儿童有自我调控的机会。

(2)扶物直行:扶着家具向前行走是独立行走的前期能力。可以将沙发、椅凳、床、茶几等摆放成一条窄道,并在窄道不远处用儿童感兴趣的物品吸引他或家人呼唤他,鼓励他扶着窄道两边的家具前行。必要时治疗师可通过按压儿童的手辅助平衡控制。随着儿童能力的增加,逐渐加宽通道,直至可以独立行走。

下肢痉挛的儿童可能不敢向前迈步,可以从比较窄的通道开始学习,或让他抬腿踢球,诱导下肢迈步。偏瘫的儿童需要治疗师帮助患侧手的扶撑。

(3)独立行走:当儿童可以独立行走后,为了提高他在行走过程中的平衡控制能力,可以在行走过程中,设计踢球、拾物、转身、跨障碍、踩脚印或贴画等游戏,以提高速度控制、单脚负重、身体节段间配合等能力。在户外不同环境中、不同地面上行走可进一步提高行走与认知的整合能力。

7.蹲位平衡

蹲位维持的平衡训练有助于提高踝关节周围的肌力,尤其是胫前肌。训练时将儿童摆放成蹲位,双膝双足分开与肩同宽,膝关节前移超过足尖,臀部离开地面,前方放置感兴趣的物品,如漂有玩具的水盆,物品的远近、水盆的大小应根据儿童平衡能力调整,可一手扶地或小凳或盆边等。治疗师可适度扶着儿童的膝部或肩部引导重心前移。

对于肌力低下、发育迟缓的儿童,由于关节松弛,肌力不足,蹲位控制会比较困难或臀部难以离开地面,可以先从坐在一个矮垫子上开始,逐渐降低垫子厚度,直至蹲位。如果下肢内收力量不足使双膝不能维持在足的上方,治疗师要给予辅助。

对于下肢痉挛的儿童,在训练前要适当牵伸小腿三头肌,提高肌肉的延展性,使足跟能够着地负重。如果出现双膝内收内旋,治疗师应给予纠正和适度引导。在训练偏瘫儿童时,治疗师要位于他的患侧,引导骨盆向患侧移动,患侧膝关节位于患足的上方或前方,以提高患侧负重能力。

当儿童获得独立蹲位能力后,可引导他进行进一步的平衡训练。将吸引他的物品移向远处或斜后方,不断挑战他的平衡能力。如果出现失稳,治疗师要给予适当的帮助以防跌倒。

8.站起和坐下

(1)站起:可以从坐位站起意味着行走的开始。坐到站的体位转换对平衡控制能力的要求很高,从一个低重心、宽基底的坐位转变成一个高重心、窄基底的站位,既是对抗重力肌肌力、踝关节活动范围的挑战,更是要求下肢肌肉群间高难度的协调配合。训练可从稳定的坐位开始,凳子的高度既能使儿童站起又略有难度。整个过程以臀部离开椅凳为界分为伸展前期和伸展期,两期之间动态连续,没有停顿。开始时将双脚后置踩地,小腿与足背夹角约为 75°。在伸展前期,用拿物或游戏诱导躯干伸直以髋为轴前移,注视水平前方,膝关节超过足尖。当臀部离开坐位时,引导向前上方拿物,激发伸髋伸膝,推动身体垂直向上站直。

对于肌力低下的儿童,可以多次让他体会从高凳成功站起后,再逐渐降低凳子的高度,以增加站起的难度,从而达到增加下肢肌力的目的。每次挑战成功后要给予奖励。

对于下肢痉挛的儿童,活动前要给予牵伸,尤其是小腿三头肌,以使他双足更好放置。如果出现双膝内收内旋,治疗师要帮助膝关节对线控制,使膝关节尽可能位于踝关节的上方;也可选择从骑坐位站起。

(2)坐下:从生物力学角度而言,坐下并非站起的简单反向运动,它具有完全不同的运动学和力学机制。可以从坐到站的儿童坐下时可以表现为失控,如跌坐在椅凳上,这是下肢抗重力肌离心收缩无力的常见表现。因此,站起和坐下需要分别进行特异性训练。坐下时,先于站立位躯干前移,同时屈髋、膝、踝关节,使身体重心下降,再后移坐向座位。坐下过程中引导儿童控制重心,避免跌坐到座位上。可以先选择较高的椅凳,随着能力的提高,逐渐降低高度。由于肌肉的离心收缩更易激活肌肉,提高姿势控制的稳定性,所以,坐下也常作为提高下肢肌力的训练方式。

(三)儿童肢体障碍常见异常姿势的运动疗法

1.整体的异常姿势

(1)全身的过度伸展模式:全身伸肌肌张力过高引起的以头背屈(颈过伸)为主的全身过度伸展模式,影响患儿翻身、坐位平衡等发育,多见于年龄小于1岁的患儿或重症患儿。

治疗原则:应以降低伸肌肌张力为主,同时增加屈肌肌力。

1)被动运动:患儿取坐位,固定患儿躯干,治疗者以手控制患儿头部和躯干,在矢状面内反复牵伸颈肌和腰腹肌,以降低患儿颈肌和躯干的肌张力。患儿取俯卧位,治疗者轻轻压迫患儿颈部和肩部的肌肉,使肌肉放松,在头部重力的作用下,患儿的颈肌被牵伸。

2)主动运动:对于小年龄组患儿,治疗师可以辅助患儿呈坐位后用颜色鲜艳、有声响的玩具进行上下左右的移动,使患儿在追视过程中主动运动颈肌,并诱导其躯干左右两侧肌协调收缩与舒张。对于大年龄组患儿则可以采用语言指令的方式,反复告诉患儿低头或抬头以控制颈部肌肉收缩和躯干左右旋转,通过颈部主动的旋转和颈屈肌的主动运动抑制颈过伸。

3)关键点控制:治疗者选取肩关节为关键点,患儿取坐位,治疗者被动牵伸患儿上臂使肩关节内收,抑制颈过伸。屈曲患儿髋关节、膝关节,使患儿呈盘腿坐位,治疗者使患儿上肢向前牵伸致躯干成屈曲位,在全身屈曲状态下,颈过伸可得到抑制。治疗者也可以让患儿坐于自己胸前,用自己的躯干抑制患儿颈过伸,双手控制患儿头部,两侧前臂固定患儿的躯干并限制上肢外展运动。该动作不仅可以持续性牵伸患儿的颈肌,还可以促进视觉和前庭觉的输入。也可以采用语言指令的方式,反复告诉患儿低头或抬头以控制颈部肌肉收缩和躯干左右旋转,通过颈部主动的旋转和颈屈肌的主动运动抑制颈过伸。

(2)全身的屈曲模式:全身屈肌肌张力高引起的全身屈曲模式,包括近端关节如肩关节、髋关节的屈曲和内收,远端关节如腕关节掌屈、踝关节跖屈。患儿多采用侧卧位姿势,因为头部、躯干和四肢无法抗重力,导致拱背坐位、前倾坐位,难以实现肘支撑、手支撑、四点支撑,从而影响爬行等运动功能的发育。

治疗原则:应以降低屈肌肌张力为主,同时增加伸肌肌力。

1)被动运动:将患儿俯卧位置于 Bobath 球上,握住患儿双腿,前后推动、左右晃动,在此过程中患儿的躯干得到牵伸。患儿骑坐在滚筒上,治疗者于患儿身后向上方牵伸患儿的上肢,并使其上肢外展外旋。患儿仰卧位,治疗者用双手控制患儿躯干,适度用力,通过四肢的重力作用,患儿四肢的屈曲状态被拉伸至伸展状态。

2)主动运动:患儿骑在滚筒上做蹲起运动,在起立后可以向上方或侧上方抓取头顶的玩具,从而伸展躯干及四肢。

3)关键点控制:治疗者拉住患儿的手,将其肩关节运动至外展外旋位,可以促进躯干伸展、头部立直。在此关键点控制过程中治疗者可以根据患儿的不同运动发育阶段,使患儿取膝立位、坐位和站立位等不同体位进行训练。

2.局部的异常姿势

(1)尖足(小腿三头肌肌张力增高所致):主要原因及特点是以小腿三头肌肌张力高为主,导致踝关节在矢状面内过伸,无法背屈,站立时足底部不能起到支撑面的作用(图4-1-1)。患儿站立时需要付出更多的力量,平衡能力也因主动肌与拮抗肌之间肌力不协调而受到影响。

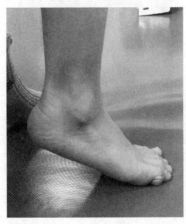

图 4-1-1　尖足

治疗方法:

1)被动运动:①可采用肌肉牵伸技术对小腿三头肌进行反复牵伸和持续性牵伸,也可以采用关节活动技术以扩大踝关节活动范围。②如果患儿的肌张力过高,可以取仰卧位,治疗者先屈曲患儿的髋关节和膝关节,然后对踝关节进行牵伸。此方法较伸膝伸髋姿势下进行踝关节的牵伸更为容易。③患儿取俯卧位,治疗者在反复屈曲患儿的膝关节同时,对小腿三头肌进行牵伸。④牵伸过程中治疗者应根据患儿是否存在足内翻或足外翻,调整抓握患儿足的方向,以避免虽然牵伸了小腿三头肌却加重了足内翻或足外翻。

2)主动运动:①可以使患儿取蹲位,双足间距与肩同宽,足尖略向外倾斜。治疗者位于患儿后方,双手控制患儿膝关节内侧做前后或左右移动。②在辅助下能够站立的患儿,可以采取弓步,前后或左右推动患儿的膝关节或髋关节,使患儿在重心移动的过程中也可以降低踝关节肌张力。③具有足背屈能力的患儿应对其进行主动足背屈训练,增加胫前肌的肌力,以对抗小腿三头肌的肌张力,从而协调踝关节的运动。

3)关键点控制:①患儿骑在滚筒上,以髋关节和膝关节作为关键点进行被动屈曲的同时,使小腿三头肌肌张力降低、踝关节活动范围扩大。治疗者也可以协助患儿左右晃动滚筒,以扩大踝关节活动范围。②取仰卧位进行主动屈髋屈膝训练,在此过程中可逐渐扩大踝关节活动范围。

(2)足下垂(胫前肌无力所造成的足下垂):患儿的胫前肌无力(图4-1-2),导致患儿在步行时支撑侧的足弓弹性结构消失,下肢丧失了部分缓冲和运动调节能力;在摆动相时屈曲髋关节、膝关节,或借助躯干侧弯以抬高骨盆完成非支撑侧下肢跨越障碍。

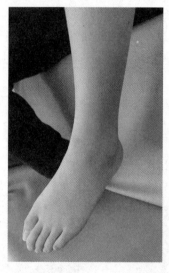

图 4-1-2　足下垂

治疗方法:

1)被动运动:①患儿取仰卧位,治疗者快速叩击胫前肌肌腹,以诱发胫前肌收缩;②治疗者对患儿的踝关节进行反复的背屈、跖屈运动,以达到牵伸胫前肌的目的。

2)主动运动:①患儿取仰卧位,治疗者协助其完成足背屈动作;②患儿取坐位于小椅子上,进行足主动背屈训练;③若患儿可完成抗阻力运动,治疗者应对患儿足背施加适当的阻力,使患儿完成踝关节全范围的主动运动。

3)诱发运动:患儿取站立位于平衡板上,治疗者左右晃动平衡板,并观察诱发出的跖屈、背屈反应,根据所有发出动作的运动范围来调节平衡板的速度和运动幅度。

(3)髋关节屈曲(主要由髂腰肌肌张力增高造成):髂肌和腰大肌肌张力增高导致髋关节屈曲,站立时重力线在髋关节前方通过,难以维持立位平衡。

治疗方法:

1)被动运动:患儿俯卧位于球上,治疗者将患儿两侧膝关节置于自己身体两侧,使患儿双下肢分开。通过骨盆的重力对髋关节周围肌肉进行牵伸,既可避免腰椎前突,又可充分牵伸髋关节。

2)主动运动:对于具有站立能力的患儿,可在患儿面前放置一个大球,治疗者控制住球后,使患儿主动反复推球,在推球的过程中患儿的髋关节会重复屈曲和伸展,达到促进患儿控制髋关节活动能力的目的。

3)关键点控制:患儿取站立位,治疗者拿玩具从侧方递给患儿,玩具的高度要高于患儿头部,同时用语言鼓励患儿抓取玩具,在患儿上肢外展外旋位和抬头时,促使患儿的躯干和髋关节产生协同性伸展。

(4)双下肢交叉(主要由下肢内收肌肌肉群肌张力增高造成):双下肢内收肌肌张力增高,导致双下肢交叉,影响患儿翻身、爬行、站立和步行。

治疗方法:

1)被动运动:①患儿仰卧于三角垫上,治疗者用自己的一侧下肢控制患儿一侧膝关节,双手控制患儿另一侧下肢,依次屈曲患儿髋关节、膝关节和踝关节,进而外展外旋下肢,然后伸展下肢同时保持踝关节背屈姿势,维持一定时间后回到起始位。该动作应反复进行以达到牵伸内收肌的目的,应注意循序渐进,角度从小到大。②患儿骑在玩具木马上进行适量运动,会产生持续性牵伸内收肌的作用。

2)主动运动:①患儿仰卧位或侧卧位,治疗者手中拿一玩具放于患儿身体外侧,用语言指导患儿踢玩具,以此达到患儿主动牵伸内收肌的作用;②对于具有步行能力的患儿,可以使其扶墙壁横走,在运动中主动牵伸内收肌,此项训练可促进患儿的运动感知和运动认知能力。

3)关键点控制:患儿坐在小椅子上,屈曲髋关节和膝关节,可降低内收肌的肌张力。

(5)膝过伸(股四头肌肌张力增高造成):股四头肌中股直肌的肌张力增高,导致膝关节过伸,这种膝过伸即使在患儿仰卧位时仍然存在。

治疗方法:

1)被动运动:①患儿俯卧位于三角垫,治疗者反复屈曲、伸展患儿的膝关节,屈曲时要使小腿尽量贴近大腿后侧,以此牵伸股四头肌;②患儿取坐位于小椅子上,治疗者适度压迫和叩击股直肌,以此降低股直肌肌张力。

2)主动运动:①患儿取仰卧位,主动做反复屈曲和伸展膝关节的动作,如果因肌力低导致运动范围过小,治疗者可以辅助完成关节的全范围活动;②治疗者也可以压迫同侧内收肌肌腹,诱发髋关节和膝关节屈曲。

3)关键点控制:①治疗者嘱咐患儿于斜坡向下行走两步后站立,此时患儿的踝关节作为关键点呈跖屈状态,可使股直肌肌张力下降致膝关节呈屈曲状;②治疗者可以将玩具从患儿侧方高处递交给患儿,患儿伸手抓握的过程中,髋关节得到伸展,避免纠正膝过伸同时促使髋关节过度屈曲。

(6)膝过伸(腘绳肌无力所造成):患儿的腘绳肌无力,导致患儿在站立和步行过程中无法维持膝关节的稳定性,使重力线落在膝关节前方,而非通过膝关节。

治疗方法:

1)被动运动:①患儿取俯卧位,治疗者对患儿下肢后部的肌肉群进行快速叩击,诱发腘绳肌收缩;②治疗者协助患儿进行膝关节屈曲、收缩的反复运动,以达到刺激腘绳肌收缩的目的,对腘绳肌进行运动感知觉的训练。

2)主动运动:①患儿俯卧于三角垫上,治疗者通过被动牵伸使患儿的膝关节反复屈曲伸展,并在逐渐减少力量的同时用语言指导患儿自己完成屈曲膝关节的动作;②若患儿能够完成抗部分阻力的屈膝运动,治疗者应在治疗时做膝关节屈曲的抗阻运动训练;③患儿取站立位,治疗者使用双手将患儿的腘窝推向前方至膝关节屈曲位,使膝关节保持屈曲位站立,该方法可以增加腘绳肌等长收缩的肌力。

(7)"W"坐位(内收肌肌张力增高所导致):髋关节内收肌群和内旋肌群肌张力高,导致患儿坐位时双髋关节内收内旋,同时伴有膝关节屈曲,患儿无法实现直腿坐位。如果患儿呈直腿坐位,往往会出现拱背姿势。

治疗方法:

1)被动运动:①患儿仰卧于三角垫上,治疗者控制患儿的踝关节和膝关节,对髋关节进行外展外旋的反复牵伸,牵伸的范围应逐渐增大,以患儿感受到疼痛为限,然后进行持续性牵伸;②对于在髋关节运动末端肌张力增高的患儿,可以使用关节活动技术,在髋关节运动的末端进行反复牵伸。

2)主动运动:患儿侧卧位,双下肢并拢,抬起上侧的下肢,做反复屈曲伸展动作,以增加下肢外展外旋肌肉群的肌力,双侧交替进行。

3)关键点控制:①患儿取直腿坐位,治疗者屈曲患儿踝关节,以此关键点增加髋关节的外展外旋角度;②还可以把玩具从侧方高处递给患儿,患儿在取玩具的过程中肩关节外展外旋,整个躯干也由屈曲变为伸展。

(8)肩关节外展(肩胛带肌张力增高造成):患儿肩胛带肌张力增高,使双肩关节呈外展位,多数患儿伴有肩关节内旋,双上肢位于躯干后外侧,无法使双手前伸至中线位,无法起到支撑身体重力的作用,导致肘支撑、手支撑、四点支撑、坐位和爬行的发育受到阻碍。

治疗方法:

1)被动运动:①患儿取坐位,治疗者控制患儿的肘关节,做肩关节的环转、内收和外展、向上牵拉患儿上肢的动作,以达到降低肩关节周围肌肉群肌张力的目的;②也可以在对患儿的肩胛带进行压迫和叩击训练的同时,向前方牵拉上肢。

2）主动运动：①对于具有运动能力的患儿，可以通过诱导患儿向前方抓取玩具的方法，促进上肢伸展。训练时将玩具放在患儿手附近，然后逐渐扩大患儿上肢与玩具之间的距离。②患儿取俯卧位，胸腹部放一柔软的小滚筒，将各种小玩具放置于患儿面前，诱导患儿伸手抓取，以达到上肢伸展和支撑身体的目的。

3）关键点控制：①以颈部和躯干为关键点，患儿俯卧位于 Bobath 球上，治疗者将球进行前后晃动，使患儿的头颈部和躯干协调伸展和屈曲，诱发患儿双上肢向前伸展；②在上述训练过程中，若患儿能够用手接触地面，则使患儿双手触地并维持一定时间，以增加上肢持重能力。

（9）肘部屈曲（肱二头肌肌张力增高所造成）：肱二头肌肌张力增高多见于不随意运动型患儿和痉挛型四肢瘫患儿，肘关节无法伸展（图 4-1-3），无法完成手支撑、四点支撑爬行、维持坐位平衡和日常生活活动中的某些需上肢伸展才能完成的动作。

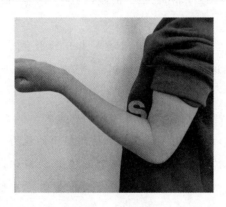

图 4-1-3　肘部屈曲

治疗方法：

1）被动运动：①患儿取坐位或仰卧位，对于肌张力高的患儿，治疗者应托住患儿肘关节，对患儿的前臂进行反复和持续牵伸，该动作的关键不是治疗者所施加的力量，而是患儿肘关节的高度，患儿肘关节应与患儿肩关节高度相同，患儿前臂的重力作为主要的牵伸力量。②治疗者可以使用手掌对患儿的肱二头肌进行缓慢的压迫，以降低其肌张力；或快速地叩击患儿的肱三头肌，产生交互性抑制的现象。

2）主动运动：①治疗者协助患儿把各种玩具放进前方的小桶内，并逐渐增加玩具的质量，以此来增加肘关节的活动能力；②治疗者在患儿的腹部下方放置一小滚筒，以此辅助患儿手支撑或四点支撑，同时给予患儿肩部一定压迫，以诱发肘关节伸展和上肢的抗重力支撑。

3）关键点控制：以肩关节为关键点，内收、外旋肩关节，诱发肘关节周围肌肉群肌张力降低。需注意的是：采用关键点控制时所诱发的动作往往与正常的运动功能有一定差距，所以关键点控制应与主动运动、被动运动相配合使用。

(10)膝关节屈曲(股四头肌无力所造成):患儿的股四头肌无力,站立位无法伸展膝关节,无法在步行中维持膝关节的稳定性,进而影响步行时的速度、平衡和步行距离。

治疗方法:

1)被动运动:①患儿坐于小椅子上,治疗者控制患儿下肢,对患儿的膝关节进行反复、快速的伸展、屈曲运动,以达到刺激股四头肌收缩的目的,并对股四头肌进行运动感知觉的训练。②治疗者快速地叩击患儿的股四头肌,以诱发股四头肌收缩。

2)主动运动:①患儿坐于小椅子或滚筒上,在治疗者的协助下进行蹲起训练,以增加股四头肌等张收缩肌力。②若患儿无法完成蹲起,或站立时膝关节仍然屈曲,治疗者应指导患儿使用肋木架,利用上肢的力量协助完成伸展膝关节的运动。

(11)拱背坐位和前倾坐位(腰腹肌无力所造成):患儿腰腹肌无力,以至于在坐位时无法维持躯干抗重力伸展,脊柱屈曲、躯干前倾,坐位平衡差,躯干运动范围小。

治疗方法:

1)被动运动:①患儿取仰卧位,治疗者控制患儿的肘关节将其从仰卧位牵拉至坐位,以此对患儿的腰腹肌进行运动感知的训练;②患儿取坐位,治疗者协助患儿维持坐位。

2)主动运动:患儿取仰卧位,治疗者协助其完成由仰卧位至坐位的姿势转换。该方法既增加了患儿的腰腹肌力量,又促进了患儿控制躯干的能力。

3)诱导运动:①患儿取坐位,治疗者向下压迫患儿的肩部,诱发患儿躯干抗重力伸展;②患儿取坐位,治疗者对患儿进行前后或左右的交替性叩击;③患儿取坐位,治疗者将玩具从患儿的外侧上方递给患儿,在患儿抬头和上肢外展、外旋的过程中,诱发出躯干抗重力伸展。

(四)任务导向性训练

任务导向性训练是基于运动控制理论,注重功能性任务的训练及对环境改变的适应,训练获得的功能要能够向现实环境中转化。根据患儿个体能力和训练目标设计具体的任务或活动,让患儿主动尝试,引导患儿完成这些任务或进行这些活动,达到提高运动技能目的的训练方法。任务导向性训练着重于帮助患儿获得解决目标任务的能力,相关理论和方法越来越广泛地被应用到各种运动功能障碍的康复治疗中,尤其是中枢神经系统损伤导致的运动功能障碍。

1.理论机制

(1)反复的任务导向性训练能影响中枢神经系统的适应性,从而促进脑功能的重组。脑具有可塑性,任务导向性训练通过反复强化、兴趣性、挑战性、社会交流性、具体的而非抽象的训练项目,影响中枢神经系统的适应性,避免(或减少)损伤后的适应性改变。

（2）任务导向性训练能使神经功能细胞向病灶部位定向迁移,最终形成新的神经网络,目前已从功能性磁共振成像研究中得到证实。

（3）任务导向性训练设置的目标及任务为具体性而非抽象性。如上肢取物品,这是一项具体的任务,操作时涉及视觉和触觉的输入,大脑对信息的判断和整合以及神经对运动的有效支配等,再经过失败和成功的反馈,不断调整运动模式,形成优化的神经网络和运动程序,支配相关肌肉以特定的顺序、速度和力量等力学特点配合完成这项具体任务,促进发展适应能力、前馈能力和协调能力。但是,如果上肢只做屈伸或单纯前伸而无具体目标,就会失去上述综合信息的输入整合,运动的力学特点也完全不同,变成一项空泛的关节活动。

（4）任务导向性训练强调主动参与有控制性的运动训练。主动运动以及有控制性的运动对调整神经网络以形成最佳运动模式起着重要作用。

（5）任务导向性训练强调个体化治疗,运动障碍在不同个体之间存在不同的原因,只有找到问题的所在,才能有效地解决问题。

（6）任务导向性训练强调反复强化。训练不仅要具有功能性,还要有一定量的积累,这样才能促进中枢神经系统的功能重建。

（7）任务导向性训练强调功能性训练要以生活中具体运动方式进行。如从坐到站属于下肢的闭环运动,治疗时应直接训练此技能,或采用具有相同力学特征的其他运动形式。

（8）任务导向性训练针对缺失成分和异常表现。治疗越具针对性,效果越显著。

2.临床应用

任务导向性训练根据儿童个体能力和训练目标设计具体的任务或活动,通过儿童主动尝试,引导儿童主动完成这些任务或进行这些活动,提高粗大运动功能。完成主动尝试就要做好平衡控制,各种自主运动中均包含平衡控制,如坐位平衡、站立平衡、行走平衡、站起和坐下平衡、上肢拿取和操作。

（1）坐位平衡训练:包括运动前预先姿势调整能力以及运动中针对具体任务进行姿势调整的能力。训练内容包括:

1)头和躯干的运动:坐位,双脚分开约 15 cm 并踩地,双手放在膝上,分别向左、右转动头和躯干并向后看,然后回到中立位。

2)取物活动:坐位,儿童用手向前(屈髋)、向侧方(双侧)、向后拿取物体,每次取物后都要回到中立位,避免倒向一侧。

3)拾物训练:用一只手或双手拾起前方和侧方地上的物体。通过调节放置物体的高度来增加难易度。

4)优化技能:增加拿取物体的距离,改变运动速度,减少大腿部位的支撑面积,增加物体的质量和体积,双上肢同时参与活动,练习时间限制性活动,如接球或拍球,将坐位平衡练习融入日常活动中。

（2）站立平衡训练：包括静止站立时身体微小摆动、运动前身体的预先姿势调整、运动中姿势的不断调整。训练内容包括：

1）头和身体的运动：双足分开站立，向上看天花板再回到直立位。抬头前可提醒患者髋前移，避免向后倒。转动头和躯干向后看，回到原位，再向另一侧转动。

2）取物活动：站立位，用单手或双手向前、向两侧、向后方取物。身体与目标物间的距离应超过手臂的长度，鼓励患者要到平衡极限再恢复到原状态。

3）单腿支撑：在用或不用减重吊带或夹板辅助下，练习健侧下肢向前迈上踏板，然后双足支撑站立，练习取物。

4）侧向行走：手扶墙或床边向侧方行走，可以使重心从一侧转向另一侧。

5）蹲下取物：站立位，身体弯下向前方、侧方、后方拾起物体或接触物体，然后回原位。根据功能情况选择物体的高度。

（3）行走平衡训练

1）诱发肌肉收缩

①伸髋肌：仰卧位，患侧下肢置于床沿上，髋伸展并保持中立位，膝屈曲超过90°，足踩地或踩在踏板上，通过足跟向下踩动作增加小范围的髋伸展。

②腘绳肌：俯卧位，治疗师屈曲患者膝关节至90°，然后让患者试着缓慢放下小腿以诱发腘绳肌离心收缩。

③股四头肌：坐位，治疗师将患者膝关节伸展，患者尝试股四头肌收缩，并慢慢将腿放下，反复重复。可先进行离心收缩训练，再做向心收缩练习。

2）软组织牵伸

①腓肠肌：站立位下牵伸。

②股直肌：俯卧位或侧卧位时治疗师将患儿膝关节被动屈曲并在关节活动末端维持大约20 s后放松，重复4～5遍。

③比目鱼肌：坐位下足跟后置维持比目鱼肌牵伸体位。

3）力量训练：由于下肢力量与步行速度密切相关，因此提高肌力是步行训练中的重要内容，治疗中要注意增加臀大肌、臀中肌、腘绳肌、腓肠肌的力量，同时还要增加内收肌和外展肌的力量。

4）下肢负重：站立位，一侧下肢负重，对侧下肢向前和向后来回跨步。

5）行走训练：向前行走时，身体直立，髋关节伸展，首先健侧下肢向前迈步，然后患侧下肢向前迈步，为患肢进入摆动期创造条件；侧向行走时，双足并拢，一侧下肢向侧方迈步，同时另一侧下肢负重，并保持平衡，然后负重侧跟进；向后方行走时可以锻炼伸髋肌，尤其是腘绳肌，此动作只对在伸髋时具有一定屈膝能力的患儿有效。

6)上下踏板或台阶

①向前上踏板:障碍重侧下肢跨上大约 8 cm 高的踏板,向前向上移动身体重心并超过患足(踝关节背屈),同时躯干上部保持直立。然后另一侧下肢用力蹬地,同时障碍重侧髋、膝和踝伸展,提升身体重心,另一侧足上踏板。退回时,障碍重侧髋、膝和踝屈曲以降低重心,直到另一侧足向后下踏板并着地。

②侧向上踏板:障碍重侧下肢向外侧跨上踏板,然后伸展髋、膝和踝,提升身体重心,髋关节内收使重心侧移,同时另一侧足上踏板。

③向前下踏板:双足站立在踏板上,重心移向障碍重侧并保持平衡,同时屈髋、屈膝和踝背屈以降低重心,直到另一侧下肢向前下踏板并着地。然后另一侧下肢下踏板,退回时,障碍重侧髋、膝和踝伸展,同时另一侧足蹬地,以提升重心,将另一侧足放回踏板上。

7)提踵:双脚前脚掌踩在踏板边缘,足跟悬空,髋和膝保持伸展,确保患足负重,足跟尽量降低,然后提升足跟,反复练习。

8)优化技能:跨越障碍行走,上下楼梯和坡道行走,在行走中转身、停止、加速、减速等,在各种实际环境中行走,提高有氧运动能力。

(4)站起和坐下平衡控制:站起时足后移,屈髋,躯干伸展前倾,膝前移,伸展髋膝,具有一定的速度,无停顿。坐下时髋屈,躯干伸展前倾,膝前移,屈膝。

(5)上肢拿取和操作:神经系统对上肢运动的控制,如肌力产生和关节活动的顺序、程度等,与任务特性、所操作的物体、环境条件以及操作者与物体间的距离等密切相关。上肢主要技能包括:拿起、抓握和松开不同形状、大小、质量和质地的物体;拿住并把物体从一个地方转移到另一个地方;在手中移动物体;为特定目的操作物体;坐位和站位时向各个方向拿取物体;使用双手来完成特定任务;接扔物体的活动,要求对速度做出快速反应。

(五)悬吊训练治疗

悬吊训练治疗是一种运动感觉综合训练系统,把人体某些部位悬吊起来,使其在不稳定的状态下进行主动运动,通过主动训练和康复治疗恢复感觉和运动的控制能力、肌力、耐力及心血管功能,最终提高运动系统整体功能。

1.基本原理

利用悬吊带将身体部分或全部悬吊起来,通过悬吊带形成的支撑反作用力不断处于动态变化之中,迫使身体不断调整不稳定的身体状态而不断募集不同的运动单位,从而提高神经-肌肉本体感受性功能。悬吊运动治疗对于儿童的核心肌肉群、感觉和运动协调能力等方面的改善发挥着重大的作用。核心肌肉群在整个人体运动过程中不仅发挥着稳定姿势的作用,同时也为上下肢运动创造支点,协调四肢发力,对于人体动作完成的质量发挥着重要作用。悬吊训练是针对解决"弱链接"这一理念而发展起来的一种特殊体能训练方法。悬吊训练强调对躯干和四肢稳定肌肉群进行逐步深入的训练,逐步改善稳定肌在整个运动链中的弱链状况,使运动的能量传递达到最佳的状态。

2.目的

(1)减除运动负荷:将肢体悬吊,让患者在水平方向上进行运动可以免除重力的作用,达到减除负荷的目的。

(2)提供助力:利用弹性悬吊绳提供协助外力。

(3)提供不稳定支撑:悬吊带作为支点是不稳定的,利用这种不稳定支撑可以进行相应的运动训练。

3.悬吊运动治疗的治疗系统

悬吊运动治疗(SET)可以用于闭合式动力链训练,也可以用于开放式动力链训练,并且可以通过有序增加关节旋转次数和提高稳定难度来提高训练效果。治疗系统包括:肌肉放松、增加关节活动范围、牵引、训练稳定肌系统、感觉运动的协调训练、渐进抗阻训练等。

(1)训练方式

1)开放式动力链——开链运动:肢体远端不固定,且不负重,在固定近端的基础上使远端移动。开链运动主要训练单独的肌肉或肌肉群,即主动肌和拮抗肌,主动肌和协同肌分别兴奋,而拮抗肌不同时收缩,在悬吊系统做肌肉松弛运动及不负重的肌力训练和(或)用滑轮系统进行肌力训练时实施。这种情况下采用一个可移动的、可伸缩的滑轮装置。

2)闭合式动力链——闭链运动:肢体远端固定,且负重,近端在固定远端的基础上移动。闭链运动则是主动肌、固定肌、协同肌以及拮抗肌的同时收缩,主要在于功能训练,提高关节和运动的稳定性。通过改变肌肉的扭力来逐级增加负荷。这可以通过改变悬吊带置于身体的位置或改变绳子的长度或根据悬吊带的悬挂点的垂直线移动身体。

(2)训练治疗

1)肌肉松弛:使肌肉松弛的一个方法是把身体需要放松的部位保持悬吊装置中要求的姿势,然后缓缓移动此部位(图 4-1-4)。患者通常会感到很舒服,得到抚慰,这个操作在治疗前后都可以用。

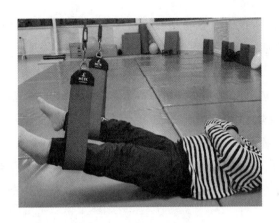

图 4-1-4 肌肉松弛训练

2)增加活动度的运动:慢性疾病常导致肌肉和关节活动范围减小。除了使用关节和肌肉牵拉等物理治疗外,患者自己能通过悬吊系统来实施增加活动度的运动。由于重力的影响已基本消除,患者感到他们受控制和保护,于是能将肌肉和关节逐渐移动到最大范围,最终能再往前伸一点。

3)牵引

①背部的牵引:通过悬吊带将患儿的双臂悬挂起来,双脚放在地板上,慢慢屈膝并把重心转移至手臂,产生牵引的效果。

②仰卧位姿势的牵引:把皮带包绕脚踝,将双下肢悬吊在空中,使臀部从支撑面上抬起来(图 4-1-5)。牵引同样可以在颈部、肩部和髋关节处实施,但是在这些情况下,物理治疗师应担任主要的角色,严密观察。

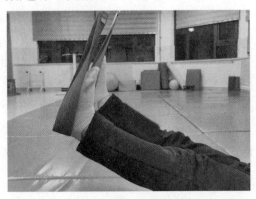

图 4-1-5 牵引

4)稳定肌的训练:通过将肢体悬挂在悬吊系统上,大多数的闭链运动都在身体处于水平位时完成,并且肢体远端是处在一个不断晃动的悬吊带上。当身体在直立位时,重力和地面反作用力基本呈垂线样通过各个关节,而当身体以平行于地平面的水平位在悬吊设备做运动训练时,重力基本呈切线位通过各个关节,这种有异于平常的方式会对关节周围的局部稳定肌产生更好的刺激和激活作用。

（3）训练方法

1）要求训练者在悬吊系统中维持某种特定姿势的时间逐渐延长。

2）通过对悬吊点的位置进行调整以改变关节承受力矩的大小,其目的是使训练的负荷逐渐增高。当训练者不能准确完成一个训练动作时,通常认为稳定肌的功能不足以应对此种负荷量,此时可通过减少力矩或使用弹性支持带支撑身体以减少负荷量。当训练者在较低水平的负荷下可以轻松完成训练动作时,就可逐渐加大训练负荷。

（六）振动疗法

振动是指物体通过一个中心位置,不断做往复运动,也叫振荡。振动可以是周期性的,如钟摆;也可以是随机的,如碎石路上运动的轮胎。振动是人类不可避免的外力刺激。全身振动的振动刺激作用于全身,振动刺激通过足部或手部向全身传导。局部振动的振动刺激只作用于身体的某一部分。

振动疗法是通过机械振动平台的振动（主要为左右交替振动和垂直振动）刺激机体产生反射式运动的治疗方法,越来越多地被应用于提高肌肉力量（神经肌肉控制）、爆发力以及协调性。

振动疗法的发展史：1969 年,美国研究者乔治·泰勒对手臂和后背进行振动训练;1980 年,法国科学家让马丁·沙可首次将振动椅应用于帕金森患者;1988 年,苏联研究者弗拉基米尔·那萨诺夫首创振动刺激疗法。

1.原理和特点

振动疗法会像步行一样激活肌肉运动链,模仿步行中骨盆倾斜角度的左右交替的振动训练,基于反射的刺激 12～20 Hz（H-reflex）,和肌肉生理学（牵张反射）的振动刺激频率,通过牵张反射,激活神经肌使肌肉收缩、放松,通过不同的体位训练不同的肌肉群。膝关节屈曲时对下肢产生更强的激活,膝关节伸展时对躯干肌肉群（核心肌肉群）产生更强的激活。相比于垂直振动训练,左右交替振动训练模拟了步态中的骨盆倾斜,以生理步态的运动模式激活肌肉系统,交替刺激肌肉链,协同锻炼肌肉且对头部的刺激小。

2.适应证

小儿脑瘫、杜氏肌营养不良、脊髓炎、小儿麻痹后遗症、脑卒中、脊髓损伤、肌肉韧带损伤、关节术后康复、腰背痛、肌肉萎缩、压力性尿失禁等。

3.禁忌证

静脉血栓、需治疗的部位有植入物（如人工关节）、开放性创伤和骨折早期、急性运动系统炎症（如关节急性炎症或肿胀）、训练部位患急性肌腱病（如急性肌腱炎）、急性脑卒中患者、急性疝气（如软组织脱垂）、胆结石或泌尿系统结石、风湿性关节炎、癫痫等。

4.停止训练的指标

①训练中出现不可控的痉挛或高肌张力的现象；②训练中出现头晕、眼花、眩晕的现象；③训练中出现难以忍受的发痒、发热、出汗等现象；④训练中出现关节、骨骼、肌肉、肌腱或其他组织损伤；⑤训练中出现肩、肘、腕、髋、膝、踝或腰椎、颈椎任意部位的疼痛。

5.注意事项

训练时与振动平台接触的肢体不要伸直，最好保持在屈曲的状态——让肌肉保持拉伸状态，吸收振动，而不是骨骼和关节，利用振动快速牵拉肌肉诱发牵张反射，训练运动功能。训练时有可能出现肌肉酸胀、皮肤发痒、出汗等生理反应，这些都是血液循环增多的正常生理反应。初次训练时建议握紧扶手或治疗师扶住患者，以避免摔倒。训练前可适当主动拉伸关节，活化肌肉和关节。训练后有可能出现肌肉酸胀、皮肤发痒、出汗、走路轻飘的感觉等生理反应，这些都是正常生理反应。当振动平台在训练中产生比较大的噪声或振动时，指导患者双脚稍稍并拢，降低振动幅度。初次训练强度不宜过大，时间不宜过长。

6.机器重要参数

频率：每秒振动的次数，单位赫兹（Hz）。振幅：训练平台向上或向下的位移，根据脚的位置来选择（始终保持脚的位置与 0 号位置对称）。时间：振动持续的时间（20 Hz 以上训练时间不应超过 5 min，25 Hz 时 3 min 训练会导致 4500 次肌肉收缩，从而导致高强度的神经肌肉疲劳，应休息一会让身体恢复）。

7.训练参数

频率：每秒振动的次数，单位赫兹（Hz），5～12 Hz 放松肌肉训练，未能引发牵张反射；12～20 Hz，肌肉功能性训练，肌肉还能进行整个收缩-放松循环周期；20～30 Hz 肌肉爆发力、力量训练，肌肉持续收缩，不再放松；20～25 Hz 可以起到降低肌张力的效果（振动引起神经肌肉疲劳和降低脊髓的兴奋性）。

振幅：通过变化站立位置来调整振幅（0～6 mm），双脚距离近时强度低，可延长训练时间；双脚距离宽时强度高，须缩短训练时间。

时间：爆发力及力量训练，30～90 s（每个动作）；协调性训练，60～120 s；拉伸，30 s（每个姿势）；平衡，30～60 s；降肌张力和挛缩，30～300 s。总体来说，一次训练分为 1～3 组，每组训练 1～3 min，组间休息和每组训练时间相同。

8.振动训练的基本位置

姿势：①视线平视前方；②稳定持续的呼吸；③保持双脚与 0 号位置平行且对称。

脚的位置：表示穿过脚的中间的线（一般不宜宽于双肩）。

9.总结与建议

振动训练作为一种训练手段,具有独特的方法学要求。在训练中,应根据具体的训练目标设定不同的训练方案。其中,振动频率是重要的影响因素之一,振动频率不同对同一肌肉群的作用效果不同,对神经肌肉支配模式的改善也不同。振动训练具有多种运动模式,组合振动利用振动方向的随机变化,在改进肌肉间和肌肉内协调方面,优于单维垂直振动。振动能够改变屈伸肌肉群的支配比例关系,以及同组肌肉群中各肌肉的支配比例关系,为实现肌肉间的均衡和协调发展奠定基础。振动训练作为一种改善神经肌肉系统功能的训练手段,能够通过改善肌肉间和肌肉内的协调性,提高运动神经对肌肉支配的精确性,满足发展最大力量和快速力量训练的需要。为取得较佳和持久的训练效果,其身体姿势的控制、训练的形式、训练的负荷大小等因素,需要进一步深入探讨。

（七）水中运动

1.定义

水中运动治疗是指在水环境中进行的运动治疗,通过浸于水中执行针对性的治疗动作,充分利用水的物理特性,发挥水疗的主动及被动治疗效应,改善患者的身体结构和功能、活动及参与能力。水的温度、机械及化学特性作用于人体各个系统引发的一系列生理效应,可起到许多有利于康复的治疗作用。

2.适应证

水中运动疗法是一项非常好的康复运动疗法,适用于脑性瘫痪、发育迟缓、唐氏综合征、肌肉萎缩症、臂神经丛麻痹、脑外伤、孤独症、先天成骨不全(玻璃娃娃)、脊髓损伤、脑卒中、帕金森病、骨性关节病、强直性脊柱炎、风湿或类风湿性关节炎、腰椎间盘病变或其他慢性疼痛患者、不能直立进行有氧运动训练而又需要提高身体耐力者等。

3.禁忌证

皮肤、眼和耳有感染或炎症,发热,开放性运动损伤,传染性疾病,恐水症,严重癫痫,未控制的高血压,严重动脉硬化,心脏病,不稳定型心绞痛,肿瘤晚期,女性月经期,大小便失禁,身体虚弱,呼吸功能障碍,心肺功能不全,肺活量少于1 L,严重肾脏疾病,严重的外周血管疾病,有出血倾向,运动疗法的其他禁忌证(如骨折未固定或未愈合)等。

4.常用的手段与方法

(1)改善肌肉力量和耐力训练:水中肌力训练是指在水中利用水的浮力、黏滞性和水的动态特征等提供阻力来进行的肌肉力量训练。水中肌力训练适合徒手肌力检查中各个级别的患者,特别是肌力1级和2级的患者。①助力运动:肢体借助浮力作用完成与浮力方向一致的活动,用于肌力1级的患者;②浮力支持运动:肢体利用浮力克服重力,使肌力为 2 级的肌肉可以进行水平方向的运动;③抗阻运动:肢体运动方向与浮力方向相反,或运动速度较快时,浮力和水的阻力成为运动阻力,用于肌力 3～4 级肌肉的肌力锻炼;④等长训练:肌肉在水中对抗水的浮力进行训练,浮力大于肌肉收缩的力量,引起肌肉产生等长收缩,增强肌力。

(2)平衡训练

1)坐位平衡训练:主要包括长坐位平衡训练和端坐位平衡训练,前者多适用于截瘫患者,后者多适用于偏瘫患者。①静态平衡训练:患者取端坐位,开始时治疗师可辅助患者保持静态平衡,待患者能够独立保持一定时间静态平衡后,再进行动态平衡训练。②他动态平衡训练:患者取端坐位坐于水中治疗床或椅子上,治疗师向各个方向推动患者,推动的力度逐渐加大,患者能够恢复平衡和维持端坐位。③自动态平衡训练:患者取端坐位,向各个方向活动,治疗师可指示患者向各个方向活动,侧屈或旋转躯干,或活动上肢的同时保持端坐位平衡。触碰治疗师手中的物体,治疗师位于患者的对面,手拿物体放于患者的各个方向,让患者来触碰治疗师手中的物体。抛接球训练,治疗师要注意从不同的角度向患者抛球,并逐渐增大抛球的距离和力度。

2)站立位平衡训练:患者的坐位平衡改善后,可以在水中进行站立位平衡训练。无论是偏瘫、截瘫还是其他情况引起的平衡功能障碍,进行站立位的平衡训练都是为步行做好准备,并最终达到能够步行的目的。①静态平衡训练:在患者尚不能独立站立时,需首先进行辅助站立训练。可以由治疗师扶助患者,也可以由患者自己扶助肋木或站于平行杠内扶助站立。当患者的静态平衡稍微改善后,则可以减轻辅助的程度,如由两位治疗师扶助减少为一位治疗师扶助。当平衡功能进一步改善,不需要辅助站立后,则开始进行独立站立平衡训练。②他动态平衡训练:患者保持独立站,双足分开较大的距离,有较大的支撑面,利于保持平衡。治疗师站于患者旁边,向不同方向推动患者,可以逐渐增加推动的力度和幅度,增加训练的难度,也可以缩小支撑面,并足站立,或单足站立,然后治疗师向各个方向推动患者。③自动态平衡训练:患者在水中站立,治疗师站于患者旁边,向各个方向活动,站立时足保持不动,身体交替向侧方、前方或后方倾斜并保持平衡;身体交替向左右转动并保持平衡。左右侧下肢交替负重,左右侧下肢交替支撑体重,每次保持 5～10 s。治疗师需特别注意监护患者,以免发生跌倒,也需注意矫正不正确的姿势。触碰治疗师手中的物体,治疗师手拿物体,放于患者的正前方、侧前方、正上方、侧上方、正下方、侧下方等各个方向,让患者来触碰物体。抛接球训练,在进行抛接球训练时可以从不同的角度向患者抛球,同时可逐渐增大抛球的距离和力度来增加训练的难度。

3)步行训练:①重心移动横走:患者双足稍分开站立,右足向右方横跨一步,重心移至右足,左足跟至右足旁,呈双足平行站立。向左横步重复。②前进:患者站立位,右足向前一步,重心移至右足,左足向前,与右足平行站立。左足向前重复动作。③后退:患者站立位,右足向后一步,重心移至右足,左足向后一步,与右足平行站立。左足重复刚才动作。④原地转:患者站立位,以右足跟为转轴向右转,抬起左足跟与身体一起向右转,重心移至右足。左足向左重复动作。患者进行横8字训练。

(3)改善关节活动度的训练:在水中,整体肌肉放松,浮力支持、水的动态力量提供了改善关节及其他结构活动度训练的有利环境。因此,改善关节及其他结构活动度的训练在水中较易进行。①肌肉挛缩、关节粘连的牵拉训练:利用浮力的牵拉训练,利用器械的牵拉训练。②关节的被动运动:当患者主动活动有困难时,可利用人力或水中器械进行关节被动活动。在进行水中被动活动时,应注意水中漂浮物的浮力大小,避免浮力过大,造成新的损伤。③辅助-主动关节训练:辅助-主动关节训练是以患者主动收缩肌肉为基础,在外力的辅助下进行的关节活动训练。辅助力量可以由治疗师的力量或水的浮力、器械所受到的浮力提供。在外力作用下,患者轻微用力即可使关节患肢活动,从而进行辅助性的主动关节活动训练。④关节主动运动:关节主动运动是患者主动地进行就肌肉收缩完成关节活动的一种运动训练,不需要外力的辅助。水中关节的主动运动主要适用于肌力为3级及以上的患者。

(4)水中康复体操:又称水中体操、水中康复操,是指以康复与预防疾病为目的,在水中利用水的浮力、阻力、压力、热传导性等特点而专门编排的体操运动及功能练习。水中体操对运动器官损伤、手术后、瘫痪患者等的运动器官功能恢复具有良好的作用,也可以用来治疗某些内脏器官疾患。

国外常用的水中运动疗法包括水中太极、拉格斯圈法、豪立威克(Halliwick)技术、布尔登科疗法、Watsu水中治疗方法、水中PNF、水中费尔登克拉斯技术、水中普拉提、水中瑜伽等。

(八)运动疗法注意事项

(1)随着小儿的生长发育,应从患儿身体的结构和功能、活动和参与、个人因素、环境因素等方面对其进行综合评价,在此基础上,选择恰当的治疗方法。同时应遵循以下原则:①遵循儿童运动发育的规律,促进运动发育;②在抑制异常运动模式的同时,进行正常运动模式的诱导;③使患儿获得保持正常姿势的能力;④促进左右对称的姿势和运动;⑤诱发和强化所希望的运动模式,逐渐保持运动的协调性;⑥康复训练前缓解肌张力;⑦增强肌力;⑧处理功能障碍;⑨管理肌肉-骨骼系统;⑩根据需求采用目前国内外公认的技术。

(2)在治疗过程中治疗师应该特别注意:①让患儿取舒适的体位;②尽量控制不必要的运动;③原则上应该在全关节活动范围内进行运动;④运动需要反复多次进行;⑤注意定期地判断治疗效果;⑥治疗前向患儿及家属说明运动目的使其理解,缓解患儿紧张情绪。

(3)治疗师在治疗过程中,要特别注意观察患儿的情绪,是否疲劳和烦躁;依据患儿年龄、病型、病情轻重及不同的临床表现,选择适宜手法和技术,适应患儿的接受程度,与游戏和娱乐相结合,避免造成痛苦和人为损伤,避免患儿对康复治疗产生惧怕和抵触情绪。应该在与患儿建立非常友好的、友善的关系和氛围中进行治疗,不强迫、不生硬,循序渐进。在康复治疗中善于观察并随时调整策略与技巧,治疗过程中与患儿进行交流,以达到在整体调整下局部手技合理应用的最佳效果。

1)治疗师在平衡训练时需要注意:①因人而异、保证安全。治疗师应选择与患者平衡功能水平相当的训练,一般初始时应选择相对较低水平的训练,逐渐从简单向复杂过渡。患儿在主动训练时,治疗师要密切监护以防跌倒,同时要避免训练难度过大而引起患儿恐惧心理。②平衡训练前准备,需要患儿有适当的肌力、肌张力和关节活动度等。因此在训练前,要加强薄弱因素的训练,例如,增强肌力训练、肌肉牵伸训练等。③患儿存在严重的器质性疾病时,应降低训练强度或不予训练。存在认知障碍时,治疗师可适当改变交流方式,例如,用肢体语言交流、更换训练场景等,尽量让患儿理解并配合训练。④平衡训练不是一项单独的训练,而是综合康复的一个环节。认知训练、视觉反馈训练、注意力训练以及感觉统合训练对平衡能力的增强都有辅助作用。⑤平衡训练的前期、中期和后期的平衡功能评定是十分必要的,目的是了解患儿存在的问题,制订合理的训练计划。

2)治疗师在进行协调性训练时应该注意:①协调功能训练应在平衡功能训练的基础上进行,躯干的稳定有利于上下肢有目的的主动运动。②患儿存在严重的器质性疾病时,应降低协调训练强度或不予训练。③协调训练的前期、中期和后期的协调功能评定是十分必要的,了解患儿存在的问题,制订合理的训练计划。

3)治疗师在进行核心稳定性训练时应该注意:①关注运动肌是否发生紧张挛缩,配合肌肉牵伸、叩击等技术。②关注局部疼痛以及其他部位的"弱链接"。③核心力量训练是康复训练中的重要组成部分,应因人而异,采用多种技术综合康复训练。

(刘帅　赵立勇)

二、物理因子治疗

(一)概述

物理因子是康复中应用在儿童的能量和物质。物理因子治疗主要是应用电、光、声、磁和冷热动力学等物理因素结合现代科学技术治疗儿童的方法。物理治疗因子主要分为热治疗因子、机械治疗因子、电磁治疗因子。儿童肢体障碍常用的治疗包括神经肌肉电刺激、痉挛肌低频治疗、肌电生物反馈、经颅磁治疗、蜡疗、水疗等。

物理因子治疗是儿童康复治疗的一部分,恰当的使用可作为治疗的工具,但是在儿童肢体康复中物理因子治疗一般不作为单独的治疗方法,通常合并其他的治疗。

(二)儿童皮肤和肌肉的特点

1.皮肤特点

儿童的角质层薄而娇嫩,皮肤组织含有大量水分,毛细血管丰富,血管通透性较大。这些特点,使儿童皮肤有较高的导电性,对各种光纤有较强的敏感性,故对儿童采用热、光、电等物理因子治疗时应谨慎决定剂量。

2.肌肉特点

儿童肌肉含水量比成人多,但是蛋白质、脂肪与无机盐的含量较少,因此小儿的肌肉对运动的适应能力较低,肌肉收缩时产生的机械能较小,而主要形成热能。小儿的肌肉较长,而肌腱较短、较宽。因此在采取低频电疗时,强度宜小、频率要低,方能适用于生理特点,以获得良好的治疗效果。

(三)物理因子对于儿童肢体障碍的主要作用

1.兴奋神经、肌肉作用

作用机制是细胞膜受到电刺激后,产生离子的通透性和膜电位的变化,形成动作电位引起肌肉的收缩。主要是各种参数的低频电刺激如神经肌肉电刺激、功能性电刺激等,主要用于增强肌肉力量和改善关节活动度等。

2.缓解痉挛作用

作用机制是热能降低肌梭中传出神经纤维兴奋性,使牵张反射减弱和肌张力下降。常用的具有缓解肌张力的物理因子疗法有作用浅部组织的石蜡疗法和红外线疗法,还有作用于全身的热水浴疗法。电刺激疗法选择合适的参数也可以应用于缓解痉挛。

3.软化瘢痕、消散粘连作用

石蜡疗法、离子导入疗法等可以改变结缔组织弹性,增加延展性,有明显的软化瘢痕、消散粘连的作用。

4.促进骨痂形成

超短波、光疗法、神经电刺激均可促进骨质生长,加速骨折的愈合等。

(四)常用的物理因子疗法

1.电刺激疗法

电刺激疗法在儿童肢体康复中已经应用非常广泛,包括肌肉的肌力训练、运动再学习技术、缓解受伤后或术后的水肿以及关节和肌肉的粘连等。在许多研究者的努力下已经证实电刺激疗法的临床疗效。常用的电刺激疗法包括功能性电刺激、神经肌肉电刺激、痉挛肌低频电刺激等。在当今科技的发展下,研发出了不同类型的精密仪器,所以电刺激疗法的使用参数是非常重要的,也是治疗师需要掌握的。

(1)电流的作用:①神经去极化:对于大多数的应用而言,电流是通过使神经细胞膜去极化而诱发动作电位来发挥它的作用。足够强度的电流且延续足够长的时间会使神经细胞膜产生足够的改变量,而导致动作电位的产生。②肌肉去极化:能引起神经支配肌肉收缩的电流和脉冲时间不会使去神经肌肉产生收缩,去神经肌肉只会对持续超过10 ms的电流脉冲时间产生反应,可以直接使肌肉细胞去极化产生收缩反应。③离子效应:负极(阴极)吸引正离子并排斥负离子,而正极(阳极)吸引负离子并排斥正离子,这些离子效应可以作为治疗方法使用,例如,可以增强经皮药物的穿透力等。

(2)电刺激疗法的常用参数:①电极放置:当以电刺激来产生肌肉收缩时,一个电极放在肌肉的运动点,而另一个电极放在被刺激的肌肉上,并使两个电极平行于肌肉纤维排列的方向放置,使电流平行于肌肉纤维方向传导,两个电极贴的放置距离不少于2 cm。②波形:当以电刺激来产生肌肉收缩时应选择双相脉冲波。③脉冲宽度:当以电刺激使神经支配的肌肉收缩时,脉冲的时间必须介于$150\sim350~\mu S$,对于儿童脉冲时间较短较为舒服,但是短的脉冲时间需要更强度的刺激方能达到与长脉冲时间产生相同的收缩肌力,儿童的脉冲时间建议介于$125\sim250~\mu S$。④频率:频率决定了电刺激肌肉所产生的肌肉的收缩反应,当使用低于30 Hz的频率刺激肌肉时,肌肉产生单向的肌肉收缩;使用$35\sim50$ Hz时肌肉则产生强直性的肌肉收缩,导致关节活动度的改变,频率越大产生的肌力越大,但是肌肉也会快速疲劳,建议使用的频率为$35\sim50$ Hz。⑤开启时间和关闭时间:参数设定时要考虑开启时间与关闭时间比值,在接受电刺激治疗时让肌肉有收缩和放松时间,关闭时间是为了防止出现肌肉的快速疲劳。⑥斜坡时间:当肌肉收缩时,斜坡时间可以让治疗强度逐渐增加或降低,如刺激神经性痉挛的肌肉时避免了快速肌肉收缩引起的神经性痉挛,开启时间在$6\sim10$ s时,斜坡时间建议为$2\sim6$ s。⑦电流强度:电流强度的设定要与目标的设定相关,强化肌力训练时强度可以大一些,当用于运动再教育时治疗目标是功能性运动,或许不需要达到最大肌力,电刺激只是提供了感觉的输入、正常动作的本体感觉回馈,这时采用低强度产生功能性运动即可。

(3)常用的治疗种类:①神经肌肉电刺激法(NMES):利用低频脉冲电刺激神经或肌肉使其收缩,以恢复运动功能的方法。这种治疗方法也有人称为肌肉的低频脉冲电疗法、电疗体操法、电刺激疗法等。此方法可以先激活快缩型肌纤维,再使其激活慢缩型肌纤维,延缓萎缩的发生以增强萎缩肌肉的活力,维持及增加关节活动度。神经肌肉电刺激法对中枢神经损伤患者的关节活动的改变有不错的治疗效果,在临床使用时不论是针对主动或被动的关节活动,电刺激的强度必须能有效地使关节活动达到最大的范围,但是刺激强度也不可以太强,避免造成不必要的反射反应。若是关节本身排列不正确,在给予电刺激疗法时需注意避免造成不当的关节应力。除了神经肌肉电刺激外,若能予以配合主动或被动伸展练习,可达到更好的效果。强化肌肉力量的应用,通过刺激拮抗肌缓解肌肉的痉挛,促进失神经支配肌肉恢复,使肌力弱或不能产生肌肉收缩的肌肉产生收缩,其所产生的"唧筒效应"促进静脉和淋巴的回流,能减轻肢体肿胀。不同的治疗作用所用参数也有所不同(表4-1-1)。②痉挛肌低频电疗法:传统上以电刺激拮抗肌降低痉挛的研究最多,其目的是通过交互抑制使痉挛肌肉松弛。还有一种原理目前一部分处于假设的阶段,其基本的出发点是根据肌肉中除了以前说过的肌梭感受器外,在肌腱处还有一种称为神经腱梭(高尔基器)的感受器,肌肉强烈收缩时它被兴奋,其冲动由传入纤维传到脊髓,再经过中间神经元传到不同的前角细胞,其结果在肌肉收缩后使该肌肉产生反射性抑制,从而改善肌肉痉挛。③低频高压电疗法(HVPC):应用150～500 V高压的低频脉冲电流来治疗疾病的方法,也称为高压脉冲电疗法,在国内也应用在经络穴位导平治疗中。HVPC的特点是电压高、低频、双尖峰单相间歇电流。低频高压电疗法,既能兴奋感觉神经,又能兴奋运动神经,同时还可以促进血液循环。经络穴位导平治疗是中医与西医相结合,根据不同症状配合不同的穴位治疗的方法。④仿生物电刺激法:研究表明,小脑电刺激技术作为一种中枢仿生物电疗法,电刺激小脑或小脑顶核后,通过大脑皮质的纤维联系形成特殊传导通路,可以增加缺血区局部脑血流,改善脑循环,使脑电图复原,减轻脑损害,提高神经组织的可塑性,促进神经功能康复。

(4)适应证:电疗适用于上运动神经元瘫痪,其目的是缓解痉挛、增强肌力、在发病早期帮助组织运动、加速随意运动的自然恢复、用电控制替代简单的运动如腕背伸等。

(5)禁忌证:心脏功能不佳、先天性心脏病,开放性骨折,高热,皮肤破损、感染,脑外伤出血者,颅内感染者,电极放在颈静脉窦上、静脉或动脉栓塞的区域等。

(6)注意事项:感知觉障碍的区域、皮肤敏感区域等。

表4-1-1 电刺激肌肉收缩建议的参数

治疗目标	频率/Hz	脉冲时间/µS	强度	开始时间/关闭时间	斜坡时间/s	治疗时间/min
强化肌肉	35～80	小肌肉:150～250;大肌肉:200～350	肌肉需要>10%的最大自主等长收缩	6～10 s的开始时间;5～120 s的关闭时间,起初的1:5的比例,重复治疗后可缩短关闭时间	≥2	20
肌肉再教育	35～50	小肌肉:150～250;大肌肉:200～350	有功能活动即可	依据功能活动	≥2	依据功能活动

续表

治疗目标	频率/Hz	脉冲时间/μS	强度	开始时间/关闭时间	斜坡时间/s	治疗时间/min
降低肌肉痉挛	35～50	小肌肉：150～250；大肌肉：200～350	达到肌肉可见收缩	2～5 s 的开始时间；2～5 s 的关闭时间；开始时间和关闭时间相等	≥1	20

2.肌电生物反馈（EMG）

利用肌电生物反馈仪将骨骼肌兴奋收缩时产生的肌电活动及时加以检测，再经过一连串电子信号的处理，最后转化为由声音、图像或数字等组成的讯息回馈给儿童。训练儿童对肌肉内不同单位的放电进行控制，进行松弛和加强肌肉收缩运动的训练，以达到神经肌肉功能再建的目的。

（1）肌电生物反馈在儿童肢体康复中的应用：①促进肌肉收缩。肌电生物反馈疗法是借助于肌电接收设备记录患儿肢体自主收缩时的电信号，当这种电信号达到或超过仪器所设定的动态阈值时，就会产生一定强度的电刺激，促进肌肉的收缩，完成预定的功能。②促进肌肉的放松，减低肌肉活性，降低肌肉痉挛。③对于肢体动作的控制，例如对偏瘫患儿有尖足现象，训练、鼓励患儿做足背屈动作，即胫骨前肌收缩。④受伤周围神经正值恢复期间，评估患儿一旦感应到所受伤的周围神经又能开始微弱地控制其失调的肌肉，这时候可以应用肌电反馈技术来训练患儿，加强该唤起神经对原来支配肌肉的认识。⑤促进主动运动，提高患儿的积极性。肌电生物反馈疗法能最大限度地鼓励患儿对患肢的运动功能进行定向、较为精准的诱导和强化，以重新获得肢体功能。这种治疗方法可使患侧上肢产生模式化、反复的随意运动，康复训练重视主动性与参与性。

（2）患儿的选择：当肌电生物反馈治疗应用在患儿身上时，必须要考虑患儿是否有强烈的动机参与该项治疗，如果患儿没有参与动机，训练效果必然不佳。再就是考虑患儿的本身生理条件是否达到要求，例如患儿的认知能力、沟通能力、本体感觉能力及自主控制能力等。

（3）临床应用的操作流程：①皮肤的准备：电极贴放置的皮肤原则上是完好的，没有破损，在放置电极贴以前可用酒精将皮肤表面清洁，以减低皮肤阻抗的干扰。②电极贴的选择：视所治疗肌肉的大小决定，较大肌肉则可以选择较大尺寸的电极片，较小肌肉则用较小的电极片。③正确电极贴的摆放：仪器有三个电极，其中两个为接收电极（一正、一负），另一个是参考电极。正确的摆放方法是将三个电极依序放置于肌腹上，其顺序是肌肉的近端到远端依次为正极、负极及参考电极；还有些是把参考电极摆放在体表骨突处。④设定肌电的反馈模式：肌电的反馈模式可以是视觉反馈、数字反馈、声音反馈等,原则是选择患儿理解并感兴趣的模式。⑤设定肌电阈值和反馈信号的触发模式:治疗师可以先设定一个讯号触发阈值,然后评估患儿的反应,再调整该触发阈值的高低。⑥治疗师要向患儿讲解好所训练的动作,并告知动作与反馈信息间的关系,之后开始进行训练。

(4)禁忌证:癫痫、心脏病、有出血倾向者、经电刺激后过度紧张者等。

3.经颅磁刺激治疗

(1)概念:经颅磁刺激(TMS)是一种利用脉冲磁场作用于中枢神经系统(主要是大脑),改变皮层神经细胞膜电位,使之产生感应电流,影响脑内代谢和神经电活动,从而引起一系列生理反应的磁刺激技术。

(2)生理机制:影响神经突触可塑性(促进神经细胞、神经网络侧支形成代偿);调节大脑皮层的兴奋性;影响电路水平模式,如神经网络振荡;影响神经递质、激素分泌,早期基因表达(谷氨酸盐、γ-氨基丁酸、5-羟色胺、多巴胺、脑源性神经营养因子);非神经元效应,刺激局部血流(改变血流量和葡萄糖代谢率)。

(3)分类:根据 TMS 刺激的脉冲不同,可将 TMS 分为 5 种刺激模式。①单脉冲刺激模式(sTMS):主要用于电生理的检查,常用的指标有运动诱发电位(MEP)、中枢传导时间(CTMCT)、运动阈值(MT)等。②成对的脉冲刺激(ppTMS):每次锁时输出成对两个脉冲,每个脉冲的间隔为 $0\sim200$ ms,主要用于检测皮质兴奋性与抑制性、皮质之间的传导功能的完整性。③配对的关联刺激双脉冲刺激模式(PAS):以电脉冲刺激外周神经,磁刺激器刺激大脑皮质,采用 TMS 技术和周围神经传入刺激组成成对关联刺激。④重复性经颅磁刺激(rTMS):按照同一频率连续发放多个脉冲的刺激模式,通常用于临床治疗以及暂时性兴奋和抑制特定的皮质功能区域。在临床的治疗中 rTMS 模式是应用最多的,不同的刺激参数(模式、频率、强度、间隔、持续时间、刺激部位等)产生不同的神经生理效应,对皮质的影响具有频率的依赖性,高频刺激可以提高大脑皮质的兴奋性,低频刺激则降低大脑皮质的兴奋性。⑤模式化重复刺激(prTMS):将一种固定频率脉冲组合在另一种固定脉冲中的刺激模式,临床上常用的模式是 θ 爆发式刺激(TBS),常用 TBS 序列分为两种,即连续 θ 爆发式刺激(cTBS)抑制皮质功能和间隔 θ 爆发式刺激(iTBS)兴奋皮质功能。

(4)应用领域:①认知科学,应用于学习能力、记忆力、语言能力、视觉等的研究;②精神病学;③神经病学,应用于中枢神经和外周神经;④康复医学,应用于促进脑功能和肢体功能的恢复。

(5)适应证:脑瘫引起的相关症状、肢体的肌张力增高、脊髓损伤及相关的并发症等。

4.石蜡疗法

(1)概念:利用加热熔化的石蜡作为导热体将热能传至机体达到治疗作用的方法,称为石蜡疗法。

（2）石蜡的物理特性：石蜡热容量大，有很大的蓄能性能，加热的石蜡冷却时，能释放出热量；石蜡有可塑性和黏滞性，适合关节部位的治疗；熔化的石蜡随着热量的散失冷却逐渐变硬，体积可以缩小 10％～20％，可以加强对治疗部位的压力；石蜡的导热性差，能量不易向四周扩散，因而石蜡有很好的保温性能。

（3）石蜡的作用：石蜡有热作用和机械作用，蜡疗过程中热作用和机械作用同时兼有，使皮肤表面的毛细血管轻度受压，而深部血管扩张，使热量可以达到深部组织，改善治疗部位的血流动力学功能，有助于缓解浸润、粘连，具有止痛和加强再生的效果。

（4）儿童常用的治疗技术与方法：对于儿童应用蜡饼治疗较为方便。其温度要比成人稍低，在 46～50 ℃，但其厚度不应较成人薄，仍在 2～3 cm。所用的蜡饼不能表层形成硬鞘，用手压之仍从中间流出蜡液，这样容易引起儿童皮肤烫伤。蜡饼必须柔软，压之以不出蜡液为度。蜡饼的大小要与治疗部位相宜，蜡疗多用于儿童的四肢部位。治疗时取舒适体位，暴露治疗部位，取儿童肢体的功能部位进行包裹蜡饼，外层依次用毛巾、小棉垫严密包裹，防止温度迅速降低，影响治疗效果。其他的这种治疗方法如刷蜡法、蜡垫法、蜡浴法等在小儿康复中的应用相对较少一些。

（5）适应证：软组织损伤、术后或外伤后的浸润粘连、瘢痕挛缩、痉挛的肌肉等。

（6）禁忌证：皮肤有开放性伤口、发炎、高热、出血倾向等。

（何娜）

第二节　作业治疗

一、儿童作业治疗的概述

（一）儿童作业治疗的概念

作业治疗是以康复对象为中心，通过有选择的作业活动和（或）适当的环境干预来改善康复对象躯体、心理和社会功能，促进活动和参与，提高生活质量的康复医学方法。

儿童作业治疗是针对儿童生长发育时期的各种障碍而进行的作业治疗。通过建立和发展运动功能、心理功能、社会功能、认知功能，促进儿童的身心全面发育，帮助他们在日常生活、学业活动、游戏活动、社交活动中发挥其最佳状态，与环境达成良好互动，从而实现独立生活、参与社会并对社会做出贡献的目标。

（二）儿童作业治疗的理念

1.儿童个体与环境的关系

在评价特殊儿童时，一定要重视和分析儿童个体与环境的关系，如表 4-2-1 所示。人从事一切活动都要应对不同环境的挑战，即人的作业活动是内在因素与外在的因素的紧密结合，而在进行儿童作业治疗时，应充分根据儿童障碍的特征、家庭及社会环境等因素制订合理的、个性化的治疗方案。

表 4-2-1　儿童个体与环境的关系

身体结构	生理功能	心理功能	活动与参与
神经系统结构	精神功能	认知 注意 记忆 思维 想象 情绪情感 个性性格 能力 气质 自我概念 价值观 爱好与兴趣等	
眼、耳和相关结构	感觉功能和疼痛		游戏
发声及言语相关结构	发声和言语功能		学习和应用知识
心血管、免疫和呼吸系统结构	心血管、血液、免疫和呼吸系统功能		一般任务和需求 交流 转移
消化、代谢和内分泌系统相关结构	消化、代谢和内分泌系统功能		自我照料 家庭生活
泌尿和生殖系统相关结构	泌尿生殖功能		人际交往 主要生活领域
运动相关结构	神经、肌肉、骨骼等与运动有关的功能		社区、社交和公民生活等
皮肤和相关结构等	皮肤和有关构造功能等		

2.儿童作业与人生的关系

（1）婴幼儿期：婴幼儿首先依靠触觉、听觉等感觉系统去探索周围的世界。在能够控制上肢运动后，即开始探索自己的身体及周围物体。如用手去探索周围环境，用视觉追踪活动的物体等，从而逐渐具有根据自身的需求而应对环境的能力。

（2）学龄前期与学龄期：学龄前期儿童的主要活动内容是游戏，以娱乐活动中的游戏活动为中心。伴随生长发育，儿童所进行的游戏活动内容及性质在不断发生变化。通过不断的游戏活动，儿童得以不断提升运动、感知及认知等方面功能，学会处理人际关系，形成自我道德理念，参加集体活动，适应群体生活，逐渐形成融入社会的能力，并为上学做好准备或适应学校生活。学龄期的儿童主要任务是学习，需要具备学习的基本条件及功能，并学会适应学校的学习环境、群体生活环境以及培养社会交往能力。此阶段的儿童还需要足够的娱乐活动，在学习文化知识和进行娱乐活动中得以全面的发展。

（三）儿童作业治疗的目的

儿童作业治疗的目的是最大限度地减轻疾病或损伤造成的功能障碍。通过作业治疗，包括专业化训练、娱乐活动以及集体活动等，改善儿童上肢功能及日常生活能力；提高其认知功能、语言功能、智能等，促进情绪的调整以及社会功能的发展，以达到生活自理的目的；并能接受普通教育或特殊教育，为将来的学习生活、参与社会活动以及劳动和工作奠定基础。归纳起来主要包括以下三个方面：

1.克服心理障碍

（1）利于纠正涣散状况：提高儿童的注意力、视觉运动整合和思维能力，增强其记忆力，弥补冲动控制及学习、读、写方面的欠缺，有利于集中精力。

（2）利于获得一定的成就感：通过自身努力获得一件成品或一个成果，在心理上得到收获后的愉快和满足感，在制作过程中获得美的享受以及愉快的情感体验，并陶冶情操。

（3）利于宣泄和心理平衡：通过宣泄性作业活动，为儿童提供一种适当而安全的宣泄情感的机会，在较宽松的环境中能够活跃思维，大胆地表达自己的想法，心理上得到某些平衡。

（4）利于调节情绪和发展兴趣：通过娱乐性作业活动，调节情绪、放松精神、发展儿童的兴趣，培养美感和审美能力，满足审美的表现及创造的需求，有利于促进儿童身心健康的发展。

（5）利于社会性活动意识的培养：通过不同形式的作业治疗，培养儿童参与集体及社会活动的意识，培养儿童的移情能力，从而让儿童学会尊重他人，理解同情他人的困难，并给予力所能及的帮助。

2.克服功能障碍

（1）利于调节多系统功能：利于调节神经系统功能、感觉系统功能、呼吸系统功能、消化系统功能，改善机体代谢功能，增强免疫力，改善睡眠质量，增强体力和耐力等。

（2）利于增强运动功能：通过改善躯干及上肢肌力、肌张力、关节活动范围，改善姿势及运动模式，提高粗大及精细运动功能，为获得游戏、学习及独立生活能力创造条件，改善儿童运动的协调性、增强手眼协调能力、改善身体平衡功能等。

（3）利于身心功能的全面发展：通过作业治疗改善儿童作业技能、心理适应能力、交流能力、认知功能、社会适应能力等，从而有利于肢体障碍儿童身心全面发展。

3.提高生活自理能力

通过日常生活活动的训练、学习使用辅助器具以及综合治疗，提高儿童的翻身、坐起、穿衣、进食、洗漱、转移、行走、如厕等日常生活能力，为其入学接受普通教育和特殊教育提供必备的条件，有利于儿童学会适应家庭、社区及学校环境，从而成为参与社会的一员。

（四）儿童作业治疗的对象

儿童作业治疗的对象为各类障碍儿童（运动障碍、孤独症谱系障碍、智力发育障碍、注意缺陷多动障碍、学习障碍、发育性学习障碍、其他障碍），包括生理、心理、社会功能障碍儿童，以及部分或全部失去以正常方式从事个人或社会生活能力的儿童。

（五）儿童作业治疗的内容

功能性作业治疗、认知知觉功能训练、感觉统合训练、日常生活活动训练、书写技能训练、游戏训练等。

二、治疗的方法

（一）功能性作业治疗

功能性作业治疗主要是治疗躯体功能障碍或残疾，改善上肢的活动能力。根据障碍的性质、范围、程度的不同，有针对性地采取适当的作业运动，以增大关节运动的范围、增强肌力、改善运动的协调性和灵活性、改善手部运动的灵活性、提高肌肉运动的耐力、改善对运动的调节控制，使其能完成日常生活和劳动必需的运动。功能性作业治疗的特点和目标是：使运动发育迟缓患儿随意地、有目的地、有效地使用上肢和手，最大限度地提高其生活自理能力，恢复其感觉、认知操作能力，培养其学习与社会交往能力，使其获得满意的生活质量。分为以下几方面：

1.肩关节的运动障碍

（1）肩关节紧张性后伸、外旋、外展

1）原因：三角肌的中部和后部以及冈下肌和小圆肌紧张或痉挛所致。

2）表现：肩关节容易出现紧张性后伸并产生外旋、外展活动，当受到外界刺激时这些活动加强，尤其是仰卧位和坐位时表现最为明显。仰卧位时的表现为全身伸展模式，甚至角弓反张，肩部被拉向床面。

（2）肩关节紧张性内收、屈曲

1）原因：胸大肌和三角肌紧张或痉挛可导致肩关节紧张性内收、屈曲。

2）临床表现：肩关节紧张性内收、屈曲常见于痉挛型四肢瘫儿童，当受到外界刺激时，肩关节容易出现紧张性内收和屈曲，同时伴随出现颈部前屈、躯干前屈和髋关节屈曲。在俯卧位上表现颈部前屈、躯干前屈和髋关节屈曲等全身屈曲模式，上肢因内收而放在胸部下方，难以用上肢支持身体。儿童手不能摸到对侧的耳，上肢不能做向后方内收的动作，不能做屈肘摸脸动作，也不能进行上举肩的动作。同时，也影响头部的控制和翻身、坐、爬等粗大运动功能的发育。

（3）肩关节紧张性内收、内旋

1）原因：胸大肌、三角肌前部和使肩关节内旋的肩胛下肌紧张或痉挛，而对抗内收肌和内旋肌的冈下肌、小圆肌、菱形肌功能太差，起不到对抗的作用所致，后者起主要作用。

2）临床表现：患侧肩关节只能做内收、内旋运动，也只能靠肩带和躯干来代偿肩关节的其他功能，使上肢功能严重受限，上肢的所有动作都伴有明显的旋前障碍。严重者患侧手不能摸到对侧的耳，上肢不能做向后方内收的动作，不能做屈肘摸脸动作，也不能进行上举肩的动作。影响翻身、坐、爬等与上肢功能密切相关的精细运动发育。

（4）肩关节松弛：多见于肌张力低的儿童，表现肩关节被动活动范围大于正常范围，而主动活动范围达不到正常范围，动作迟缓且不稳定。肩关节不能负重，爬行运动发育滞后，精细运动发育障碍。在俯卧位时肘支撑困难，或支撑时间短暂，使患儿讨厌这一动作。玩耍时肩关节的活动范围非常有限，扔东西时只用手或腕关节。

（5）肩胛带紧张上提

1）原因：由肩胛提肌、斜方肌上部紧张、痉挛导致。此时，斜方肌的下部表现过弱。

2）表现：当有肩胛带上提时被注意到的症状往往是缩颈，颈部显得很短。肩胛带上提主要是肩胛骨的上提和前倾，肩峰向外、向前移动，使肩关节的活动范围受限，同时也限制了颈部和头部的活动范围。

（6）肩胛带内收

1）原因：①当头颈紧张过伸伴有躯干紧张过伸时会导致肩胛带内收，常见于不随意运动型和痉挛型四肢瘫儿童。主要是因多关节肌的背阔肌和肱三头肌过度紧张、痉挛所致。另外，菱形肌、斜方肌的中下部和阔筋膜张肌过度紧张、痉挛也是其原因。②胸大肌、胸小肌和前锯肌过弱，是引起肩胛带内收的原因之一。③躯干伸肌过强，腹肌过弱是致使肩胛带内收的间接原因。

2）表现：肩胛骨内收、后缩，肩关节后伸、后旋紧张，使关节活动范围受限，患儿处于侧卧位时总是翻向后方。

（7）肩胛带外展

1）原因：①当头颈紧张屈曲伴有躯干紧张屈曲时，会导致肩胛带外展，即两侧肩胛骨远离脊柱，常见于痉挛型双瘫和四肢瘫的儿童。主要是因前锯肌、胸小肌、胸大肌紧张、痉挛所致。②菱形肌、斜方肌的中下部和阔筋膜张肌过弱，是引起肩胛带外展的原因之一。

2）表现：肩胛骨外展、前突，肩关节前伸、前旋紧张，使关节活动范围受限，儿童处于侧卧位时总是翻向前方。

（8）肩胛带松弛前伸

1）原因：由菱形肌和斜方肌的上、下部过弱所导致的。另外，起维持躯干姿势作用的肌肉如腹肌、腰方肌和骶棘肌过弱也是引起肩胛带松弛前伸的重要原因。

2）表现：肩胛带松弛前伸常影响抬头动作，使抬头困难。同时伴有躯干松软，控制困难。患儿表现为肩胛骨外展、前倾,造成肩关节不稳,难以发挥正常功能。上肢功能发育迟缓,功能欠佳。

2.肩关节运动障碍的治疗

(1)上肢带牵伸技术

1)仰卧位牵伸技术

①适应证:适用于患有肩胛带紧张后缩、肩胛骨内收的儿童。

②操作方法:背阔肌、肱二头肌和肱三头肌牵伸。儿童仰卧位,治疗师首先使儿童两肘关节伸展,将其双上肢向头的方向牵拉,使背部伸展的同时促进儿童吸气。当肩上举时,背阔肌和后下方的关节囊被牵伸。之后将肘屈曲,目的是牵伸肱三头肌。然后,再使肘伸展,使肘前方关节囊和肱二头肌被牵伸。此时,最好是保持前臂旋后的姿位。

斜方肌牵伸:儿童仰卧位,治疗师使其一侧上臂在肩处内收,用另一侧上肢控制住这一内收的上臂,可使斜方肌被牵伸,同时可提高胸大肌的活性。如果儿童不能自己控制内收的上肢,治疗师可以将儿童的上肢向内收方向牵拉,也可以两侧同时进行。

2)俯卧位牵伸技术

①背阔肌、肱三头肌和肱二头肌牵伸训练。操作方法:儿童俯卧位,治疗师坐于其头部处,牵拉儿童的两上肢使其伸向头的方向,这样使背阔肌、肱三头肌在肩关节处被牵伸,肱二头肌在肘关节处被牵伸,注意在牵伸过程中要保持前臂旋后位。尽量使头部和胸部抬起。

作用:经过上述操作可使胸大肌和肱二头肌、肱三头肌被牵伸,与此同时,前锯肌也可以被牵伸。通过这一牵伸训练可以使肋骨上举,于是肋间外肌的活动变得容易,进而使胸廓扩张,增大吸气量。

②缓解胸锁乳突肌紧张的牵伸训练。操作方法:儿童俯卧位,治疗师在其头的位置,用两手握持儿童的两前臂,向前方牵拉其两上肢,使两上肢向前方伸展,可以解除肩胛骨内收。当通过上述手法操作抑制了肩胛带内收后,儿童的上肢就容易向前方伸出,并向头的方向伸展。当上臂伸向头的方向时,锁骨上抬,使胸锁乳突肌弛缓。因为胸锁乳突肌紧张可以抑制颈部抗重力伸肌的活动,当胸锁乳突肌弛缓后,颈部的抗重力伸肌得以活动,使头部抬起。然后,治疗师将手指放在患儿的下颌处,缓慢地将头部抬起成垂直位,再保持两眼连线水平位,在这样状态下使头部左右回旋。其力度以抵抗头部的质量为宜,要轻柔地使头部抬起。通过向右侧回旋使右侧胸锁乳突肌牵伸,活化左侧的后头下肌和多裂肌,头部上抬。向左侧回旋时与此相反。

3.肩关节与肩胛带的运动治疗

(1)抑制肩胛带异常姿势的操作方法

1)抑制肩胛带外展:可以多种体位下通过操作使肩胛带内收来抑制肩胛带外展,并保持其内收的位置。操作后可使全身以伸展占优势,从而抑制因头部前屈而形成的全身性屈曲模式,促进抗重力伸展活动。治疗师根据儿童情况选择操作的体位,并选择自己所在位置。用自己的双手握持儿童的双肩将其拉向后方并保持这一姿势,根据儿童耐受情况决定保持时间的长短。

①俯卧位操作方法:儿童俯卧位表现肩关节前突,两上肢屈曲、内收,压在胸部下方。

对于大龄儿童,因有髋关节的屈曲紧张和肩胛带外展,治疗师可以用自己的臀部压迫患儿屈曲的髋关节,然后将其双侧肩部拉向内收方向,抑制其外展。

上述操作在达到其他目的的同时均可以起到抑制肩胛带外展的作用。

②治疗作用:通过操作方法不仅可抑制肩胛带前突,还可以使全身以伸展模式占优势,所以可以抑制由于头部的屈曲而产生的全身性屈曲模式,同时可以促进上肢的伸展和向各方向伸出以及支持的能力。

2)抑制肩胛带内收:可以在多种体位下通过操作使肩胛带外展来抑制肩胛带内收,并保持其外展的位置。操作后可使全身以屈曲占优势,从而抑制因头部过度伸展而形成的全身性伸展模式,促进抗重力屈曲活动。治疗师根据儿童情况选择操作的体位,并选择自己所在位置。用自己的双手握持儿童的双肩并将其推或拉向前方并保持这一姿势,根据儿童耐受情况决定保持时间的长短。

①操作方法:患儿取椅子坐位,髋、膝关节屈曲90°,双足全足底着地。治疗师跪坐于其对面,双手握持其肩部,向前方牵拉,使其双肩胛带外展,抑制其内收。

②治疗作用:通过这一操作可使全身以屈曲模式占优势,所以可以抑制由于头部过度伸展而引起的全身性伸展状态,促进抗重力屈曲活动。

③注意事项:在操作中,为了达到抑制肩胛带内收的效果,在此项操作中最好是直接保持或操作肩胛带;如果保持和操作上肢,有时会使肩胛带的肢位发生变化,不利于操作。

(2)促进肩关节稳定性操作方法

儿童由于肩部肌肉的痉挛或紧张导致肩关节不稳定,肩关节不稳定时的表现为:在坐位上肩接近耳郭,在需要小肌肉活动如拿筷子或握铅笔动作中表现过度用力。在需要伸出上肢进行操作活动如搭积木等时,因肩部的不稳定而难以伸出上肢,而是使双手贴近身体,不能将上肢保持在某一个位置,并且动作很快。

1)目的:在各种体位上,手法操作使儿童用两上肢负荷体重,促进肩部主动肌和拮抗肌的同时收缩,促进肩胛带稳定。

2)操作方法

①儿童仰卧位,治疗师在一侧用玩具诱导儿童伸出一上肢去抓取玩具,促进同侧肩关节的动态稳定。

②治疗师可以双手托起儿童双下肢及腰臀部(可根据儿童上肢支撑情况选择托起的部位),让儿童俯卧位,练习用双手支撑行走,以更好地提高肩胛带的自主控制能力和一侧肢体负荷体重的能力。

4.肘关节运动障碍

(1)肘关节紧张性屈曲

1)原因:①肌紧张:由于肱二头肌、肱肌的肌张力过高或痉挛致使肘关节屈曲。②肩关节功能障碍:当肩关节紧张或松弛导致肩关节功能障碍时,肩关节的功能受到限制,儿童只能用肘关节和腕关节的活动来代偿肩关节的运动,就会造成肘关节的紧张屈曲。

2)临床表现:①活动受限:儿童安静或睡眠时肘关节能够放松并伸展,但是,上肢进行活动时,肘关节就会产生痉挛屈曲,致使上肢活动受限,动作僵硬。活动时肘关节始终呈屈曲状态,致使活动范围极其有限。②肘关节屈曲挛缩:由于肘关节屈肌群痉挛,儿童肘关节长期处于屈曲状态,随着屈肌痉挛的增强,就会形成肘关节挛缩,使其伸展困难,影响其运动功能。

(2)肱三头肌障碍

1)肱三头肌紧张:由于肱三头肌紧张,肩关节后缩,屈曲困难,儿童上肢主动运动功能发育受阻,临床表现为肩胛带内收。

2)肱三头肌无力:肘关节伸展困难,也是肘关节屈曲的一个原因。

(3)前臂旋前障碍:主要是肱二头肌和旋后肌紧张或痉挛所致。临床表现为儿童无法做对掌的动作,进而影响手的精细运动功能发育。

(4)前臂旋后障碍:主要由旋前圆肌、旋前方肌紧张或痉挛所致。这两块肌相对于旋后肌和肱二头肌在分布和位置上均占绝对优势,一旦旋前圆肌、旋前方肌出现紧张,就必然导致前臂旋后障碍。

5.腕关节运动障碍

(1)关节紧张屈曲

1)原因:①腕关节屈肌紧张:桡侧和尺侧腕屈肌肌张力过高或痉挛,而使腕关节伸展的桡侧腕伸肌、尺侧腕伸肌过弱导致腕关节屈曲紧张。②肩、肘关节运动障碍:是导致腕关节紧张屈曲的原因,例如,当肘关节有明显的紧张屈曲时,致使伸腕肌肉群被动松弛,其结果是导致腕关节屈曲,随时间增长,腕关节屈曲会被固定。

2)表现:主要是腕关节掌屈致使抓握物体动作产生困难。可以见到前臂旋前、腕关节屈曲(掌屈),拇指内收和手指屈曲,抓物困难。

(2)腕屈肌障碍

1)桡侧腕屈肌和尺侧腕屈肌紧张:引起屈腕、屈指,从而使手功能发育困难。

2)桡侧腕伸肌、尺侧腕伸肌过弱:在脑瘫儿童早期康复治疗中,绝大多数儿童是由于桡侧腕伸肌、尺侧腕伸肌过弱所导致的腕关节伸展和伸指困难,影响手功能的正常发育。很少见到有桡侧腕伸肌、尺侧腕伸肌紧张的儿童。

6.肘、腕和指关节运动障碍的治疗

(1)牵伸训练

1)对前臂旋前的牵伸训练操作方法:①儿童取仰卧位,治疗师坐于其体侧。治疗师一手握持儿童腕关节上方,另一手固定肱骨远端,首先使肘关节屈曲(屈曲尽可能达到135°),在儿童肘关节屈曲、腕关节掌屈的状态下,使前臂旋后。在完成肘关节屈曲的同时使前臂旋后。通过这样的操作,可以使尺骨和桡骨骨间膜伸展,桡骨头稳定地整复于环状韧带中。②使肘关节伸展,达0~10°,然后在伸展状态下使前臂旋后,使旋前圆肌得到牵伸。

2)腕关节掌屈的牵伸训练:儿童取仰卧位,治疗师坐于其体侧。对腕关节掌屈的牵伸手法分以下两个步骤:①治疗师握持儿童的手掌,在儿童的手指屈曲、肘关节屈曲状态下,使其腕关节背伸,掌侧关节囊得到牵伸。②治疗师一只手握持儿童的前臂,一只手握持儿童的手掌,使其肘关节伸展。在关节伸展状态下,再度使腕关节背伸,尺侧腕屈肌、桡侧腕屈肌得到牵伸。

3)手指、拇指屈曲紧张的牵伸训练:儿童仰卧位/坐位,治疗师在其体侧。一只手握持儿童前臂,另一只手握持其手掌(所有手指伸展),然后把腕关节推向背屈方向,可使手指、拇指得到牵伸。

7.精细运动训练

(1)诱发肘关节伸展的训练:儿童日常生活中很多动作都需要肘关节伸展,如在四点支撑爬行中、去抓取前方的物体时、向上搭积木时等。但是,肢体障碍儿童常见肘关节屈曲,导致很多动作不能完成,因此要诱发儿童肘关节伸展动作。可以在多种体位下,通过多种操作方法诱发儿童肘关节伸展。

1)儿童取仰卧位,治疗师坐于体侧,让儿童将上肢伸向上方,小婴儿可以用玩具诱导。对于能力稍好的儿童可以在俯卧位上让其抓取前方的玩具,诱发肘关节伸直。

2)治疗师取坐位,儿童骑坐于治疗师腿上,在前方放置一个儿童喜欢的玩具,鼓励儿童主动伸出上肢去抓取玩具,诱发肘关节伸展。对于伸手困难的儿童,治疗师可以一只手扶持儿童的肩部,使肩关节稳定,然后诱发或辅助儿童伸手。如果儿童坐位稳定,可以让其自己取坐位,向前方伸手抓取玩具,或者伸向上方诱发肘关节伸直。

(2)诱发双手至中线的训练:部分肢体障碍儿童因肩胛带内收或者非对称性紧张性颈反射的影响,使儿童手到口的动作非常难完成,因此诱发双手至中线的训练非常重要。

1)儿童取仰卧位,治疗师坐于其头部。两手握持儿童的两腕部,引导儿童双手至口部,或者双手在身体上方中间抓握玩具。对于残存非对称性紧张性颈反射的儿童,可以让其在侧卧位玩耍,在这一体位上有利于上肢至中线。也可以在俯卧位上,辅助儿童两手在中线上接触。

2)在坐位上诱发双手至中线的训练,如儿童坐在滚筒上,治疗师将其双上肢在前臂旋前状态下伸向前方,在促进肘关节伸展同时使双手至中线;儿童和治疗师一前一后坐于地板上,辅助儿童两手握持一长木棒;儿童坐于桌子前用两手在前方玩耍等。

3)儿童取站立位,治疗师在其身后坐位,用双手拇指握持其双肘关节,使之伸展并伸向前方,两手至中线;在立位或坐位上让儿童两手在身体前方玩一个玩具;或者让儿童两手握住门把手开门等。

(3)诱发腕关节背伸:①儿童取坐位,前方放一小桌子,让儿童将手掌心向下,手掌平放在桌面上,在儿童手指远端放上一小木块,让儿童上抬手指,使小木块滑到手背,产生主动背伸腕关节的活动(图4-2-1)。②儿童取坐位,让儿童前臂处于旋前旋后中间位,拇指向上放于桌面上。在其掌指关节处放几块积木(积木的块数高于手掌的高度),叮嘱儿童设法碰倒积木,产生主动背伸腕关节的活动。

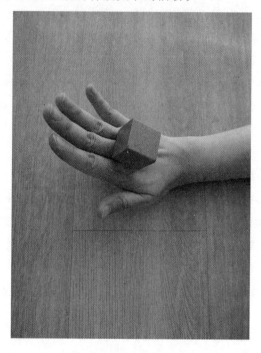

图4-2-1 诱发腕关节背伸

(4)诱发拇指外展:拇指内收是痉挛型儿童手功能发育异常的常见体征,当儿童紧张时更容易出现。儿童取坐位,手竖直放于桌面,拇指在上,小鱼际在下,手握拳,拇指在四指内,把一硬币/玻璃球放在儿童拇指上,让儿童把硬币/玻璃球向上弹起,做拇指外展运动。

8.精细运动功能训练

(1)控制上肢感觉性活动的训练:通过上肢的支撑和负重活动来提高上肢的感知能力。

(2)控制手和手指感觉性活动的训练:①应用黏土或橡皮泥增强手指感觉训练:双手插入黏土(可以用橡皮泥代替黏土),将手或手指反复插入其中,也可用双手将橡皮泥搓条,或者用双手手掌揉搓,均可以增强手的感觉性。②增强皮肤感觉训练:用布/毛巾、触觉刷、刺球等刷手、手指及手臂,可以增强感觉功能;应采取循序渐进的方法,如用刷子,刚开始时用软毛刷,逐渐增加刷毛的硬度。也可以应用毛巾摩擦,开始时用新的柔软的毛巾,逐渐用旧的较粗糙的毛巾(图 4-2-2)。③沙池中增强手指感觉训练:治疗师在沙池指定区域埋入玩具,让儿童在沙池中找出玩具。训练儿童的手在沙中的触觉能力。④感受质地训练:准备一个大盒子,在盒子上面开一个洞,将质地不同的玩具和物体(如小汽车、娃娃等)放进盒中,让儿童将手伸进盒中触摸玩具,当儿童将玩具从盒子中拿出时,治疗师告诉儿童,玩具的质地是什么,如粗、细、软、硬等,让儿童体会并学习各种质地。⑤感受浮力训练:把球放在盛有水的盆中,儿童向下压球,让其感受水的浮力。

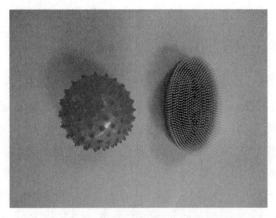

图 4-2-2 增强皮肤感觉训练的工具

(3)手指力量训练:可让儿童捏夹子、握橡皮泥(根据儿童手指的握力选择合适阻力的橡皮泥)、握握力器等(图 4-2-3)。

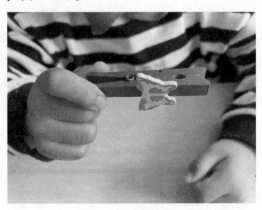

图 4-2-3 手指力量训练

9.促进手指分离性活动训练

肢体障碍儿童常因整体运动模式和手指紧握,手指的分离性活动差。促进手指的分离性活动也有很多方法,可以让儿童练习拇指、示指指腹捏的动作,或是做拼图镶嵌板的练习,也可以让儿童手中握细小的木棒的同时,用拇指、示指捏起另外一根木棒,多重复此练习。

(二)认知知觉功能训练

1.认知训练

(1)形状训练:结合实物,训练认识圆形、三角形、长方形、正方形、五角形、椭圆形、菱形、圆柱形。①辨别形状:从两种形状开始,采用看、触摸和对比的方法,最先进行圆形和三角形训练。应选择质地、颜色(最好为白色或无色)相同的实物,如积木、套圈、塑料插片等。可以把两种形状的物体混在一起,要求儿童按形状分成两组。②命名形状:在辨别形状的基础上,训练儿童对某种形状命名。③在活动中训练:让儿童把圆形卡片放在白纸上,用笔描一个圆。

(2)颜色训练:①辨认颜色:把两种或两种以上不同颜色附着在相同质地的物体上,让儿童辨认。②命名颜色:能分辨出 4 种颜色后即可训练儿童对颜色进行命名。③联系实物:最常联系衣服、玩具、食物等进行训练。

(3)认识身体部位训练:反复训练儿童辨认身体各部位,叫出身体某一部位名称时,让儿童用手或粗布摩擦该部分身体。①让儿童按命令模仿治疗师的活动,如把右手放在左耳上,左手放在右膝上。②让儿童按"让我看你的手"或"触摸你的膝"等指令做出动作。③描述身体各部位的功能,教儿童进行与某部位有关的功能活动。④玩布娃娃玩具、练习组装人体模型拼板。

(4)空间知觉训练:①上下:对儿童身体部位的上下关系进行训练,如眼睛在鼻子的"上面",嘴在眼睛的"下面"等。让儿童进行在某处的"上面"或"下面"放东西,从某处的"上面"或"下面"取东西等训练。②前后:以儿童身体为准则训练前后。让儿童将玩具等放在某处的"前面"或"后面"。③左右:以儿童身体为准则训练左右,先训练左脚右脚,然后训练左手右手。应结合穿脱衣服、玩玩具等活动进行训练。④距离:通过训练让儿童理解近物大,远物小,近物清晰,远物模糊;让儿童触摸各种不同距离的玩具或物体,提高儿童准确估计空间距离的能力,在实际生活中学习、掌握物体之间的距离并且逐步准确化;练习将足恰好放在画在地板上的点上;将木块堆成 5~20 cm 高的台阶,让儿童用足探其高矮,并练习准确地将足放于上面;上下楼时,用足触碰楼梯以找准距离和深度。

(5)时间知觉训练:通过有规律的生活帮助训练时间知觉。帮助理解早晨、中午、晚上、今天、明天、昨天、后天、去年、今年、明年等;通过观察一年四季变化,认识春、夏、秋、冬;知道自己的生日,知道儿童节在哪天、国庆节在哪天等。

2.注意力训练

(1)重复数字:检查者按每秒一个字的速度说出几个随机排列的数字,让儿童立即重复。

(2)听认字母:治疗师念无规律排列的字母,其中一个为指定字母,让儿童听到此字母时举一下手。

(3)视追踪:让儿童看着一个光源,将光源向儿童上下左右四个方向移动,训练儿童追视能力。

(4)听追踪:让儿童闭目听铃声,将铃在儿童前后左右和上方摇动,让他指出铃声方向。

(5)声辨认:向儿童放录有各种声音的录音带,让他听出某一声时举一下手。

(6)找出缺失部分:指着图片提问,让儿童去发现缺少的部分。

3.记忆力训练

(1)视觉记忆训练:可采用认物认图、快速看图说出物品名称等训练方法。

(2)听觉记忆训练:①多了什么:给儿童一组同类物品的卡片,这些物品要在他的认知范围内,让儿童说一说它们分别是什么,遮住儿童视线后混进一张卡片,看他能否指出多了什么。②广度训练:治疗师给儿童念一些记忆材料,听完后立即让儿童复述出来。③实物记忆训练:让儿童根据记忆寻找所需要的玩具,如先让他看一个小球,然后把它收起来,再让他在其他玩具里寻找这种小球。

(三)感觉统合训练

感觉统合是大脑将不同感觉通路输入的感觉信息进行多次组织分析、综合处理,做出正确决策,使整个机体和谐有效运作的过程。感觉统合是儿童发育的最重要的基础,对其身心发展起着不可替代的作用。婴幼儿期是感觉统合发展的重要时期。

1.感觉调节障碍的治疗

感觉调节障碍由重要的感觉经验导致,会产生不均衡的反应。一般分为四种类型:感觉防御、感觉反应过低(感觉寻求)、重力不安全感和对移动的厌恶。

(1)感觉防御的治疗策略:感觉防御是感觉调节障碍中最常见的。感觉防御的人会对大部分人觉得无害或不刺激的感觉产生负面的反应,通常对于光、无预期的碰触、高频的噪声、某些视觉刺激产生负面反应,产生嗅觉或味觉的过度反应。伴随而来的是很多行为和情绪的反应,这些行为大致呈逃走、恐惧或焦虑。

触觉防御是感觉防御中常见的一种障碍,而加强触觉(深压觉)及本体感觉的活动可以减低触觉防御。

具体训练项目包括:①用触觉刷、宽的软毛刷或特殊手套来扫刷身体皮肤(应避开面部、腹部及私处),注意刷擦的方向,顺着汗毛孔方向(由近端向远端)刷,缓慢、有规律及轻轻刷擦可以纠正触觉过防御状态,反方向操作可以提高触觉警醒,改善触觉迟钝,还可将海洋球池与触觉刷结合同时使用。②治疗师用触觉球稳定、有规律而缓慢地滚压过儿童的背部及腿,或让儿童俯卧和仰卧在触觉球上进行持续性、小幅度而有规律的上下振动。③拉重的物品(如沙袋后端绑根绳子)或儿童坐在滑车上拉绳子转移自己等。

（2）感觉反应过低的治疗策略：感觉反应过低时会出现"嗜睡"或感情淡漠，即使出现强烈感觉刺激，也无法变成警醒的状态。此障碍的人通常会花很长时间做一件简单的事情（如吃饭或穿衣），甚至让别人觉得恼怒。这种状态也容易被误解为懒惰或缺乏欲望。因此，若能频繁地提供增强的感觉刺激，会有利于纠正此障碍。

具体方法为：利用小面积、快速而无规律的轻（或重）触觉输入提高儿童的警觉状态，注意用软毛刷提供触觉刺激时应逆着汗毛孔方向刷；对于寻求前庭觉的儿童也应输入大量无规则、快速及大幅度的前庭觉刺激以改善其警醒状态。

（3）重力不安全感的治疗策略：重力不安全感治疗方式是以加强本体感觉及直线前庭活动为主，如直线荡秋千会感觉是绕着圆圈转。

具体训练包括：①袋鼠跳内完成弹跳动作；②"滑板过河"等。

（4）对移动的厌恶的治疗策略：对移动的厌恶反应被认为与三个半规管的感觉处理不佳有关，其造成交感神经功能低下和副交感神经的活化。明显的厌恶反应会在运动时出现眩晕（自己在动的感觉）、冒冷汗、脸色苍白、恶心或呕吐。逃避旋转运动或运动后烦躁感增加也被认为是轻度的厌恶反应。

治疗方法：提供旋转及直线运动和有阻力的主动运动项目。但应注意训练纠正对移动的厌恶的目的不是提高儿童忍受旋转，而是帮助儿童忍受日常生活中的动作经验（如弯腰系鞋带或坐秋千及火车），而不会觉得焦虑、恶心或头晕。

具体训练包括：①彩虹筒内翻转滚动；②坐位于圆形吊盘，进行环转及旋转刺激；③手扶旋转盘上旋转并配合扔沙包游戏；④竖抱筒及吊缆上坐位或仰卧位保持，进行旋转或环转等。

2.感觉辨别障碍的治疗策略

触觉、本体感觉、前庭觉三大感觉系统的感觉辨别能力，可帮助儿童选择身体姿势、位置和空间方向，也可使儿童对于接触的物品，能够感知其形状、长短、大小、轻重、质地及冷热等，并引导肢体使用适当力度、恰当速度，完成合乎情境的行为反应。根据不同感觉系统辨别出现的障碍，可分为前庭觉、本体感觉辨别障碍，触觉辨别障碍以及听觉辨别障碍。

（1）前庭觉、本体感觉辨别障碍的治疗策略：若出现此类障碍会导致儿童姿势不良，姿势控制差。

具体训练包括：①荡秋千活动；②趴地推球项目；③爬入及钻出阳光隧道活动等。

（2）触觉辨别障碍的治疗策略：触觉辨别障碍一般表现为触觉辨别能力不足或触觉反应过低两大方面，最终都会导致儿童精细动作和粗大运动不协调、喜欢赤脚、无法只用手触摸物体就能说出物体形状或者名称等。治疗原则是首先提供各类轻、重触觉以及前庭觉的活动经验，因为前庭觉刺激能够提神醒脑，使大脑接收信息更明确，接着治疗师再输入各类触觉活动，才能提高儿童的知觉度和分辨能力。

具体训练有:①找到埋在海洋球池内的玩具;②摸摸袋内,找到指定形状的积木或其他玩具;③俯卧位于吊缆上,进行插棍、丢沙包于指定颜色体能圈中或者推篮球等游戏。

(3)听觉辨别障碍的治疗策略:当儿童出现听觉辨别不足时,主要表现为对声源距离、声音语调、语气中所带有情绪含义的分辨和理解力不足,或者无法辨别和理解 2～3个步骤指令以及在背景声音下,对主题声音的辨别能力产生困难(如儿童在干扰的环境中,常会听不到或无法理解妈妈对他说的话)。治疗原则是先提供强烈的前庭活动,提升大脑接收讯息的能力,再提供各类听觉辨别活动,由浅入深,逐步渐进练习。具体训练为先做完连续翻跟头动作后,再让儿童听指令做出投篮球入篮筐的活动。

3.感觉基础性动作障碍的治疗策略

感觉基础性动作障碍最主要的问题是双侧统合和顺序障碍及身体运动能力障碍。其中,双侧统合和顺序障碍,会造成双侧协调及预期的前馈控制动作困难,一般和前庭觉及本体感觉失调有关系。身体运动能力障碍和触觉、本体感觉及前庭觉缺失有关。所以,要提高感觉基础性动作能力,可以先从处理概念构成困难入手,即将训练项目活动分为以下两大类。

(1)需要双侧协调的活动

1)对称的双侧统合动作:①儿童俯卧位于小滑板上,从大滑梯上滑下,同时双上肢伸直,推对面滚过来的皮球;②儿童俯卧位于吊缆上,治疗师双手伸直握住棍子(或呼啦圈),儿童把双手放在棍子(或呼啦圈)上并主动弯曲手臂让自己靠近棍子(或呼啦圈),手松开后开始荡;③儿童坐在独脚椅上,双手托住太极盘,并完成橡胶球滚动活动等。

2)交替的双侧统合动作:①儿童俯卧位于小滑板上,双手各拿一个沙包,从大滑梯上滑下,同时将右(左)手沙包置入滑道右(左)边的盆中;②儿童坐在独脚椅上,先后接住两个沙包,先抛右手中的沙包,再抛左手中的沙包等。

3)手脚并用的双侧统合动作:①踩平衡脚踏车,还可以配合接抛篮球活动;②在迷你蹦床上弹跳时,完成接抛篮球动作等。

(2)动作计划:①翻越不同障碍,完成某项任务;②跳绳活动等。

(四)日常生活动作训练

1.摄食动作

(1)进食活动的必备条件:①头、躯干、上肢的协调动作与坐位平衡;②手、口、眼协调;③手的伸展、抓握、放开功能;④咀嚼、舔、吸吮,咽下时的口唇、舌及下颌的动作。

(2)肢体障碍儿童进食中的潜在问题:①咀嚼、吞咽、嘴闭合障碍;②不会用嘴从匙中取食;③不能保持正确的坐姿;④不能从盘中取食后送至口中;⑤不能控制流涎和液体入量等。

(3)取食动作训练:①训练时,治疗师或照料者应坐在儿童身后,以便于儿童采用自然的进食动作进行训练;②根据儿童的咀嚼、吞咽功能给予易于抓握的食物,或者是黏稠度大的食物;③借助辅助器具进行训练,如 D 形环、防滑垫、盘挡等;④根据儿童进食障碍的不同情况,对饮食用具进行改造,便于儿童应用,如筷子、勺子的改造,或者将吸管固定到杯子上便于吸吮等。

2.更衣动作

(1)穿衣时的体位(避免引起或加重痉挛):①只能卧位穿衣的儿童可采取俯卧位,如俯卧在训练师的双腿上,双侧膝关节屈曲并分开;②需直仰卧位穿衣时应在儿童枕部垫一个枕头,将髋、膝关节保持在屈曲位;③坐位穿衣时,应保持坐位平衡,髋关节屈曲,躯干前倾 。注意:痉挛型儿童开始学习自己穿衣服时,为避免身体出现僵直,通常采取侧卧位,使颈、髋、膝关节保持屈曲状态。

(2)穿衣动作训练要点:①重要前提是儿童要理解身体的部位、服装的结构及身体在空间的位置;②对于穿衣或鞋不分左右的儿童,可在衣服/鞋上做些醒目的标志;③对于偏瘫儿童,应先穿患侧后穿健侧;④衣服宜宽松、肥大,易于穿脱;⑤多应用松紧带或尼龙扣;⑥训练时从一个动作做起,逐渐增加动作;⑦可使用辅助器具,如系扣器具、脱袜子的器具等,为了便于穿鞋子,可在鞋足跟处加一较大的环,为便于拉上拉链,也可在拉链上面加上较大的环。

3.如厕动作

(1)训练目的:①使儿童知道什么时候需要大便、小便,并学会控制大小便;②在需要大小便时能够及时告诉他人;③能够独自进行大小便。

(2)如厕的基本动作:①会开关卫生间的门;②可坐在便器上或蹲下;③可以脱下衣服;④便后会用纸擦拭;⑤可完成便后冲水;⑥便后洗手。

(3)训练时机:具备膀胱、直肠控制能力是如厕训练成功的先决条件。

1)膀胱控制:一次小便的量是不是很多?能保持衣裤干燥几小时?是否在欲排尿时有特殊表情或动作?如都具备,表明已具备膀胱控制能力和排尿意识。

2)身体条件:①能否拾起地上的细小物件?②能否很好地行走或移动?③能否蹲或坐在凳子上?④理解与合作能力方面的准备,如能完成以下几项,说明其已具备如厕的智力条件,包括躺下、坐起、指出身体的部位、将玩具放入盒中、递送物件、模仿鼓掌等。

(4)训练内容:①养成定时排便习惯;②穿、脱裤子;③坐或蹲于便器上;④便后擦拭;⑤便后洗手;⑥设施改造,如对卫生间进行改造,使之适合脑瘫儿童应用。

4.沐浴动作

(1)沐浴的必要条件:保持身体坐位平衡及对头和躯干的控制。

(2)沐浴的基本动作:①使用浴液和毛巾;②洗和擦拭身体;③出入浴室;④使用淋浴器;⑤洗头;⑥开、闭水管开关。

(3)调练方法:应用必要的辅助器具进行训练,如浴池安装扶手,加防滑垫;应用橡胶游泳圈(髋关节屈曲,躯干前倾);盆浴或淋浴。

(五)书写技能训练

对于障碍儿童来说,学习与其他日常生活动作一样,存在许多困难。要辅助患儿尽可能地设法参与学习,除了学习文化知识外,还要学习时间的概念、数字、物体的形状、物体的大小、物体的质量、立体觉等知识。

1.目的

提高精细运动的能力、双手协调能力、认知能力、理解能力、听力,提高儿童适应社会能力。

2.汉字书写的指标

(1)坐姿:头部落在笔的正上方,眼睛与笔尖的距离一尺(1尺≈33.33 cm)左右,脊柱垂直于桌面,前胸与桌边的距离约一拳,双脚分开与肩同宽。

(2)握笔姿势:拇指、示指指腹前1/2和中指第一关节侧面夹持握笔,笔点与指尖距离一寸(1寸≈3.33 cm)。

(3)笔画笔顺:笔顺按照先左后右,自上而下,由外至里,最后收口。

(4)用笔速度:拇指、示指向下,中指向上按照笔顺自然上下移动。

(5)汉字结构:以田字格的中点为轴,上下、左右以笔画数量的多少均匀分布。

3.训练内容

(1)加强躯干的稳定性,保持稳定的坐位。

(2)培养惯用手:首先观察孩子常用哪侧手,一般分为三种情况,右手、左手、左右相近的频率;如惯用左手一般不用纠正;而左右手相近的情况下,需培养惯用手,如常用右手拿勺子、拿笔、扔沙包、拿水杯、喝水,提高右手执行单项活动的使用时间、耐力。

(3)提高上肢的支撑能力,加强肩关节的稳定性。

(4)提高前臂的灵活性、腕关节灵活性,提高手的分化能力,增加虎口的稳定性,提高手握力的能力,提高触觉、本体感觉感知能力,提高认知能力、手眼协调能力等。

4.学习桌的改造

为了学习时保持正确的坐姿,可以对桌子进行适合性的改造,根据儿童身高等调节桌面的高度和倾斜度。

5.握笔辅助器具

针对儿童握笔困难情况不同,选择或制作适当的握笔辅助器具。

6.其他学习用具的改造

对儿童其他学习用具进行改造,如剪刀。

7.儿童书写技巧训练注意事项

①保持正确的坐姿;②教会学生基本的笔顺写法;③重视描红;④纸张的位置;⑤书写由简单到复杂;⑥正确的握笔姿势;⑦合理安排时间;⑧重视书写技巧训练的特殊性。

（六）游戏训练

1.目的

提高儿童主动参与能力、专注力、情绪的稳定性及融入集体的能力。

2.训练内容

（1）肢体功能障碍的游戏治疗：治疗师设计改善儿童肢体障碍的游戏，促进儿童正确地控制上肢来完成日常的游戏活动。如投球，可以改善上肢上举功能，促进肘关节的伸展及手控制球体的能力。

（2）儿童感知觉障碍的游戏治疗

1）视觉功能训练与游戏：主要是训练儿童的视觉集中能力，对物体的追视能力，对物体形状、大小、颜色的辨别能力。可以选择色彩鲜艳的、可以移动的物品来吸引儿童的注意力，训练儿童注视及随着物品移动的能力。

2）触觉功能训练与游戏：触觉是人们感知事物的重要途径。人们对物体的软硬、冷热、粗糙和光滑等的认识主要通过触觉来完成。触觉游戏主要是指游戏者通过触摸来辨识物体的活动。治疗师可以有意地给肢体障碍儿童提供各种不同性质的玩具，如黏手的橡皮泥、毛茸茸的玩具、光滑的金属汽车、带软刺的球等，供儿童触摸摆弄，让儿童接触冷暖、轻重、软硬等性质不同的物体，增加儿童对各种物体的感觉，在实践中逐步发展儿童的触觉功能。

3）听觉功能训练与游戏：治疗师选择适合儿童手抓握的玩具，儿童摇动玩具发出声音，增加儿童对玩具的关注。

4）嗅觉功能训练与游戏：要求儿童记住并区分两种不同的味道，并进行描述。

5）味觉功能训练与游戏：组织以"尝一尝"为主题的游戏，使特殊儿童通过味觉辨识物体，提高他们的味觉辨识能力。

6）认知空间位置关系的游戏：儿童能够分辨出物体的形状，将不同粗细的木钉插到不同的插孔中，玩大小不同的积木为较好的游戏方式，如大的在下、小的在上，更好地加强上肢的稳定性与协调性。

7）模仿功能训练与游戏：模仿游戏是促进儿童能够自觉或不自觉地重复他人行为的过程，是社会学习的重要形式之一。儿童动作、语言、技能以及行为习惯、品质等的形成和发展都离不开模仿，如搭积木、颜色排序、倒水杯里面的小物品、画线条、吃饭、穿衣、脱穿鞋袜等。不同的游戏会发展儿童肢体不一样的功能，儿童对自然生活动作的模仿是儿童自理的重要步骤。语言模仿是日常交流和社会交往的需求。

8）探索功能训练与游戏：探索是指对自然未知部分的探索性发掘，是指人的一种行为、活动、精神和挑战，即别人不敢做的事要勇于去做。儿童是在不断探索中成长的，每一次探索都无比珍贵，因此应多给儿童增加动手动脑的机会，多设计一些益智的游戏。例如，雪花片线条游戏使儿童的前臂肌肉力量增强，腕关节背伸活动强化，拇指、示指对指功能得以改善。

（3）儿童社会情绪和行为障碍的游戏治疗

1）象征性游戏：象征性游戏训练可以通过"过家家"的方式进行，使儿童开阔视野，指引其做出一些模仿大人的动作，如打电话、哄娃娃睡觉等，来丰富经验，为游戏提供素材。

2）针对袖手旁观行为的游戏训练：一些儿童虽然身处游戏当中，却没有积极参与，可谓"袖手旁观"。这类儿童一般都喜欢看、听。这时可以选择熟悉的儿歌故事或情节简单的故事书，在阅读的过程中，治疗师先示范方法，边翻边把儿歌念出来，一页一页翻过，让儿童看到色彩艳丽的图画。这样儿童会十分感兴趣地跟着教师念儿歌、讲故事，边看边讲，儿童自己就养成了好习惯，并为将来良好的阅读习惯做好铺垫，以此可以培养儿童专注于游戏的注意力。

3）与小朋友的游戏比赛：组织一些游戏比赛，目的是使儿童体会到集体游戏的乐趣。这类游戏侧重于儿童认知、手指灵活性和社会交往能力的发展，如钓鱼比赛、手指拔插雪花片等游戏。这些游戏可增加儿童上肢的控制能力、手指分离能力、精细运动能力、认知能力，给儿童发展社会交流能力创造了机会，并给儿童参与社会活动提供了条件。

4）合作性游戏训练：儿童从玩自己的玩具到一起合作完成一项游戏，是一种进步。合作能够锻炼儿童相互合作和配合的能力，还可以起到增进感情的作用。训练时，应选择接近日常生活的游戏，让儿童主动参与，收获幸福的感觉。

5）规则游戏训练：儿童游戏的规则性水平是伴随其认知能力的发展而逐步具备的，随着年龄的增长，儿童对规则游戏的兴趣将逐渐增长，并稳定在较高水平上，可通过竞赛游戏的方式发展儿童游戏的规则性水平，给儿童创造一定的情境进行治疗。如切食物大赛等游戏，通过创设情境，模仿角色感受情节乐趣，从而在遵守游戏规则中学会控制自身情绪情感等。很多游戏可培养儿童的动手能力，如接力游戏可以帮助儿童养成很好的动手动脑能力，培养其身心协调的能力。

6）尝试游戏训练：尝试的作用也常被人忽视，以致使某些特殊儿童的很多潜力没有得到应有的展示和发挥。要避免父母为儿童设立繁多的规矩，有些父母会告诉孩子，做什么可以，什么不可以。这样做看似是一条捷径，但却极大程度地剥夺了儿童尝试的机会，使他不能够很好地认识世界和自己，更不能锻炼魄力、胆量以及坚强的性格。因此，对儿童的尝试游戏治疗，是尽可能使这些儿童不变得呆板、教条、机械地服从，而是成为具有一定程度积极主动性、想象力和创造力的人。治疗师可以选择适合儿童的角色，找齐扮演需要的材料，辅助儿童完成扮演的活动，并在过程中纠正儿童的异常姿势，增强儿童的肢体协调性及对人物游戏的认知，促使儿童对事物的认知更加广泛。

7）造型游戏训练：创造出物体的形象叫作造型，既体现了一个认知构造的过程，又反映了儿童对现实生活的理解和再现。在游戏时,儿童首先要了解各种材料的性质,学习空间关系,有时需要看图模仿,构建时还要学会认识数量、整体与部分的关系等,需要灵活地运用小手进行操作,促进感觉、知觉、想象力、思维的发展。游戏训练时可以选择造型简单、生动有趣的玩具。治疗师在游戏过程中不断加大难度,并力求儿童的注意力不被转移,让儿童体会游戏的变化性和趣味性。

3.注意事项

应避免过度过长时间静止性的体位,要充分考虑活动场所的安全性和舒适性,减少环境干扰因素;在使用用具上,要有更多的重复使用以达到学习的目的,使用的方式应避免儿童产生挫折感。

（刘文慧）

第三节　言语治疗

一、概述

在日常生活中,言语、语言及沟通这三个词语经常被使用,有的时候容易被混为一谈。虽然它们相互之间有联系,但是也有区别。弄清楚这几个概念,治疗师才能更好地为患儿制订详细的治疗计划并且进行有针对性的治疗。

（一）言语

言语是神经支配肌肉发出声音的活动,在发声的过程中,为了使声音洪亮、发音清晰,发音器官的神经和肌肉都要参与这项活动。如果这些神经或者肌肉发生病变,就会出现说话费力或不清晰。临床上,最具代表性的言语障碍是构音障碍,尤其是假性球麻痹导致的构音障碍。举个简单的例子,一个六七个月的婴儿,能够发出"baba""mama""nana"的声音时,这些都是一些没有意义的单音节,我们可以说这个孩子有言语了,但是不能说这个孩子已经具备了言语能力。

（二）语言

语言是人类社会中约定俗成的有规律的符号系统,是人类进行沟通交流的一种工具。人们通过应用这些符号来达到与他人交流的目的。口语是应用最广泛的语言符号系统,比如汉语、英语、日语、德语等都是口语的范畴。但是口语并不是唯一的语言符号系统。书面语和手势语也是语言符号系统的范畴。由此可见,当一个人不能说话的时候并不代表这个人没有语言,他只是丧失了言语功能。

（三）沟通

有些时候,沟通是非常简单的。比如,一个微笑、一个手势都可以是一次沟通。沟通是用来交换讯息,分享信息、思想和情感的过程。沟通包含三个要素:信息、情感、反馈。信息是指沟通的内容;情感是指沟通内容上双方有情感共鸣;反馈是指接收信息的一方做出回应。比如,有的孤独症儿童虽然能说句子,但是缺乏沟通意图,就无法与他人沟通。

二、语言发育迟缓的治疗

（一）语言发育迟缓的定义

语言发育迟缓是指在发育过程中的儿童语言发育没有达到与其年龄相对应的水平,但是不包括由于听力障碍所引起的语言发育迟缓或者构音障碍等其他言语类型。表现为语言发育迟缓的儿童多数具有对周围人或事反应的发育延迟或异常。

（二）语言发育迟缓的表现

1.开口说话晚

患儿过了应该开口讲话的年龄仍然不会讲话,或者能说出有意义的词汇太少。

2.语言发展缓慢或迟滞

患儿开口说话后,语言发展速度明显比同龄孩子发展缓慢。

3.只会用单词交流或不会交流

很多语言发育迟缓的儿童由于语言表达能力较差,多用手势语、模仿等作为代偿的交流手段。

4.以机械性地模仿语言为主

患儿虽然能说话,但是以机械性地模仿语言为主,或者自言自语,或者语法错误,表现为胡言乱语,无法与他人进行正常交流。

5.语言理解困难或执行指令困难

语言发育迟缓的儿童往往不能理解他人的指令,执行指令困难。

（三）治疗原则

对语言发育迟缓儿童进行语言训练的目的是促进儿童语言发育,提高儿童言语社交水平。儿童语言训练要有良好的外部环境和适宜的条件。与此同时就是要改变或去除不利于语言发展的环境和不良因素。因此,进行语言训练要遵循以下几个原则:

1.以该儿童所处的语言发育阶段作为训练的出发点

根据儿童语言发育迟缓评定结果,可以判断儿童当前所处的语言发育水平。训练者可以把这个阶段儿童语言发育的特点和能力作为训练的出发点。针对当前最需要也最容易达到的目标,制订有针对性的训练计划。

2.根据儿童语言评估结果制订有针对性的训练计划

训练者一般采用 S-S 评估法对儿童进行专业详细的评估,根据评估结果,制订相应的训练计划,并加以实施。训练计划要贯穿训练的始终,在训练过程中要密切观察儿童的反应和变化。定期对儿童进行评估,制订康复训练目标,调整治疗计划,以求达到最好的治疗效果。

3.改善和丰富儿童的语言环境

语言训练不仅局限于治疗室,训练随时随地都可以进行,只要产生人际沟通,任何时候、任何地点都可以进行语言训练。同时,训练者和家长也要重视家庭康复的重要性。在家庭生活中家长也要积极对孩子进行训练,这样才能更好地巩固治疗效果。

4.去除影响儿童语言发展的不利因素

训练者和家长要充分考虑到是否存在影响儿童语言发育的不利因素,比如听力障碍、智力低下等。听障儿童要佩戴助听器,去除听力障碍对语言训练的影响。此外,不良的家庭氛围、电子产品的过多暴露等也是影响儿童语言发育的常见不利因素。

(四)治疗方法

语言发育迟缓儿童的训练方法主要有以下几个方面:

1.未掌握言语符号儿童的训练

针对未掌握言语符号的儿童,也就是经 S-S 评估处于 3-1 阶段以下的儿童,需要进行事物基础概念的学习。实施以此为基础到形成语言符号理解的训练程序,也就是语前阶段的训练。

(1)事物、事态的概念尚未分化阶段的训练

1)注视以及追视的训练:采用声音及颜色鲜艳的视听觉刺激,并让儿童用手触摸一些刺激触觉的玩具,以此来吸引儿童的注意力,训练其追视的能力。

2)对事物的持续记忆的训练:让儿童注视到眼前存在的物体后,用一块布把物体遮住或者藏在盒子里。虽然物体在眼前消失了,可是拿开布或者盒子,就会发现物体依旧存在。通过这样的训练,让儿童理解物体恒存的概念。

3)促进主动交往的游戏:对于不太注视人或物的儿童,或者是事物的操作不成熟的儿童,可以加入因触觉及身体感觉变化而感到快乐的游戏,如抱抱、背背、挠痒痒、举高高等成人与儿童有身体接触的游戏,也可以是荡秋千、玩 Bobath 球等采用游戏用具的

游戏。通过这些游戏,可以增加儿童与人的对视,促进儿童有意识地模仿学习。在这里需要注意的是,游戏过程中可以暂停一会儿,等待儿童"还想玩儿"提要求技能的出现,从而可以促进儿童的交往能力。

4)事物的操作训练:这个阶段的训练,要充分进行视觉刺激和听觉刺激的应用。从最初的触摸、抓握、晃动、敲击等单一的事物操作,发展到敲鼓,再发展到拿出放入、"打电话"(图 4-3-1)等复杂的操作。如果儿童难以诱发出训练者所希望的反应,可以使用全辅助的方法,逐渐诱发出适合事物用途的操作。

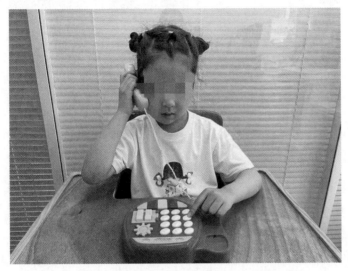

图 4-3-1　事物的操作训练

(2)从事物功能性操作到匹配、选择的学习训练

1)事物功能性操作的扩大训练:通过模仿训练,儿童知道了日常生活中如电话、电视、衣服、鞋子等物品的用途,并能扩大使用场所。这就需要家庭训练与医疗机构训练同时进行。

2)多个事物的辨别训练:从匹配过渡到选择的训练。进行匹配和选择的训练学习可以分为两种:①以外部特征为基础的操作性课题。比如治疗师出示三个形状板,儿童需要把手中形状一样的形状板与之匹配(图 4-3-2)。②以功能为基础的操作性课题。比如给儿童鞋子、帽子和水杯,治疗师做喝水的动作,儿童能够在三个事物中选择相关的水杯这一事物。

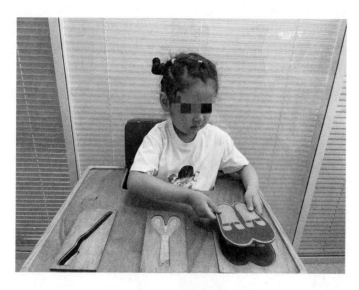

图 4-3-2　匹配训练

2.手势符号的训练

手势符号是利用本人的手势表达一定意义的示意符号。如可以通过手势符号表达自己的意愿和需求,也可以与他人进行非口语沟通。掌握手势符号对于儿童掌握言语符号及文字符号都有积极的作用。

(1)状况依存手势符号的训练:是指在特定环境下使用的手势符号,比如伸出手来表示"要"、在分别的时候挥手表示"再见"等。这种训练方法主要在日常生活场景和游戏中使用。可以用儿童喜欢的玩具,让其模仿"给我"的手势,如果儿童不能完成,可以给予辅助。

(2)表示事物的手势符号的训练:可以在开展选择性训练的同时进行手势符号的训练,力求手势符号与指示内容相结合。比如用手指在嘴巴外面做刷牙的动作表示"牙刷",用两手的示指和中指放在头上表示"小白兔",又或者用手指指身体某一部位表达意愿和想法。训练的时候,要利用一定的道具进行辅助,渐渐过渡到纯手势语。

(3)利用手势符号进行动词及短句的训练

①在日常生活场景中,我们要根据儿童的行为和需求,在给予言语刺激的同时给予一定的手势符号,并让儿童通过模仿手势符号,逐渐将此动作固定下来作为此行为的代表手势符号。比如儿童想睡觉了,可以将儿童的双手合起来放在其一侧头部,作为睡觉的体态符号。反复训练,直至儿童将此作为日常生活中的示意符号。手势符号应选用简单易行的动作及表情,将学会的手势符号在日常生活中加以强化。

②训练儿童用手势符号表示事物及实际情况的对应关系。根据事物的特性用手势符号进行分类,将具有各种颜色、形状的物品归类到同一范畴,让儿童自己体会,效果会更好。

③在进一步进行语言表达即组句训练时,以手势符号为媒介将整个句子的语序固定化。比如训练"吃米饭"这个语句时,治疗师拿着吃米饭的图片,先做吃的手势,再做米饭的手势符号,让儿童模仿,将顺序固定下来,多次反复训练,儿童就会自然正确组句。

3.扩大词汇量的训练

言语符号的表达是以这一阶段言语理解为前提和基础的,这一阶段与手势符号阶段最大的区别就是通过动作来帮助理解事物的名称。治疗师只需要下达口语指令就可以使儿童做出反应。

(1)名词的训练:适用于学习事物名称,建立语义概念的儿童。词汇导入以日常生活中接触机会多,儿童感兴趣的动物、食物、交通工具等作为开始。可以使用常用的2～3类单词,每次出示3～4张图片让儿童进行选择,以提高儿童听理解能力(图4-3-3)。

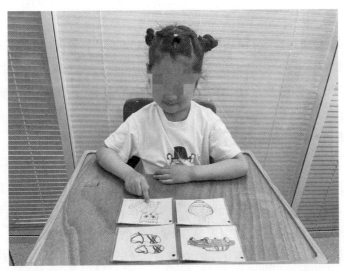

图 4-3-3　名词的训练

(2)动词的训练:针对名词词汇量有所扩大,可以理解词汇范畴的儿童。这个阶段可以和事物的符号同时进行,从有体态的幼儿语开始训练。不能单纯使用图片,要用实际的简单动作融入游戏一起使用。比如"切水果"游戏(图4-3-4)等,可以让儿童理解"切"这个动词。

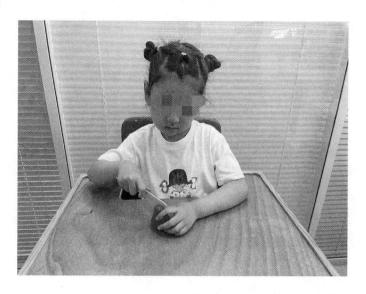

图 4-3-4　动词的训练

（3）形容词的训练：这个阶段适用于掌握大部分名词和动词，但是两词句掌握比较少的儿童。比如训练儿童认识"大小"，可以先让儿童进行大小镶嵌板的匹配，在儿童进行匹配时进行言语符号刺激，再区别大小比较明显的事物，让儿童进行听理解训练，逐步让儿童掌握。

4.词句的训练

由数个单词组成的符号系统称为词句。主要是针对可以理解名称、动词及形容词这些词句要素的儿童。词句的学习从阶段 4 逐步向阶段 5 过渡。阶段 4 的学习是从两词句向三词句过渡，句子的成分逐渐增加。在阶段 5 的训练中，还要注重语序和语法的学习。两词句的训练方法主要从主语＋谓语、谓语＋宾语、属性＋事物这样的简单句式开始训练。比如宝宝饿了、吃香蕉、红苹果等（图 4-3-5）。训练过程中可以使用实物、模型、镶嵌板和图片等儿童感兴趣的教具，同时言语符号和体态符号相结合，让儿童更容易掌握。三词句在两词句的基础上增加一个句子成分，比如妈妈吃香蕉、大红帽子等（图 4-3-6）。儿童掌握简单句之后，逐步过渡到复杂句，进行语法和语序的学习训练。

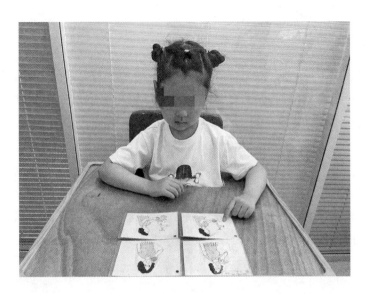

图 4-3-5 两词句训练

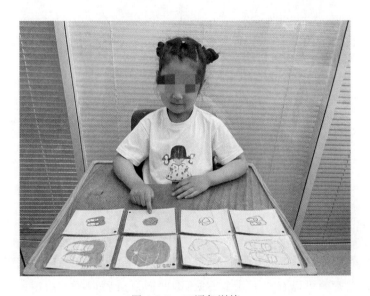

图 4-3-6 三词句训练

5.表达训练

　　大多数语言发育迟缓的儿童都有口语困难或表达很少的情况。儿童的口语表达要与其理解水平相适应。口语表达的前提是与之相适应的理解能力。表达训练中,从模仿发音到主动表达再到生活使用。开始表达可以是以手势语作为辅助形式,最后发展到纯口语表达。

三、构音障碍的治疗

构音障碍是由于神经病变,与言语有关的肌肉麻痹、收缩力减弱或运动不协调等导致的言语障碍。下颌、唇、舌、软腭等运动异常是导致构音障碍的常见原因。构音障碍的治疗主要包括与构音相关的口部运动的训练和构音语音能力的训练。

(一)口部运动的训练

(1)舌运动治疗:除了对舌做一些感觉刺激来增加舌本身的感知觉,治疗者还可以训练儿童主动地做舌的伸展运动、后缩运动、上下舔唇、左右打扫、弹舌及环转运动,以此来训练舌肌的力量和灵活度(图 4-3-7)。

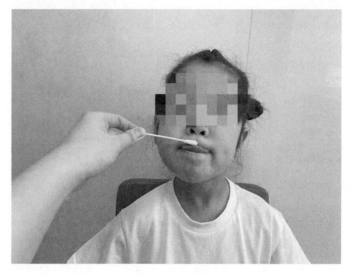

图 4-3-7　舌运动训练

(2)唇的运动治疗:唇运动的力度和范围对于发音的清晰度有着十分重要的作用。唇的运动训练治疗者可以有如下几个方法:①圆唇及展唇训练。治疗者可以让儿童交替发"u"和"i"的音,可以训练唇的运动协调性。②唇肌力量的训练,治疗者可以让儿童用双唇抵住一个压舌板,同时给予一定的阻力,以此来训练儿童双唇闭合的力量(图 4-3-8)。③训练唇肌也可以让儿童做出声吻,也就是吧唧嘴的练习。这些简单的小动作都可以训练唇的运动。

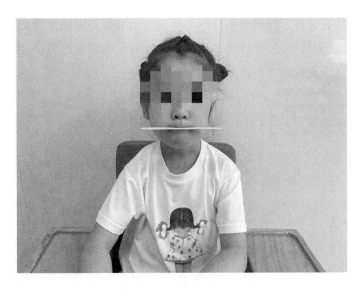

图 4-3-8　唇运动训练

（3）下颌的运动：下颌运动的训练可以通过咀嚼来提高下颌的灵活性及协调性。比如让儿童做夸张大幅度的咀嚼动作，可以使下颌运动范围增大，注意要控制力度，不要出现下颌脱臼的情况。

（4）口颜面部的按摩：利用手法进行儿童口部及颜面部的按摩可以增加构音器官的感觉刺激，提高构音器官肌肉的力量及运动的协调性。包括面颊的挤压、口唇的加压牵扯、口周的环形按压、舌的感觉刺激及被动活动等。

（二）构音语音能力的训练

（1）声母音位习得的训练：构音语音能力中声母音位习得的训练，要遵循由易到难的顺序训练。在汉语 21 个声母中，治疗师要遵循五个阶段进行训练。第一阶段/b、m、d、h/，第二阶段/p、t、g、k、n/，第三阶段/f、j、q、x/，第四阶段/l、z、s、r/和第五阶段/c、zh、ch、sh/。声母音位习得训练的目的是帮助儿童找到正确的发音位置和发音方式。治疗师要加强儿童对目标音的感知，认识目标声母音位的特点，掌握发音要领，通过模仿发音，发出正确的目标音。

（2）韵母发音异常的治疗：韵母发音异常要遵循从单韵母到复韵母的训练。发音过程让儿童通过视觉、听觉和触觉感受发音的正确方式，从而产生正确的发音。

（3）发音巩固训练：诱导出发音之后，通过多次的巩固练习，以及声母和不同韵母的匹配，儿童可以从开始的单音节发音，逐步过渡到双音节及多音节的发音，同时还要加强发音清晰度的训练。为了进一步巩固发音，可以将容易混淆的声母发音分组进行训练。分出难易程度，比如将发音位置相同但是发音方式不同的声母做音位对比的训练，由此可以提高儿童发音的清晰度。

总之,儿童构音障碍治疗的根本目的是帮助儿童掌握正确的发音位置及发音方式,提高儿童语音表达的清晰度,促进其言语能力的提高。在训练之前,一定要进行详细的评估,根据评估结果进行训练和治疗。

(咸瑶)

第四节　中医治疗

一、推拿疗法

(一)推拿疗法简介

推拿疗法,古代称为"按摩""按跷""案扤"等,是在中医基础理论指导下,通过手法做功,作用于人体的皮部、经络、经筋等,调整机体功能的一种治疗方法。其基本治疗原则是调整脏腑、疏通经络、行气活血、理筋整复。

(二)推拿手法分类

推拿手法的分类主要按其手法操作的动作形态、用力方向、手法组合等不同特点进行划分,常见的分类有以下几种:

1.根据手法的动作形态分类

(1)摩擦类手法:是指手法操作过程中,施术者着力部位与被施术者部位的皮肤之间产生明显摩擦的一类手法,如推法、摩法、擦法等。

(2)摆动类手法:是指以前臂的主动运动带动腕关节摆动来完成手法操作的一类手法,如一指禅推法、㨰法、揉法等。

(3)挤压类手法:是指单方向垂直向下或两个方向相对用力的一类手法,如按法、点法、拿法等。

(4)振动类手法:是指术者以特定的肌肉活动方式使被施术者产生明显振动感的一类手法,如抖法、振法等。

(5)叩击类手法:是指以一定的节律,富有弹性地击打机体表面的一类手法,如拍法、击法、叩法等。

(6)运动关节类手法:是指运用一定的技巧在生理范围内活动被施术者关节的一类手法,如摇法、扳法、拔伸法等。

2.根据手法作用力的方向分类

(1)垂直用力类手法:指手法作用力的方向与被施术部位互为垂直的一类手法,如按法、一指禅推法、拍法等。

（2）平面用力类手法：指在一定压力的基础上手法移动方向与被施术部位表面相互平行的一类手法，如推法、摩法、擦法等。

（3）对称合力类手法：指在某一部位两侧呈对称性相对用力的一类手法，如拿法、捏法、搓法等。

（4）对抗用力类手法：指两个相反方向的作用力同时作用于某一部位的一类手法，如拔伸法、扳法等。

（5）复合用力类手法：指两个以上方向的力同时作用于某一部位的一类手法，如摇法、背法等。

（三）儿童上肢运动障碍推拿治疗

儿童上肢运动障碍一般常见于脑性瘫痪、脑外伤后综合征、脑炎后遗症、臂丛神经损伤、脊髓疾病后遗症等。患儿主要表现为活动受限、姿势异常、关节活动度下降、肌张力及肌力异常等。推拿治疗是要根据其肌张力的改变情况、姿势状态等不同选择不同推拿手法及治疗力度。治疗体位的选择需要根据患儿身体情况而定，常选用仰卧位或坐位。

1.上肢痉挛性运动障碍推拿治疗

（1）取穴及部位：臂臑、曲池、肘髎、外关、合谷，肩部及上肢部。

（2）常用手法：按、揉、㨰、抖、搓、捻。

（3）操作方法：取仰卧位。

1）术者坐于患儿的侧方，用㨰法作用于患儿的肩关节周围及整个上肢的软组织，从上向下，反复操作3～5遍。以内侧屈肌为重点。

2）术者一手固定患儿的上肢，另一手以拇指螺纹面按揉以上的腧穴，每穴约半分钟，力度适中。

3）用双手掌挟持患儿上肢，从上向下搓揉患儿的上肢2～3遍。同时配合做肩关节外展、外旋动作。被动做肘关节屈曲、伸展，腕关节背伸桡偏动作，以及拇指外展、指间关节伸展等被动运动。

4）术者一手扶持患儿肩部，另一手握住腕部用抖法，抖患儿上肢2～3遍，最后用拇指、示指捻搓患儿五指数遍。

2.上肢弛缓性运动障碍推拿治疗

本病主要特点表现为肌张力及肌力低下，抗重力自主活动的能力低下，呈现瘫软状态。推拿治疗时可给予稍强刺激手法，例如快速推压、挤压、牵拉、叩击、拍打、擦刷等手法，促进肌张力及肌力提升。

（1）取穴及部位：肩髃、臂臑、曲池、手三里、外关、合谷、外劳宫，肩部及上肢部。

（2）常用手法：推揉、拿捏、挤压、按压、拍打、叩击、擦法。

（3）操作方法：取仰卧位。

1）用推揉法或拿捏法作用于肩及上肢部内外侧的手三阴经络、手三阳经络。反复操作3～5遍，同时配合做稍快速的上肢各关节被动运动，如肘关节屈伸以及肩关节外展、外旋等。

2）推压或挤压肩、肘、腕关节各半分钟。

3）用拇指按压以上腧穴，每穴约半分钟，力度由轻到重，再由重到轻，反复3～5遍。

4）用拍打法或轻叩法，作用于上肢，从上向下，反复操作3～5遍。

5）用掌擦肩部及上肢部，以透热为宜，推压、捻五指。

3.上肢协调性运动障碍推拿治疗

本病主要表现为平衡感觉障碍，可引起不协调运动和距离判断障碍。推拿手法治疗，可根据患儿病情及具体情况，选择性地应用。

（1）取穴及部位：肩贞、曲池、少海、手三里、外关、合谷，肩部及上肢部。

（2）常用手法：拿捏、拍打、擦法。

（3）操作方法：取仰卧位。

1）拿捏肩部及上肢部，从上向下，反复操作3～5遍。

2）用拇指螺纹面按揉以上腧穴，每穴约半分钟，以酸、麻、胀、得气为宜。

3）轻快拍打肩及上肢部，从上向下，反复操作3～5遍。

4）用掌擦肩部及上肢部，温热为度。

（四）儿童下肢运动障碍推拿治疗

儿童下肢运动障碍一般常见于脑性瘫痪、脑外伤后综合征、脑炎后遗症、周围神经损伤、脊髓疾病后遗症等。患儿主要表现为活动受限、姿势异常、肌张力及肌力异常等。推拿治疗是要根据其肌张力的改变情况、姿势状态等不同选择不同推拿手法及治疗力度。治疗体位的选择需要根据患儿身体情况而定，常选用仰卧位。

1.下肢痉挛性运动障碍的推拿治疗

（1）取穴及部位：髀关、伏兔、风市、足三里、阳陵泉、解溪，下肢前侧及内外侧部；脾俞、肝俞、肾俞、环跳、承扶、委中、承山，腰背骶部及下肢后侧部。

（2）常用手法：按揉、拿捏、摇、拍打、叩等。

（3）操作方法

1）仰卧位：①术者坐在患儿的侧方，用单手或双手按揉或拿捏患儿大腿和小腿部的软组织。反复操作3～5遍，以痉挛肌为重点。②术者一只手固定患儿的下肢，另一只手以拇指螺纹面按揉以上的腧穴，每穴约半分钟，力度适中。③术者一只手扶持患儿下肢，另一只手轻摇髋、膝、踝、趾各关节。同时配合做髋关节外展、外旋，膝关节屈伸，踝、趾关节背伸等被动运动。

2)俯卧位：①术者用双手掌或双手掌根部，施"八字推法"，推患儿背部的督脉及双侧的足太阳膀胱经络。从上向下，从颈部推至骶尾部，反复操作2～3遍。如果患儿背部短小，可用单手操作。推力要平稳着实。②用拇指螺纹面按揉以上腧穴，每穴约半分钟，力度适中。③用单手掌根部或大小鱼际部，按揉患儿的腰背骶部、下肢后侧的软组织，从上向下，反复操作2～3遍。④用双手虚掌或单手虚掌轻快拍打腰背骶部、臀部、双下肢后侧部，从上向下，反复操作2～3遍。重点拍打腰部、臀部、双侧大腿的后部。同时配合做腰后伸、后屈小腿等被动运动。

2.下肢弛缓性运动障碍的推拿治疗

(1)取穴及部位：髀关、鹤顶、膝眼、阳陵泉、足三里、三阴交，下肢前侧及内外侧部；肺俞、肝俞、胃俞、脾俞、命门、腰阳关、八髎、环跳、居髎、承扶、委中、承山、飞扬，督脉，足太阳膀胱经第一条侧线及下肢后侧部。

(2)主要手法：拿捏、推揉、挤压、按压、拍打、擦法。

(3)操作方法

1)仰卧位：①用拿捏法或推揉法作用于下肢足三阳经络及足三阴经络，反复操作3～5遍，同时配合做下肢各关节的被动运动，速度频率可稍快；②挤压或推压髋、膝、踝关节各半分钟；③用指按压以上腧穴，每穴约半分钟，以酸、麻、胀、得气为宜；④用拍打法作用于下肢，从上向下，反复操作3～5遍；⑤用掌擦下肢前侧、内外侧部，以透热为宜，最后推压、捻五趾。

2)俯卧位：①用双手或单手掌根部推督脉及足太阳膀胱经第一条侧线，下肢后侧部，从上向下，反复操作3～5遍，按压以上部位，从上向下，反复操作3～5遍；②拿捏下肢后侧部，从上向下，反复操作3～5遍；③用指按压以上腧穴，每穴约半分钟，以酸、麻、胀、得气为宜；④用拍法或叩法，作用于腰背部及下肢后侧部，从上向下，反复操作3～5遍；⑤用掌擦法作用于督脉及足太阳膀胱经第一条侧线、下肢后侧部，以透热为宜；⑥施小儿捏脊疗法。

3.下肢协调性运动障碍的推拿治疗

(1)取穴及部位：髀关、伏兔、足三里、阳陵泉、解溪、太冲，下肢前侧及外侧部；肝俞、脾俞、肾俞、环跳、承山，足太阳膀胱经第一条侧线，华佗夹脊穴，腰背骶部及下肢后侧部。

(2)常用手法：按揉法、搓法、摇法、按压法。

(3)操作方法

1)仰卧位：①用按揉法、搓法作用于下肢前侧(从腹股沟至髌骨上缘)、内侧(从腹股沟至股骨内侧髁)、外侧(从髀关穴经足三里穴至解溪穴)，从上向下，反复操作各3～5遍；②用拇指螺纹面按揉以上腧穴，每穴约半分钟，力度适中；③双侧下肢屈髋屈膝，摇髋、膝、踝关节及腰部 3～5 遍,同时配合做下肢各关节的被动运动。

2)俯卧位:①用掌或大小鱼际按揉背部双侧足太阳膀胱经第一条侧线,华佗夹脊穴及臀部,大腿后部,小腿后侧部,从上向下,反复操作 3～5 遍,重点作用于华佗夹脊穴;②用拇指螺纹面按揉肝俞、脾俞、肾俞、环跳、承山穴,每穴约半分钟,以酸、麻、胀、得气为宜;③用掌滚法或拳滚法作用于腰背骶部、臀部、股后部及小腿后侧部至跟腱止,从上向下,反复操作 3～5 遍;④用双掌按压或按推两侧肩胛带 3～5 遍。

(五)儿童躯干部运动障碍推拿治疗

躯干运动障碍常见于脊柱畸形、脊柱周围肌群病症等。儿童主要表现为先天性肌性斜颈、特发性脊柱侧弯等。

1.先天性肌性斜颈的推拿治疗

(1)取穴及部位:颈部,患侧胸锁乳突肌。

(2)常用手法:揉法、推法、抹法、弹拨法、拿捏法、扳法。

(3)操作方法:取仰卧位。

1)将患儿放置仰卧位,操作者施术手放于患侧,涂抹适量婴儿抚触油为介质。术者一手托住患儿颈部使其头部后仰,一手推揉患侧胸锁乳突肌,从上向下,反复操作 2～3 min,力度轻快、渗透;操作时尽量避免滑动皮肤,从而放松肌肉、活血通络。

2)采用拿捏法,拿捏住颈部包块,进行挤压,反复施力 1～2 min;针对包块较大或呈条索状改变者,可自上而下,反复拿捏按揉;操作时注意控制力度,避免患儿皮肤损伤。

3)家长配合扶住患儿两侧肩部,术者双手或单手扶住患儿头颈部,让患儿头面部缓慢朝健侧肩部方向侧头,轻轻按压保持半分钟,回正,反复操作 3～5 遍。

4)家长配合扶住患儿两侧肩部,术者用一只手扶住患儿头颈部,另一只手扶住患儿下颌处,双手向同一方向旋转用力,配合扳动患儿颈部,使其微向健侧低头,下颌朝向患侧肩部方向,转至患侧当时最大范围。随后轻轻回正,保护好患儿颈部。反复 2～3 遍。

5)术者按揉患儿患侧颈后斜方肌,持续 1～2 min。

2.特发性脊柱侧弯的推拿治疗

(1)取穴及部位:华佗夹脊穴,膀胱第一、第二侧线,脊柱侧弯相应节段。

(2)常用手法:滚法、按法、揉法、弹拨法、摇法、扳法等。

(3)操作方法:取俯卧位。

1)术者用小鱼际滚法沿患儿脊柱两侧膀胱经上、下往返操作 5 min,在侧弯节段做重点治疗,手法力度宜深沉、缓和,从而舒筋活血,解痉通络,恢复肌平衡。

2)术者用拇指按揉法沿脊柱两侧的华佗夹脊穴按揉 5 min,在侧弯节段做重点治疗,以患儿能忍受为度,以舒筋解痉,活血通络。

3)术者用按揉法在膀胱第一侧线腧穴施按揉法操作,时间约 5 min,力度柔和,以舒筋活血,理筋通络,改善侧弯引起的脏腑症状。

4)术者施错动整复法操作。医者两手掌置于侧弯节段两侧关节突关节处,近胸侧用小鱼际肌着力,对侧用大鱼际肌着力,先下压,再向两侧撑开,然后双手分别向手指方向用力形成错动整复,按侧弯脊椎逐节整复,以纠正关节突关节紊乱,有利侧弯恢复。

5)术者施俯卧位侧扳法操作。术者立于侧凸侧,以一手掌抵按侧凸最明显处,另一手提起对侧下肢,做一推一扳的操作。操作时两手要同步,用力要稳实,不可用蛮力,重复操作 10 次,以纠正脊柱侧弯。

6)术者在脊柱侧弯节段涂上介质,沿华佗夹脊、膀胱经施直擦法,以透热为度,以温经通络,舒筋解痉。

7)条件允许情况下,推拿治疗后,可用牵引床牵引。牵引质量以患儿体重 60% 计,每日 1 次,每次 20 min,有利于纠正脊柱侧弯(医者可根据患儿身体情况判定是否进行牵引治疗)。

二、针灸疗法

(一)针灸疗法的简介

1.针灸的作用

针灸治疗,是在中医理论指导下,结合具体病因病机,采用针具刺激躯体及四肢腧穴,产生针感,从而发挥疏通经络、调和气血、扶正祛邪、调和阴阳的作用,达到改善肢体运动功能的目的。

2.针刺方法与疗程

(1)操作方法及疗程:儿童针灸选用针具多为 0.30 mm×25 mm 毫针,根据选用穴位不同,确定好进针角度深度、行针手法,留针 30～60 min,每日 1 次,20 次为一疗程,其间休息 7～10 天。肌张力或肌力低下的患儿可以配合电针治疗仪,电针刺激 20～40 min。肌张力过高的患儿,肌肉痉挛明显部位尽量不采用电针刺激。

(2)注意事项:循经取穴与辨证取穴相结合;腧穴分主次,施术有先后;主穴每次必取,配穴依病情选取。

(二)针灸治疗方案(以体针为主)

1.上肢运动障碍

(1)主穴:天宗、肩髃、肩髎、曲池、小海、外关、合谷、三间、后溪。

(2)配穴:①上肢不遂,极泉、手三里。②肩内旋,肩贞、肩髎。③肘曲不伸,手三里、支正。④拇指内收、握拳不放,八邪或合谷透后溪。⑤指屈,中渚、腕骨。⑥肩胛带内收,肩三针(正对肩峰下凹陷处及其前后约 2 寸凹陷处)、大杼、风门、肺俞。

2.下肢运动障碍

(1)主穴:髀关、承扶、环跳、委中、足三里、阴陵泉、悬钟、三阴交、解溪、太冲、太白、陷谷。

(2)配穴:①足下垂,承山、解溪、昆仑、太溪。②足内翻,阳陵泉、昆仑、申脉、地机。③足外翻,太溪透昆仑,照海。④足趾拘挛,足临泣、八风。⑤剪刀步,风市、阳陵泉、解溪。⑥腰肌无力,命门、腰阳关。

3.躯干运动障碍

(1)主穴:大椎、肩井、肝俞、脾俞、肾俞、气海、关元、天枢、膻中。

(2)配穴:①颈软,风池、颈夹脊、天柱,或颈三针(天柱、百劳、大杼)。②平衡障碍,脑三针(脑户、左右脑空)。③脊柱侧弯,华佗夹脊穴点刺。

三、穴位注射疗法

(一)疗法简介

在穴位中进行药物注射,通过针灸作用叠加药物对穴位的刺激及药理作用,从而改善机体运动能力的一种治疗方法。

(二)选穴

参考体针针灸选穴。

(三)操作

1.常用药物

根据病情需要,选用各种可以肌内注射的中西药物。儿童肢体运动障碍常用药物为甲钴胺注射液、维生素 B_{12} 注射液等。

2.操作方法

一般选用 2 mL 一次性医用注射器,配制好相应药物。常规消毒局部皮肤,将针头按照毫针针灸的角度及方法迅速进入皮下或肌层的一定深度,可以稍提插出现得气感,无回血即可注入药物。每次治疗选取 4 穴,每穴 0.5 mL 药液,每日 1 次,20 日为一疗程,休息 7～10 日,进行下一疗程。

(四)注意事项

(1)一般药物不注入关节腔、血管、脊髓腔内。

(2)在主要神经干附近注射,应避开神经干,或浅刺以深度不达到神经干为宜。

(3)注射躯干部位置时,深度不宜过深,以免伤及内脏器官。

四、艾灸疗法

（一）疗法简介

用艾绒为主要材料制成的艾炷或艾条点燃以后，在体表的一定部位熏灼，给人体以热敏刺激以防治疾病的一种疗法。《灵枢·官能》指出："针所不为，灸之所宜。"且《黄帝内经》提到："药之不及，针之不到，必须灸之。"灸法是中医治疗中必不可少的特色疗法。

（二）选穴

可以参照针灸选穴，每次艾灸选取 2～4 穴。

（三）操作

（1）艾条灸：距离患儿皮肤 12 cm 左右，可采用回旋灸、雀啄灸等手法进行施术，每穴 10～15 min，患儿皮肤稍红晕即可。每日 1 次，20～30 天为一疗程，可休息 3～5 天，进行下一疗程。

（2）电子艾灸：由于儿童皮肤娇嫩，除特殊疾病需要外，一般不采用麦粒灸、艾柱灸等直接接触皮肤的灸法。可以选用电子艾灸的方式，将灸片固定于相应腧穴，设定适宜温度和时间即可。

（四）注意事项

（1）时间不宜过长，把握好施灸量。

（2）施灸后若局部出现皮肤微红发热等现象，属正常现象。

（3）施灸后若局部出现小水疱，注意尽量不要擦破，多数可以自然吸收。若出现大水疱，可用消毒毫针或注射器针头放出液体，涂抹甲紫，并用医用纱布包裹。较为严重者，需要就诊烫伤科。

（韩洋）

第五章　康复辅助器具

辅助器具和辅助技术,近年来在我国儿童康复界越来越被认可和使用。事实上人类很早以前就通过制作一些简单器具来弥补已失去的功能,"矫形器""假肢""拐杖"等名称的使用至今已有上千年的历史,但国内外近几十年才使用康复辅具这一规范化名称。2016年《国务院关于加快发展康复辅助器具产业的若干意见》的正式颁布,将"残疾儿童抢救性康复等作为优先发展领域"和"增强我国康复辅具自主创新能力"等上升到国家战略。因此,康复辅具在肢体障碍儿童康复中占有重要的位置。

第一节　概　述

《国际功能、残疾和健康分类》(ICF)的颁布对康复医学产生了巨大的影响,ICF核心是活动和参与能力,强调通过环境因素可以改善、提高、代偿功能障碍者在活动和参与能力等方面的限制。ICF理念尤其是《国际功能、残疾和健康分类(儿童和青少年版)》(ICF-CY)的颁布极大地推动了康复辅助器具在儿童肢体障碍康复中的应用和发展。

一、定义

辅助器具是指预防、改善、代偿、监护、减轻或降低残损、活动受限和参与限制的任何产品(包括器具、设备、工具、技术和软件),可以是特别生产的产品,也可以是通用的产品。

2007年世界卫生组织(WHO)发布ICF-CY的环境因素中提出了"辅助产品"这个名词,辅助产品包括硬件辅助产品的"辅助器具"和软件辅助产品的"辅助技术"。国内由于习惯等原因将"辅助产品"称为"辅助器具"。

二、分类

(一)按辅助器具的使用环境分类

ICF将辅助器具按使用环境分为生活用、移动用、交流用、教育用、就业用、文体用、宗教用、居家用、公共用 9 类(表 5-1-1)。

表 5-1-1 ICF 中按辅助器具的使用环境分类

ICF 编码	内容
e1151	个人日常生活中使用辅助产品和技术
e1201	个人室内或室外移动和运输用辅助产品和技术
e1251	交流用辅助产品和技术
e1301	教育用辅助产品和技术
e1351	就业用辅助产品和技术
e1401	文化、娱乐和体育用辅助产品和技术
e1451	宗教和精神活动实践用辅助产品和技术
e150	公共建筑物的设计、构造及建造的产品和技术
e155	私人建筑物的设计、构造及建造的产品和技术

(二)按辅助器具的使用功能分类

2007 年第四版 ISO 9999《功能障碍者辅助产品——分类和术语》将 725 个种类的辅助产品分为 11 个主类、129 个次类和 707 个支类。该分类方法的优点是每一类辅助器具都有自己的 6 位数字代码,是唯一的,而且通过代码就能反映出各种辅助器具在功能上的联系和区别,有利于统计和管理,但使用不便。

三、作用

由于儿童肢体功能障碍来自姿势或环境两个方面,所以为了更好地发挥辅助器具的作用,可以有两个途径互为补充:用辅助器具来克服自身障碍;用辅助器具来克服环境障碍。

(一)发挥功能障碍者的潜能以代偿损伤

功能障碍者虽然自身有损伤,但还有潜能,通过辅助器具可以发挥他们的潜能来代偿损伤。

(二)改造环境以适应功能障碍者的损伤

对于功能障碍者的某些损伤,通过医疗康复后能有所改善,而有些损伤是无法改变的。所以为了克服他们的功能障碍,就需要站在功能障碍者的立场上来评估妨碍他们活动和参与的环境因素,然后使用辅助器具创建无障碍环境,来适应功能障碍者的损伤。

四、应用原则

(一)适用性原则

2001 年,世界卫生组织(WHO)在第十届假肢矫形器 ISPO 世界大会上提出了著名的辅助器具 3A 特色:适用技术、适用思路、适用质量。指辅助器具要适用,能够改善、提高功能障碍者的实际问题,而不是强调技术、思路、质量越高就越好。

(二)个性化原则

大多数辅助器具是功能障碍者个人使用,甚至伴随其一生,因此个性化是辅助器具的一大特色。另外,每个功能障碍者的功能障碍特点、程度都不一致,尤其是儿童还要考虑对发育的影响。所以,辅助器具适配要充分考虑到每一位功能障碍者的个体化需求。

(三)早应用原则

辅助器具适配要力争做到早发现、早介入、早使用。功能障碍者在医疗康复期就应该介入辅助器具,早使用可减缓功能障碍进一步加重,起到预防性康复的作用,以及促进生理和心理康复的作用。

第二节 常用的辅助器具

一、姿势保持辅助器具

在日常生活中,最基本的姿势是卧姿、坐姿和站姿。

(一)卧姿辅助器具

躯干抗重力伸展能力是在从头到尾的方向上发育的,小月龄婴儿和功能障碍儿童可以采用楔形垫和 Bobath 球等辅助器具进行脊柱抗重力伸展能力的训练(图 5-2-1)。

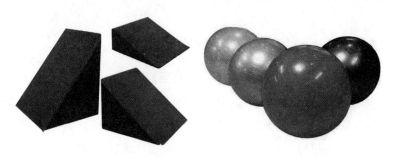

图 5-2-1 楔形垫和 Bobath 球

（二）坐姿辅助器具

坐姿是为了工作、学习等而进行的一种活动姿势，可以分为地板上的坐姿和椅子上的坐姿两种。针对坐姿障碍的儿童，需要及时采用适配的坐姿椅来矫正坐姿。

对于某些具有运动障碍的患儿来说，一方面，每天大部分或一整天的时间都处于坐位。对他们来说，坐位是在进行活动时的唯一的姿势（如移动、进食、做手工、玩耍、画画等）。另一方面，对于那些没有能力调整姿势并长期保持同一坐姿的患儿来说，会觉得不舒适和不灵活，且易造成疼痛和二次损伤，如压疮、肌萎缩等。

运用坐位"姿势系统"能确保正确且安全的"坐姿"，它的主要组成部分是：靠背、坐垫、头靠、扶手、脚踏板、安全带以及躯干、骨盆、下肢等定姿装置。姿势系统分为两大类：组装类和塑形类。组装类姿势系统适用于个性化需求非常强的患儿，可根据患儿的生长发育进行调节组装，可部分纠正不正确的姿势和畸形，抑制不自主运动，增加稳定性和自主活动，适用于躯干需要支撑、骨盆需要固定、下肢姿势需要纠正以保持正确坐姿的患儿。塑形类姿势系统完全按照人体的解剖结构和形状进行塑造，不能进行调节，不能根据姿势和体形的变化而变化，具有很大的支撑面，帮助有脊柱和骨盆严重畸形的患儿减少对皮肤和骨突的压力。

（三）站姿辅助器具

站姿辅助器具用于不能独立站立的患儿进行站立位训练，常根据年龄和需求选择立位促通板或站立架。

站立架分为俯卧式、仰卧式和直立式3种。在俯卧式站立架上，患儿趴在站立架上，站立架可以倾斜至45°；在仰卧式站立架上，患儿背部靠在站立架上，站立架可以倾斜至直立；在直立式站立架上，患儿处于完全直立的姿势，其重心分布在下肢上。站立架通常配备以支持上肢的桌子和便于身体各部位保持在正确位置的其他姿势装置。使用何种站立架，要根据使用者的姿势特点、疾病严重程度和康复目标进行选择。俯卧式站立架适用于头部控制和躯干控制能力较好的患儿。前倾的角度要根据康复目标而定：如果想利用重力对下肢产生良好的影响（骨骼形状、含钙量等）或者促进与环境互动，提高视觉探索能力和动手能力，则倾斜度要小；如果想促进头部和躯干的伸肌抗重力能力，则倾斜度要达到30°～40°。仰卧式站立架适用于头部控制较差的患儿。至于后倾角度，它的标准和前面描述的俯卧式站立架是相同的。

二、促进患儿运动能力的辅助器具

（一）坐位移动能力辅助器具

为了保持肢体障碍儿童的运动能力，必须为患儿适配不同种类的轮椅，这些轮椅必须是易推、轻便、可刹闸的,同时还要满足个性化需求。为患儿适配一台手动轮椅不仅意味着他可以自主移动,也意味着能增强其探索及发现自身潜能的能力,还可以提高患儿的自尊心,增强兴趣、热情和融入社会的能力。然而,轮椅需要具备一些不可缺少的特征:座位的深度和宽度必须适合患儿的尺寸,必须有多个型号可以选择,以提供不同组装的可能性(座位的深度和宽度可调节以适应患儿的生长);后轮的直径必须适当,手能够很容易触到;轮椅的材料必须选用非常轻质的合金,使用起来要灵活轻便;座位应该根据患儿的使用情况进行改装;轮椅必须安全、舒适、美观。此外,对于使用电动轮椅的年龄没有固定的标准,每一个患儿都需要进行针对性的评估。通常使用电动轮椅的方式是通过手动摇杆。当上肢和手没有足够稳定和有效的控制能力时,必须采取其他操纵轮椅的方法(如用下巴、足、口等)。有些患儿的残余运动能力很弱以至于不能独立地调整不良姿势,因此要选择能够配备调整姿势功能的电动轮椅(如座位、靠背、脚踏板等可倾斜)。如有特殊需求,也可以使用配备家庭自动化功能的电动轮椅(通过红外线或蓝牙与电脑连接来控制环境)。

另外,对于部分运动功能较好的患儿,可以应用儿童三轮脚踏车促进运动功能。可根据患儿能力,对把手、座椅、横梁等进行适当改造。

（二）促进步行能力的辅助器具

1.杖类助行器

杖类助行器包括手杖、肘杖、前臂支撑拐、腋杖、多脚拐杖和带座拐杖。此类助行器特点是小巧、轻便,但支撑面积小、稳定性差。

2.助行架

助行架包括轮式助行架、助行椅以及助行台。特点是比较笨重,但支撑面积大、稳定性好(图 5-2-2)。

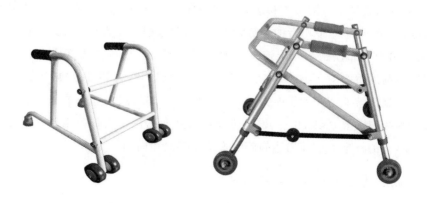

图 5-2-2　前置和后置助行架

3.康复机器人

康复机器人可用于进行步态训练等(图 5-2-3)。

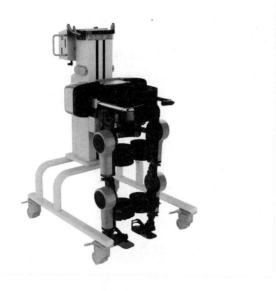

图 5-2-3　下肢康复机器人

三、生活自理辅助器具

患儿因功能障碍的性质和程度不同往往需要不同的辅助器具,以下简单介绍儿童肢体障碍可能需要的生活自理辅助器具(表 5-2-1)。

表 5-2-1　常用的生活自理辅助器具

功能活动	辅助器具
进食	特制筷子、加粗手柄器具、带 C 形夹的勺子、带腕固定带的勺子、防滑垫、防洒碟、特制碟、特制碗
修饰	特制指甲钳、长柄梳子、加粗手柄梳子
穿衣	穿衣器、纽扣器、穿袜器、特制外衣纽扣、鞋拔
大小便	便椅、坐厕、扶手、便后清洁器、厕纸夹
洗澡	长柄刷、带扣环毛巾、防滑沐浴垫、洗澡板、洗澡椅、洗澡凳、扶手装置
转移	手杖、肘杖、助行架、步行推车、轮椅、转移带、滑板
交流	沟通板、带大按键电话、书写器、扬声器、翻书器、电脑输入辅助器具(头棍、口棍等)、折射眼镜等
其他	加大码钥匙、钥匙旋转器、马形钥匙柄、易松钳、环境控制系统、矫形器

四、促进患儿沟通和交流的辅助器具

由于技术的限制,目前仍有许多高智力的障碍儿童不能表达他们的需求、心愿和想法。对于他们中的很多人来说电脑是必要的,因为电脑是他们唯一的交流方式。目前

市场上的辅具能够克服这些障碍,但是需要专业人员做出合适的评估,针对问题提出合适的解决方案。障碍儿童可以使用电脑类的辅助器具,例如患儿可以选用坐姿矫正辅助器保持稳定的坐位姿势;上肢运动协调性差,精细动作笨拙,可以选择合适的摇杆鼠标、按键式鼠标操控电脑;手指精细动作差会导致敲键盘时输入错误信息,可以使用键盘辅助敲击器,再配上键盘护框等就可以提高输入信息准确率。另外,有许多肢体障碍儿童的语言发展也有不同程度的障碍,因此及早地应用语言类辅助器具进行语言训练将有助于他们与人的交流,提高语言表达能力。如言语训练器,通过声控玩具来训练患儿的发音;便携式沟通板,该板上有简单的常用句和问句,便于言语障碍的患儿外出时随身携带并与人进行交流。这样,就可以方便特殊患儿与外界进行交流,使沟通无障碍。

五、保持卫生与清洁的辅助器具

肢体障碍儿童家庭在这个领域上的需求不断增加。通常当患儿还很小的时候,卫生和护理不是一个大问题,但随着患儿渐渐长大,这样的问题就会变得越来越突出,如家庭的负担越来越大和安全因素无法保障等。很多父母不得不继续给患儿使用尿不湿,因为他们无法将患儿抱起并使用马桶,即使当他们的患儿已经获得了括约肌的控制能力。因为没有让患儿能安全淋浴的辅具,有时父母不得不使用海绵或毛巾给患儿擦洗。事实上有一些辅助器具可以应用到卫生间,如患儿洗浴椅和坐便椅,但是数量和种类仍然很少且安全性较差,因此没有被广泛使用。

六、矫形器

矫形器是在人体生物力学的基础上,作用于人体四肢或躯干,以保护、稳定肢体,预防、矫正肢体畸形,治疗骨关节、神经与肌肉疾病及功能代偿的体外装置。

上肢矫形器种类较多,尤其是手腕、手指矫形器的应用更为广泛,它具备适应上肢功能多样性的特点。应用上肢矫形器的主要目的是保持肢体的功能位,预防和矫正肢体畸形,提供助力以帮助无力肌运动,控制关节活动范围以保护肌腱修复和关节的愈合。肢体障碍儿童常用的有抗痉挛矫形器(主要作用是抵抗手屈肌痉挛,降低屈肌张力)、腕手功能位矫形器等(图 5-2-4)。

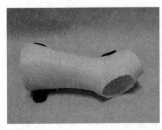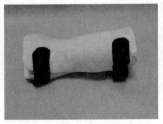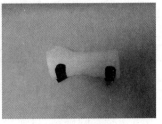

图 5-2-4　上肢矫形器

　　下肢矫形器的目的是维护关节的正常对线和正常活动范围,预防和矫正肢体畸形,减轻或者完全免除患肢的承重负荷,代偿无力肌能力,增补不等长的短肢等。肢体障碍儿童常用的有静踝足矫形器和动踝足矫形器(图 5-2-5)。

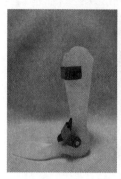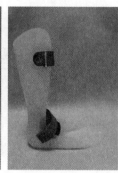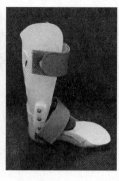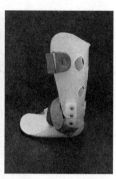

图 5-2-5　踝足矫形器

　　踝足矫形器主要采用聚丙烯材料在石膏阳模上塑形制成,其成品强度高、韧性好,通常可穿入鞋内使用。动踝足矫形器是在后片式踝关节固定矫形器的基础上,在踝关节处安装了塑料或金属踝关节,使踝关节具有背伸、屈曲的功能。

（肖凤鸣　孟祥超）

第六章　痉挛的管理

第一节　痉挛的概念、临床表现以及影响

一、什么是痉挛

痉挛是一种由牵张反射兴奋性增高所致的,以速度依赖性肌张力增高为特征,且伴有腱反射亢进的运动障碍。痉挛是上运动神经元综合征的表现,也是儿童脑损伤后较为常见的症状。脑性瘫痪、脑外伤、脑炎后遗症等,由于大脑皮层、锥体系和锥体外系不同程度的损伤,常伴有肌张力障碍的临床表现。

痉挛的机制比较复杂,一般认为是由于中枢神经系统损伤后导致高位中枢对脊髓牵张反射的调控障碍或异常,使牵引反射过强或过于敏感。痉挛严重影响患儿的功能活动,造成患儿运动发育迟缓、运动姿势异常,不仅影响患儿正常运动功能,还可以造成挛缩、畸形、疼痛等并发症,严重者丧失肢体活动能力。因此,充分认识痉挛的程度与危害,积极给予物理治疗、药物治疗和功能再训练等综合治疗干预,将会不同程度地减轻或缓解痉挛,使患者的生活质量得到改善。所以如何缓解痉挛一直是儿童康复治疗的重要课题。

二、儿童痉挛的临床表现

(一)儿童上肢痉挛的临床表现

上肢的各大关节呈现屈曲内收和内旋模式,主要表现为肩关节内收、肘关节屈曲、前臂旋前、腕关节掌曲、手握拳、拇指内收。肌张力增高,在被动屈伸上肢肢体时可出现折刀样表现,关节活动范围变小,姿势异常。如果在未控制痉挛的情况下过多使用上肢,会使患儿出现联合反应,影响后期上肢发育。

(二)儿童下肢痉挛的临床表现

下肢痉挛主要表现为髋关节屈曲、内收、内旋,大腿内收,膝关节屈曲或过伸,足内

翻和足外翻,行走时尖足(足尖着地),呈剪刀样步态,足底接触地面时下肢支撑体重困难。而剪刀样步态则是由于内收肌、股薄肌或内侧腘绳肌肌张力均有不同程度的增高所致的。此外,下肢髋关节内收还会导致后期骨盆发育倾斜和脊柱的侧弯畸形。

三、痉挛的影响

(一)痉挛的有利影响

不是所有的痉挛对患儿都是有害的,在某些情况下也会有有利的一面。

①下肢伸肌痉挛的患儿,可依靠增高的肌张力帮助其保持双腿伸展,保持姿势;立位时能支撑患儿身体以抵抗重力,尤其是躯干伸肌张力升高,有可能帮助患儿保持站立或行走。②痉挛能维持骨密度,保持肌肉的容积及质量。③对于负重较差或在家中可以移动的儿童,痉挛可在转移过程中为其提供负重所需要的力量及稳定性,在负重下预防失用,帮助患儿移动。④痉挛可使瘫痪肢体的下垂性水肿减轻。⑤痉挛可使肌肉对静脉发挥泵的作用,从而减少深静脉血栓形成的危险。

(二)痉挛的不利影响

不利的痉挛是引发问题的主要根源。程度较轻的儿童,痉挛会引发典型的痉挛步态,导致儿童移动困难;严重痉挛,会使患儿进一步丧失其日常生活活动能力。此外,不利的痉挛也会对儿童的情绪及心理产生不良影响,康复积极性消退。总的来说,痉挛对儿童的不利影响较多,常见的有以下几个方面:

1.痉挛导致异常姿势和运动模式

当肌张力过高时,肌肉变得僵硬,儿童会表现出异常姿势或代偿性运动模式,如姿势异常、行走困难、平衡障碍、吃饭和穿衣困难等问题;随着时间的推移,进一步产生肌肉、骨骼、皮肤和其他软组织的不良后果,出现骨折、脱位、异位骨化、骨质疏松、关节挛缩及由此产生的关节畸形、皮肤损伤、溃烂、皱褶处汗液浸渍、压疮,抑制正常运动模式的产生及正常姿势的保持。

2.痉挛导致肌肉挛缩或骨畸形

肌张力过高的儿童主动运动往往较为困难,长期缺乏这种主动的牵伸,会使肌肉跟不上骨骼的生长速度,导致肌肉长期处于相对短缩的位置,最终造成关节活动范围丧失。

3.痉挛致使儿童平衡协调能力低下

痉挛会增加运动的阻力,使随意运动难以完成,进一步影响平衡及协调功能。

4.痉挛降低儿童日常活动能力

尤其是存在严重异常痉挛模式的儿童,会出现无法行走、转移困难等现象,严重影响其日常生活活动能力及生活质量。

5.痉挛将会导致一系列并发症

痉挛状态使儿童肌肉过度共同收缩,致使关节变得僵硬甚至固定在某一位置,将有极大可能引起并发症。

6.痉挛严重影响儿童心理及情绪

痉挛持续状态会让儿童能力下降,致使自尊心受损、情绪低落,进一步造成社交减少、心理压力大等不良状态。

第二节 痉挛的治疗

痉挛的治疗是多学科的综合治疗,在适当的时间,针对合适的患儿,选择正确的药物和治疗方法联合应用。痉挛的治疗按其处理程序可归纳为五个方面,即相当于五级阶梯。近年来在痉挛方面的治疗进展如下:

一、减少伤害,进行健康教育

减少伤害性刺激和进行健康教育这两部分组成了处理痉挛的第一阶梯。

不良刺激的传入会造成肌肉活动的过度增强,屈肌反射传入的刺激可导致病理性运动的增加。因此,各种不良刺激均可以诱发痉挛,能正确评估并消除各种不良的刺激是处理痉挛最重要的步骤。伤害性刺激包括疼痛、情绪激动或紧张、疲劳、焦虑、压疮、嵌甲、导尿管堵塞或扭折、泌尿系统结石、泌尿系统感染、深静脉血栓、便秘、异位骨化、骨折,气温下降、皮肤过敏、内脏器官疾病及自主神经功能紊乱、外界感觉刺激增强等,以上各种因素都可能诱发或加重痉挛,应尽量避免。

进行健康教育是实施治疗方案、巩固康复疗效不可或缺的环节,由于患儿的病情不一,因此在进行具体健康宣教时应该遵循因人而异的原则,可以涵盖以下几个方面:

(1)针对坐、立、转移、睡眠及日常生活活动和符合身体力学等方面的理想体位。医生、康复治疗师要让患儿理解良好的体位可以改善身体的对线和对称性,避免以前那种可能使痉挛加重的代偿方式和体位,让患儿明白什么样的活动方式能够促进功能、抑制肌张力和维持灵活性。学会在日常生活中控制痉挛的技巧,并学会利用痉挛进行转移等日常生活活动,最大限度地改善患儿的功能。

(2)每个患儿因为其病情的不同,所导致的痉挛程度也不尽相同。要针对患儿的实际情况制订用于改善活动能力和减少不适当代偿的家庭训练任务,应预先告知患儿痉挛减轻后的功能变化,教会患儿知道治疗后运动平衡、体位等方面的变化,使患儿能够迅速适应这种肌张力的改变并在此基础上进一步改善功能。

(3)及时注意患者在康复过程中可能出现的问题,保证活动的安全性。必要时可以给予辅助用具、矫形器来保证患儿功能。

二、关节被动活动和牵伸技术

牵伸,又称之为牵张,是一种作用于局部、风险小、疗效确切的痉挛治疗方法,可作为处理痉挛治疗的首选技术。其主要目的是恢复短缩肌肉至正常长度和促进拮抗肌活动以抑制痉挛肌,即在保持肌腱受到张力的同时牵伸痉挛肌。牵伸运动通过频繁作用维持软组织柔韧性以防止挛缩,不但可以起到暂缓痉挛及保持痉挛肌肉群肌纤维长度的作用,而且还可以维持关节的活动范围,防止关节挛缩变形。牵张的方式因患儿病情、痉挛程度等而有所不同。在痉挛治疗程序中,牵伸运动可视为第二阶梯,包括以下几个方面:

(一)徒手牵张

徒手牵张是临床上借助人工手法给予痉挛肌收缩相反方向缓慢持续、反复多次的牵张,对局部痉挛有一定的缓解。这种牵张效果维持时间短暂,在实施时需依据患儿痉挛存在的部位,遵循一定的顺序,采取恰当的姿势和体位进行牵张。

(二)器械牵张

器械牵张是相对徒手牵张而言,采取器械与器具牵张使痉挛肌张力降低的方法。目前临床上所用的器械包括关节康复器(CPM)、MOTO med 训练器、站立斜床、站立行走架等。由于其牵伸时间长、省力等优点而被广泛应用,可以降低肌张力、缓解肌肉痉挛,更有利于患儿功能活动的改善。

(三)矫形器系列

通常把上肢使用的矫形器称之为夹板,把下肢使用的矫形器称之为支具。使用夹板的目的是通过长期牵张肌肉,纠正和防止屈曲挛缩,给痉挛的肌肉提供持续的牵张作用,改变反射活动并降低牵张反射,改善肌力,使功能最大化。下肢矫形器,如踝足支具,可以控制踝关节的痉挛,矫正足内翻异常,恢复正常的步行模式;膝踝足支具可用于帮助站立或克服髋、膝关节的屈曲痉挛。

(四)石膏固定

对于严重痉挛所致马蹄足畸形、手腕屈曲畸形等伴有肌腱短缩者,可使用石膏固定。一般1~2周固定后调整一次角度,逐步起到降低痉挛、缓解挛缩的作用。

三、物理治疗

在痉挛的治疗中,物理治疗应是必不可少的阶段,被认为是痉挛治疗的第三阶梯。物理治疗是指利用力、电、光、声、磁、温度等物理因子来帮助患儿缓解病痛,使痉挛得到不同程度的降低,恢复其全身或局部功能的一种治疗方法。此阶段侧重于治疗性的主动运动训练,以功能活动作为目标,配合电刺激、水疗、按摩、针灸等。目的一是直接缓解痉挛状态肢体的肌张力,防止关节挛缩变形;二是缓解由于痉挛状态所引起肢体的疼痛,提高患儿的运动能力,从而提高患儿的生活自理能力,尽可能地改善其生活质量。研究表明,物理治疗在一定程度上能够改善患儿运动功能,防止肌肉挛缩,但治疗痉挛的效果有限。

痉挛管理成功的关键是及时开展运动疗法,首先应减少某些能加剧其他症状的因素,如无力、疲劳、疼痛性僵硬,再通过对痉挛的管理及调节肌张力来诱发患儿的移动水平。

(一)抑制过度肌紧张

对于过度肌紧张患儿,重要的是抑制反射机制释放的异常活动模式。

(1)患儿的训练体位非常关键,在训练中应强调避免头颈部的异常体位,防止异常运动模式的出现。通过矫正身体质量平衡分布、头和肩胛的体位和激励患儿完成准确的平衡旋转活动,从而促进正常运动模式的出现。

(2)在肌肉止点处进行长时间、缓慢牵拉对于某些患儿非常有效。但是应用此方法时,要注意牵拉的力度,如果进行暴力牵拉,对痉挛程度较重的患儿将造成骨膜和肌腱的损伤。

(3)有韵律、缓慢地模拟正常运动模式的被动运动可以缓解中等程度的痉挛,无痉挛或轻度痉挛情况下进行肌力训练能够有效提高肌力,并不加重痉挛甚至可减轻痉挛。需要注意的是:快速、突然地实施被动运动,再加上嘈杂的训练环境易导致患儿的痉挛程度加重。

(二)获得正常体位和正常运动模式的感觉

使患儿获得正常体位和正常运动模式的感觉是十分必要的。下肢伸肌痉挛的患儿常见痉挛模式主要表现为髋伸展、内收、内旋,膝伸展和踝关节跖屈,因此站立或坐位时很难感觉到那种通过足跟的负重。可以通过适当刺激,使患儿足跟充分负重,诱导出患儿的支撑反射,从而导致髋、膝、踝伸肌和屈肌肌肉共同收缩,加强患儿立位的稳定性。对无力的肌肉群应在抗痉挛模式下进行抗阻训练(肌力训练)。如 Bobath 技术采用反射性抑制模式进行抑制,待痉挛被控制后,让患儿逐步体验正常运动模式的感觉,随之诱发其在小范围内进行主动的、不太用力的、不引起痉挛的活动,随后,运动的活动范围逐步扩大,最终使患者能自主地控制痉挛,以正常的运动模式独立地完成日常生活的动作。如果异常体位作为训练体位将导致患儿出现异常的运动模式,如果一旦形成固定的运动模式,矫正起来非常困难。因此,患儿应尽早开始康复治疗,以保留正常的运动感觉。

(三)促进正常的运动模式产生

当反射机制优势减少至最小时,应促进正常的运动模式产生。因此,当患儿肌肉张力缓解后,应及时做促进肢体的正常运动的活动,如促进躯干和肢体的旋转动作,包括头、肩胛带、骨盆和肢体的运动模式。此外,还可以在降低痉挛的基础上进行肌力训练,如采用慢速的等速肌力训练或离心收缩肌力训练可抑制牵张反射,缓解痉挛。

(四)明确治疗目的

在痉挛方面,最令人关注的是其对日常生活功能的影响。如果患儿治疗的目标仅仅是获得正常运动模式,康复治疗师就应该明确患儿的治疗目的,鼓励患儿进行那些不产生异常运动模式的功能动作。如果患儿的治疗目的是以获得功能性独立为主,那么可以在一定程度上忽视异常运动模式,以促进功能代偿,进而恢复日常生活活动能力。

四、药物治疗

药物治疗在缓解痉挛方面主要以两种途径为主:一种是以巴氯芬为代表的口服抗痉挛药物的使用,另一种是以肉毒毒素为代表的去神经化学阻滞疗法。这两类都是这一阶梯,即第四阶梯重点讨论的内容。

(一)口服全身性抗痉挛药物

全身性的抗痉挛药物适用于全身多部位的肌肉活动亢进,可通过降低中枢神经系统或肌肉的兴奋性来改善肌肉的过度亢进,但疗效有限并存在剂量依赖性,在受累肌肉群较多、局部治疗效果不佳的情况下可以作为首选方法,以口服为主。临床上常用的全身性抗痉挛药物主要可以分为以下几类:①神经递质抑制剂,如巴氯芬、甘氨酸及其前体物质等;②苯二氮䓬类,如地西泮、氯硝西泮、氯氮䓬等;③影响离子外流的药物,如丹曲林、拉莫三嗪等;④单胺类药物,如替扎尼定、可乐定等。

(二)局部神经化学阻滞药物

通过对痉挛部位注射乙醇或苯酚进行神经阻滞,能有效降低肌肉痉挛状态,但重复注射后可导致感觉障碍、组织纤维化、血管坏死以及永久性外周神经瘫痪。常用局部注射神经化学阻滞抗痉挛药物可分为以下几类:①局部麻醉药物,利多卡因、依替卡因和布比卡因等;②乙醇类化合物,乙醇、苯酚等;③肉毒毒素。

其中,肉毒毒素是从肉毒梭菌中提取的一种有效的神经毒素蛋白,它通过抑制乙酰胆碱的释放而在神经-肌肉接头处发挥作用,从而导致暂时的化学去神经作用。肉毒毒素的注射目的主要是降低痉挛肌肉的过度活动,创造一个时间窗以提高运动和活动表现能力,并有助于预防骨骼畸形和软组织挛缩。

五、外科手术治疗

外科手术是痉挛处理的最后一个阶梯,即第五阶梯。常见手术有选择性背根切断术、周围神经切除手术、肌腱延长或切开等矫形外科手术,还有脑或脊髓切开、脊髓前侧柱切断等破坏性更大的手术。手术治疗可能会对儿童产生严重的不可逆并发症,如感觉丧失和过度肌无力等,故限制了其广泛应用。

对于痉挛的患儿来说,其治疗方案应从最简单的、最保守和不良反应最小的方法开始。如果低一级的方法无效,可考虑使用更高级阶梯方案,但是级别越高,侵害性和不可逆性损害越强,不良反应也就随之增多。因此,阶梯式治疗方案的基本原则是如果能使用低一级阶梯方法控制痉挛,就尽量不用高一级阶梯的方法。

（黄艳　张雪滢）

第七章 儿童常见肢体障碍

第一节 发育性肢体障碍

一、全面性发育迟缓

(一)概述

1.定义

全面性发育迟缓(GDD)是指5周岁以下的儿童在运动、语言或认知中存在2个或2个以上标志性里程碑(粗大运动/精细运动、语言能力、认知能力、交流能力和社会适应能力等)未达到预期发育标志,是儿童常见的神经发育障碍性疾病。

2.流行病学特点

(1)发病率:GDD的发病率为1‰～3‰。

(2)病因:①围产期因素,胚胎期的药物或毒物致畸、宫内感染、宫内营养不良、宫内缺氧、缺氧缺血性脑病、早产儿脑病、胆红素脑病和低出生体重等。②婴幼儿期,中枢神经系统外伤和感染、铅中毒和环境剥夺等。③遗传性疾病,染色体畸变和基因突变。尤其是一些遗传代谢病早期主要表现为全面性发育迟缓。④母亲不良妊娠史,多胎、妊娠高血压(妊高征)、妊娠糖尿病、吸毒和酗酒等。

(二)临床表现

(1)具有两个或两个以上发育指标明显低于同龄儿童的发育水平。临床主要特征是运动合并语言发育落后,运动合并认知发育落后,认知合并语言发育落后,认知、语言、运动指标均落后。

(2)临床上有暂时性、预后不确定性的特征。一部分GDD患儿可以发育成为正常儿童,部分则预后不良。GDD可发展成为智力发育障碍、语言发育障碍、脑性瘫痪、发育性协调障碍、孤独症谱系障碍和神经系统退行性疾病等。

(3)与遗传代谢相关。一部分GDD是遗传及遗传代谢病的早期表现。

(4)常见共患病。GDD 常共患癫痫、听觉障碍、先心病等。

（三）诊断

(1)5 岁以下发育早期的儿童。

(2)2 个或 2 个以上发育指标的延迟。运动功能、认知功能、语言功能、交流能力、社会适应能力和日常生活能力等中有 2 个或 2 个以上发育指标明显落后于同龄儿童。

(3)因年龄过小而不能完成一个标准化智力功能的系统性测试。病情的严重性等级不能确切地被评估。

(4)发育量表测试结果指标低。发育量表测试中 2 个或 2 个以上能区分值低于人群均值 2 个标准差；或智力发育指数(MDI)或运动发育指数(PDI)≤69 分。

(5)存在高危因素。脑损伤病史、母亲不良妊娠史。

（四）康复评定

1.量表评定

(1)Gesell 发育量表：是 GDD 诊断和随访最常用的量表，是对 0～6 岁儿童智力残疾的标准化方法之一，是判断小儿神经发育系统的完整性和功能成熟的手段。

(2)贝利婴儿发展量表(BSID)：评定婴幼儿行为发展的工具，适用于 1～42 月龄婴幼儿，包括心理量表、运动量表和行为评定量表。

(3)Peabody 运动发育评定：是目前儿童早期干预领域中被广泛应用的运动发育评定量表，适用于 0～6 岁儿童，可有效地鉴别运动发育正常儿童和发育迟缓儿童。

(4)全身运动(GMs)质量评估：是一种评估早产儿、足月儿和小婴儿中枢神经系统功能的保健工具。能够在 4 个月内对脑瘫等严重精神学异常发育障碍作出较可靠的预测。连贯一致的"痉挛-同步"和"不安运动缺乏"用于预测痉挛型脑瘫。对运动发育指标延迟的小婴儿应做 GMs 检查早期预测脑瘫，以便早期干预阻止其向脑瘫发展。

(5)儿童语言发育迟缓评定(S-S 法)：从认知研究的角度，一般将语言行为分为语法、语义、语言应用三个方面。S-S 法依照此理论对语言发育迟缓儿童的语言能力进行评定及分类。将评定结果与正常儿童年龄水平相比较，即可发现语言发育迟缓儿童。适用于 1.5～6 岁儿童，但其语言发展现状如未能超出此年龄水平，也可应用。

(6)韦克斯勒幼儿智力量表(WPPSI)：是国内外公认的智力发育检查量表。通过测试获得语言和操作分测验智商和总智商，智商的均数定为 100，标准差为 15，总智商均值低于 2 个标准差(70 分)为异常。适用于 3.5～6 岁的儿童。

(7)婴儿-初中生社会生活能力量表：根据独立生活能力、作业操作、交往、参加集体活动、自我管理五个方面进行测评。本量表既能应用于临床智力低下的诊断，又能应用于此年龄阶段的儿童社会生活能力的筛查。婴儿-初中生社会生活能力量表是世界公认且最常用的适应行为评估量表之一。评定结果：≤5 分，为极重度；6 分，为重度；7 分，为中度;8分,为轻度;9分,为边缘;10分,为正常;11分,为高常;12分,为优秀;≥13分,为非常优秀。适用年龄:6月龄～15岁。

2.主要体征

(1)肌力和肌张力:运动发育指标延迟部分可表现肌力和肌张力偏低,如竖头延迟可伴有控制头颈部的肌力和肌张力降低,独坐延迟可伴有腰背部肌力和肌张力降低;亦可伴有部分一过性的双下肢肌张力轻度增高和尖足,但不能满足脑性瘫痪的体征要求。认知、语言发育指标延迟,肌力和肌张力一般正常。

(2)反射发育:一般正常,可伴有握持反射消失延迟,少数可伴有踝阵挛阳性。

(3)姿势发育:大多正常,少数运动发育迟缓可伴一过性轻微尖足。

3.辅助检查

(1)头颅影像学:可表现为脑外间隙增宽、脑室稍扩大、脑室周围白质软化和脑白质减少等。部分患儿头颅影像学正常。

(2)听视觉脑干诱发电位:对疑有听视觉障碍者,应做听视觉脑干诱发电位和相应检查。

(3)脑电图:有惊厥者应做动态脑电图检查,以排除癫痫;严重的GDD患儿可出现脑电图背景波的改变。

(4)肌电图:对肌力和肌张力很低的患儿应做肌电图检查,以排除脊髓损伤性病变和婴儿型脊髓性肌萎缩。

(5)疑有内分泌或遗传及遗传代谢病:应做甲状腺素(T_4)、促甲状腺素(TSH)、血糖、血氨、肝功能、磷酸肌酸激酶、染色体核型及基因测序等进一步检查。

(五)康复治疗

1.早期干预

(1)以游戏为载体,让患儿在欢乐愉快的环境中主动接受训练。游戏治疗是目前国内外公认和推崇的最有效的康复治疗方法之一。以游戏为载体,通过视觉、听觉、触觉、嗅觉等多感官刺激训练,让患儿在欢乐愉快的环境中主动接受认知、语言、运动、交流和行为等各种功能训练;同时让他们在和其他孩子、老师,以及外界环境的反复互动中学习,丰富他们的信息量,促进他们的脑发育和发育功能的提高。

(2)语言与交流能力训练:语言训练包括个别训练和小组训练。个别训练的环境应安静、安全,室内布置简单,避免因丰富的环境分散孩子的注意力。时间最好是上午,以30～60 min为宜。治疗师要和孩子目光平视,诱发孩子的语言,及时鼓励非常重要。同时应用小组的形式进行集体语言和交流能力的训练,结合实际,与人和物密切接触中进行训练,循序渐进,稳步提高,以达到目标。训练内容主要是舌操、口型、语音、言语、吞咽和交流互动等。

(3)引导式教育法:通过娱乐性、节律性意向激发患儿的兴趣和学习动机,鼓励和引导孩子主动思考,向往目标,主动积极参与各种训练。利用环境设施、学习实践机会和小组动力诱发作用,最大限度地引导调动患儿的自身潜力。引导式教育将各种障碍儿童作为"全人"来对待,对语言、智力、情绪、性格、人际关系、意志、日常生活技能和体能结合起来进行教育训练,实现全面康复的目的。引导式教育将教育训练与其他治疗相结合,要求在训练过程中,引导员不要过多地帮助患儿完成某个动作,而是诱发患儿自主地完成该项动作。

(4)活动观察训练(AOT):让患儿主动观察人(微笑、伸舌、点头和面部表情变化等)或物(玩具、个性化和特殊的仪器设备),进行反复主动的模仿训练。

(5)目标-活动-运动环境(GAME)疗法:GAME疗法是以家庭为中心的康复治疗方式,所有教授给家庭的信息及方法都是根据父母的问题和要求,以及患儿所面临的问题而制订的。运动训练、家长教育和丰富的学习环境相结合。运动训练包括限制诱导疗法(CIMT)、蹲、站、坐等。家长教育包括患儿的发育、喂养、睡眠、玩耍以及其他信息。

(6)认知训练:通过多感官刺激训练,如视觉、触觉、听觉、嗅觉等不同的感官活动来输送信息,促进患儿对知识的理解,加强其对外界的认知,丰富他们的信息量。

(7)感觉统合训练:为特殊儿童提供一套科学与游戏相结合的训练环境作为一种有效的治疗手段,能改善患儿的感觉障碍及神经心理发育,刺激患儿前庭-眼动系统,增加视觉感觉统合、视觉功能和协调功能,尤其对伴有感觉统合失调的特殊儿童综合能力的提高有明显效果。

2.物理治疗

物理治疗(PT)分为两大类:一类以功能训练和手法治疗为主要手段,称为运动疗法;另一类以各种物理因子(如电、光、声、磁、冷、热、水等)治疗为主要手段,称为物理因子疗法。

(1)运动疗法:采用主动运动和被动运动,通过改善、代偿和替代的途径,旨在改善运动组织(肌肉、骨骼、关节、韧带等)的血液循环和代谢,促进神经-肌肉功能,提高肌力、耐力、平衡功能而改善功能障碍。儿童常应用神经发育学疗法(NDT)中的 Bobath 疗法、沃伊塔疗法(Vojta 疗法)、神经-肌肉激活技术和任务导向性训练(TOT)等。早期积极的运动疗法可促进 GDD 患儿的运动皮层活动,使大脑运动系统发育和细化,神经可塑性最大化,产生有效功能。运动训练不仅可以提高他们的运动功能,扩大活动范围,增长新的知识,同时可增进认知功能的发育。

(2)物理因子疗法:是应用电、声、光、磁和热等物理因子结合现代科学技术治疗疾病的方法。旨在直接引起局部组织的物理、化学、生理、病理变化,从而产生不同的作用,如神经反射作用、经络作用、体液作用和组织适应等,达到治疗的目的。物理因子疗法的分类主要有电疗法、水疗法、传导热疗法、光疗法、超声波疗法、经颅磁刺激疗法、磁疗等许多种类。物理因子疗法一般无创伤、无痛苦、无毒性不良反应,感觉舒适,儿童易于接受。

3.作业治疗

作业治疗(OT)是指通过有目的的训练、游戏、文娱活动等,促进感觉和运动技能的发展,提高儿童生活自理能力和帮助其获得学习的能力。儿童作业治疗的目的是尽可能减轻儿童的障碍,提高其功能,使儿童获得生活、学习能力,帮助儿童发展与日常生活技能有关的各种功能,最终融入主流社会。

4.药物治疗

病情较重的 GDD 儿童出生时有明显的脑损伤病史,同时伴有头颅影像学的异常,无癫痫发作史,可酌情应用 NGF 和 GM1 等神经营养药物。

(1)神经生长因子(NGF):NGF 具有促进神经元分化和成熟,刺激胞体和树突的发育,防止和延缓神经元的死亡,阻止异常炎症反应有关的三级损伤,促进轴突生长和髓鞘再生的作用。

(2)神经节苷脂(GM1):GM1 易于通过血-脑屏障,嵌入神经细胞膜结构,调节膜介导的细胞功能,促进神经重构和神经组织修复。

(刘文近)

二、脑性瘫痪

(一)概述

脑性瘫痪(简称脑瘫)是一组持续存在的中枢性运动和姿势发育障碍、活动受限,这种综合征是由发育中的胎儿或婴幼儿脑部非进行性损伤所导致的。脑瘫的运动障碍常伴有感觉、知觉、认知、交流和行为障碍以及癫痫和继发性肌肉、骨骼等问题。国内外报道目前脑瘫的患病率为 1.4‰～3.2‰,我国 1～6 岁儿童脑瘫患病率为 2.46‰。本病主要表现为运动障碍,伴有或不伴有感知觉和智力缺陷等。

脑瘫是一种发育障碍性疾病,可由不同原因和疾病导致。其核心问题是中枢性姿势运动控制障碍,可同时伴有一种或多种其他功能障碍或合并症,最常见的是智力障碍、癫痫、语言障碍、视觉障碍、听觉障碍、吞咽障碍和行为异常等,也可合并继发性肌肉萎缩、挛缩和骨关节的变形或脱位等。总的来说,脑性瘫痪会影响儿童终身的发育轨迹及其家庭生活,必须从促进功能发育和支持家庭康复服务的角度来综合考虑干预措施。

(二)临床表现

根据脑瘫的分型,其临床表现及解剖学特征主要概括如下:

1.痉挛型四肢瘫

痉挛型四肢瘫以锥体系受损为主,包括皮质运动区损伤及传导束损伤。婴幼儿早期即表现为姿势运动发育落后于同龄正常儿童,运动范围变小而加重运动障碍和姿势异常,分离运动受限,动作发展速度慢,功能不充分。原始反射延迟消失,锥体束征阳性,踝阵挛、牵张反射亢进及肌张力检查时呈折刀征等。具体表现为四肢肌张力增高,以躯干和上肢伸肌、下肢部分屈肌以及部分伸肌肌力降低为主。上肢背伸、内收、内旋,肘关节屈曲,前臂旋前,腕关节屈曲,手指关节掌屈,手握拳,拇指内收,躯干前屈;下肢髋关节屈曲、内收、内旋,膝关节屈曲或过伸展,尖足、马蹄足内翻或外翻,行走时足尖着地,呈剪刀样步态。下肢分离运动受限,足底接触地面时下肢支持体重困难。痉挛型四肢瘫一般临床表现重于痉挛型双瘫,可表现为全身肌张力过高,上下肢损害程度相似,或上肢重于下肢。

2.痉挛型双瘫

痉挛型双瘫在脑性瘫痪患儿中最为常见,症状同痉挛型四肢瘫,主要表现为全身受累、双下肢痉挛及功能障碍重于双上肢。

3.痉挛型偏瘫

症状同痉挛型四肢瘫,临床症状较轻,具有明显的非对称性姿势运动模式,主要障碍在一侧肢体,多见明确的颅脑影像学改变。

4.不随意运动型

不随意运动型以锥体外系受损为主,主要包括手足徐动、舞蹈样动作、扭转痉挛、肌张力障碍(强直)等,也可同时具有上述几种表现。不随意运动型最明显特征为非对称性姿势,头部和四肢出现不随意运动,即进行某种动作时常夹杂多余动作,出现四肢、头部不停地晃动,颜面肌肉、发音和构音器官受累,常伴吞咽困难及语言障碍。当进行有意识、有目的的运动时,表现为不自主、不协调和无效的运动增多,与意图相反的不随意运动扩延至全身,安静时不随意运动消失,远端运动障碍重于近端,难以实现以体轴为中心的正中位姿势运动模式。该型肌张力随年龄改变,婴儿期多见肌张力低下,年长儿多见肌阵挛、肌强直等。腱反射正常,原始反射持续存在并通常反应强烈,如紧张性迷路反射、非对称性紧张性颈反射。

5.共济失调型

共济失调型以小脑受损为主,可累及锥体系及锥体外系。其主要特点是运动感觉和平衡感觉障碍所致保持稳定姿势和协调运动障碍、平衡功能障碍以及无不自主运动等。常有平衡障碍及运动笨拙,步态不稳,两脚左右分离,不能调节步伐,醉酒样步态或步态蹒跚,身体僵硬,方向性差,运动速度慢。肌张力偏低,过度动作或多余动作较多,动作呆板机械而且缓慢。头部活动少,分离动作差,可有意向性震颤及眼球震颤。语言缺少抑扬声调,而且徐缓。闭目难立(+),指鼻试验、对指试验、跟胫膝试验等难以完成。腱反射正常。

6.Worster-Drought 综合征

Worster-Drought 综合征是一种以先天性假性延髓(球上)轻瘫为特征的脑瘫,表现为嘴唇、舌头和软腭的选择性肌力减低,吞咽困难、发音困难、流涎和下颌抽搐。

7.混合型

混合型具有两型以上的特点。

（三）诊断

根据《中国脑性瘫痪康复指南（2022 版）》最新修订的脑性瘫痪诊断标准,脑性瘫痪诊断依据为四项必备条件及两项参考条件。

1.四项必备条件

（1）中枢性运动障碍持续存在:婴幼儿脑发育早期发生抬头、翻身、坐、爬、站和走等粗大运动功能障碍和手的精细运动功能障碍、生活活动能力障碍或显著发育落后。功能障碍是持久性、非进行性,但并非一成不变,临床表现可轻可重,可缓解也可加重,重症可导致继发性损伤,产生关节挛缩和畸形,从而加重运动障碍。

（2）运动和姿势发育异常:未遵循小儿正常姿势运动发育的规律和特点,姿势运动发育落后于运动发育里程碑,表现为姿势运动发育的未成熟性、不均衡性、异常性、多样性和异常发育的顺应性。包括动态和静态以及俯卧位、仰卧位、坐位和立位等不同体位时运动模式和姿势异常,轻重程度存在个体差异,应根据不同年龄段的姿势发育特点而判断。

（3）肌张力及肌力异常:脑性瘫痪儿童存在不同程度的肌张力异常并伴有轻重不等的肌力降低。痉挛型脑瘫肌张力增高,不随意运动型脑瘫肌张力波动,以强直为主,共济失调型肌张力偏低。可通过检查肌肉硬度、牵张反射、静止性肌张力、姿势性肌张力和运动性肌张力及关节活动度(手掌屈角、双下肢股角、腘窝角、肢体运动幅度、关节伸展度、足背屈角、围巾征等)进行判断。

（4）反射发育异常:主要表现有原始反射延缓消失或持续存在,立直反射及平衡反应的延迟出现或不出现,锥体系损伤时可有病理反射阳性。

2.两项参考条件

（1）有引起脑性瘫痪的病因学依据:出生前、围产期、出生后至 3 岁前的各类病因导致的非进行性脑损伤,如早产、低出生体重、缺氧缺血性脑病、胆红素脑病和宫内感染等。

（2）可有头颅影像学改变:包括头颅 B 超、计算机体层成像（CT）、磁共振成像（MRI）等影像学检测结果异常。

（四）康复评定

康复评定是进行康复治疗的前提,是康复干预的重要环节,通过康复评定可以全面了解患儿的各种功能,综合分析个人、环境因素对其病情的影响,是脑性瘫痪诊断、功能评定、判定疗效和预后的重要技术手段。康复评定应遵循《国际功能、残疾和健康分类（儿童和青少年版）》（ICF-CY）,从患儿器官水平、个体水平和社会水平三个层面进行。

具体见第三章内容。

（五）康复治疗

脑性瘫痪治疗方法主要有现代康复、传统康复以及中西医结合康复，其中现代康复治疗方法主要包括运动治疗、物理因子治疗、作业治疗、语言治疗、药物治疗、神经调控技术等常规康复训练；传统康复治疗主要包括针灸、穴位注射治疗、推拿按摩、经络导平等。

1.运动治疗

运动治疗采用主动运动和被动运动，改善运动组织的血液循环和代谢，促进神经肌肉功能，纠正躯体畸形和功能障碍并提高肌力、耐力、心肺功能和平衡功能。

在实施运动治疗时，康复治疗师应遵循儿童运动发育的规律进行训练，头部的控制和支撑抬起训练、翻身训练、坐位训练、膝手立位和高爬位的训练、站立和立位训练、步行训练、步态改善和实用性训练等。在抑制异常运动模式的同时，进行正常运动模式的诱导，增强肌力，逐渐形成运动的协调性。通过肢体的主动运动可促进中枢神经系统功能区域重组，接管或代偿受损区域的功能，从而完成现实生活中的任务和活动目标。治疗过程中应采用整体目标导向性的任务实践训练，依据脑瘫儿童的认知能力、运动类型、环境、目标、儿童和家庭偏好及可用的资源，选择有效的干预措施。坐到站的转换和功能性任务训练可以提高脑瘫儿童粗大运动功能、移动能力和日常生活活动能力。运动治疗常用的方法包括任务导向性训练、目标导向性训练、动作观察疗法、镜像视觉反馈疗法、减重步态训练、体能训练、渐进抗阻训练、核心稳定性训练，以及预防挛缩的运动治疗方法。

2.物理因子治疗

常用的物理因子治疗方法包括：功能性电刺激（FES）、重复经颅磁刺激（rTMS）、水疗、蜡疗、经颅直流电刺激（tDCS）、生物反馈疗法、深部脑刺激（DBS）等。

FES可改善脑瘫儿童的下肢关节活动度及步行能力，可联合应用骑车或跑步机等训练。FES联合口腔感觉运动疗法可提高口腔肌肉运动能力，适宜于伴有流涎、咀嚼和吞咽等障碍的脑瘫儿童。rTMS可降低脑瘫儿童肌张力，提高肢体运动功能；rTMS联合限制诱导疗法，可提高偏瘫型脑瘫儿童手功能。水疗可降低脑瘫儿童的痉挛程度，改善运动功能和情绪，提高生活质量。脑瘫儿童应用蜡疗可改善血液循环、营养状况及降低肌张力等，对于痉挛型脑瘫效果更佳。生物反馈疗法结合步态训练，可有效改善脑瘫儿童的平衡、运动功能及ADL。另外，DBS可能是治疗脑瘫儿童肌张力障碍的有效选择。

3.作业治疗

脑瘫儿童作业治疗是通过有目的的训练、游戏、文娱活动等，促进感觉和运动技能的发展，提高患儿生活自理能力和帮助其获得学习的能力。

(1)上肢精细运动功能训练:基于参与的目标导向性训练可提高脑瘫儿童及青少年对体育活动的参与度及满意度。动作观察疗法能改善偏瘫型脑瘫儿童的身体功能、活动功能和参与度。限制诱导疗法(CIMT)是偏瘫患儿作业治疗常用的方法,可以提高偏瘫型脑瘫儿童患侧手臂和手的运动功能以及运动控制能力,可能对偏瘫型脑瘫儿童双手的长期发展具有积极影响,低强度的 CIMT 效果优于同等强度的其他训练。

(2)ADL 训练:日常生活活动能力训练内容包括进食训练、洗漱训练、更衣训练、如厕训练、沐浴训练、转移能力训练等。

(3)书写训练:书写是脑瘫儿童 MACS 的评定项之一,是脑瘫儿童学习中手功能最主要的体现。书写训练能够提升脑瘫儿童手部精细运动功能,提高书写能力。

(4)多感官刺激及感觉统合训练可改善脑瘫儿童包括视觉、前庭觉等感觉功能,还可以改善粗大运动、平衡及步行功能等综合能力。

另外,虚拟现实技术(VR)可在患儿和虚拟环境之间创建感觉-运动的交互作用,可减少参与者在常规康复过程中的无聊感,VR 游戏可改善脑瘫儿童的上肢运动控制能力。基于交互式计算机游戏治疗可以提高脑瘫儿童活动和参与能力,结合手功能训练可以提高脑瘫儿童的手功能和认知能力。

4.言语治疗

大部分脑瘫儿童存在构音器官和摄食系统的中枢性神经运动异常,造成患儿发声困难、摄食困难,严重影响患儿言语语言、摄食和交流能力的发育。言语治疗针对上述问题进行系统训练。训练内容包括呼吸训练、发声训练、口部运动训练、构音功能训练、认知功能训练、语言理解及表达能力训练、语言沟通能力训练、读写训练以及吞咽摄食功能训练等。

5.中医康复治疗

中医康复治疗是脑性瘫痪儿童康复治疗的重要组成部分,在脑瘫的康复治疗中有独特的优势。中医康复治疗方法很多,其中推拿、针灸、中药等治疗方法在脑瘫的康复治疗中发挥了重要作用。中药辨证分型治疗配合传统或现代康复治疗方法对脑瘫儿童具有较好的康复治疗效果。

此外,药物治疗、外科治疗、其他治疗(文娱体育、心理治疗、游戏疗法、音乐疗法)、辅助器具应用及共患病治疗也是非常重要的康复治疗方法。在对脑性瘫痪儿童进行康复治疗时,应该采取正确的康复策略,尽早干预,在强调"全人"发展、医教结合、家庭成员积极参与的方式下,实施促进身心全面发展的康复治疗。

总之,脑性瘫痪是终身性疾病,随着年龄的增长,患儿体重和身高不断增加,能量消耗也随之增加,肌肉痉挛和异常运动模式持续存在,容易继发骨骼畸形、关节劳损和慢性疼痛,严重影响其日常生活活动能力,最终导致患儿活动和参与受限。为脑性瘫痪儿童制订康复治疗策略时,需要综合的考虑,让患儿及家长参与康复目标的制订,让康复治疗尽可能融入其日常的生活和学习中,鼓励患儿积极主动参与康复治疗,最佳化功能、最小化残疾。目前用于治疗脑性瘫痪的康复技术非常多,脑性瘫痪的康复治疗方法和治疗方案的选择要通过康复评定(治疗前、治疗中和治疗后进行)了解患儿功能障碍状况、发育水平、家长愿望及需求等,找出脑性瘫痪儿童存在的主要问题和需要优先考虑的问题,再根据脑性瘫痪儿童的年龄、发育水平、运动功能状况、运动学理论、运动学习理论和神经发育学理论等,选择当前循证医学证据高、性价比高、以家庭为中心的康复技术,从而制订针对性强的康复目标和康复治疗策略,以改善患儿身体和结构的异常,提高患儿活动和参与水平。

三、发育性运动协调障碍

(一)概述

1.定义

随着疾病谱的改变,一些儿童期发病的发育障碍性疾病越来越得到临床重视,发育性运动协调障碍(DCD)就是其中一种,是指由于运动能力和运动协调能力的不足导致日常生活能力受限和学习成就受到影响的一组神经发育障碍性疾病,又称笨拙儿童综合征、运动技能障碍、轻微神经功能障碍、发育性运用障碍和运动失调等。我国《中国精神障碍分类与诊断标准第3版》(CCMD-3)将其命名为"特定运动技能发育障碍"。

特别指出的是这种运动障碍性问题不是由于脑性瘫痪、肌肉萎缩、视觉损伤和智力障碍等神经学意义上损伤而引起的运动功能障碍导致的。如果存在智力障碍儿童,临床诊断DCD时,其运动障碍的严重程度要高于智力所对应的运动功能水平(智龄大于运动协调龄)。DCD是儿童期的慢性神经系统障碍,可致运动的计划和协调障碍,使大脑发出的信号不能准确地传递给肢体,即皮层对运动的自动处理过程缺陷或皮层参与的运动内部模式的缺陷而导致运动协调障碍。如不治疗会持续终身,影响学习和日常生活活动。

2.流行病学特征

(1)发病率:统一采用DSM-5或DSM-4诊断标准,发病率为5%~10%,男女比例为4:1。其中30%~70%的DCD儿童核心症状持续到成年。我国内地学龄儿童患病率约0.82%,另显示独生子女DCD患病率为8.7%,非独生子女DCD患病率为5.9%。早产儿和极低出生体重儿发生DCD的风险高。

(2)病因:DCD是一组病因复杂、发病机制尚未明确的发育障碍性疾病。通常认为,早产和围产期缺氧等是常见因素。国内一项大样本的回顾性研究表明,母亲年龄、孕早期(<20周)先兆流产、妊娠期间压力大、胎儿难产或早产、慢性肺部疾病和新生儿病理性黄疸是导致DCD的高危因素。其中早产引发的DCD发病率是同体重足月婴儿的2倍。肥胖和环境压力因素与DCD有一定的相关性,肥胖和环境压力既是DCD的诱因,也可能是DCD带来的不良影响。DCD的遗传因素研究方面,目前没有明确的定论。

（3）发病机制：有研究显示，相对于其他脑组织，在发育障碍性疾病中大脑皮层受损最常见。因此，运动皮层缺陷是 DCD 发病最主要的原因，主要与皮层比其他脑组织发育成熟延迟的特点有关。另外，严重皮层结构受损儿童表现出的运动障碍，与 DCD 儿童也非常相似。因此，DCD 与脑组织损伤是密不可分的。

DCD 发病的核心机制是大脑皮层"自动处理过程"缺陷，包括运动的前反馈异常和运动后期皮层内对运动的修饰、调节模式的缺陷。临床出现动作笨拙、书写等精细运动功能受损的表现。

（二）临床特点

1.主要临床表现

（1）粗大和精细运动技能障碍：如骑自行车、跳绳、接球、跨步、跳跃、扣纽扣、系鞋带、使用剪刀等有困难，运动时显得笨拙（动作缓慢）或不协调（如疾走），某些特定运动技能发展迟缓，可能会撞到物体、弄洒液体或碰翻物体。

（2）感觉运动协调障碍、视觉空间信息处理过程障碍：患儿需要不断变换身体姿势或必须适应周边环境中的各种变化时，以及在进行需要协调使用身体两侧的活动时会更加困难。

（3）体位控制和身体平衡能力障碍：患儿在做需要身体平衡技能的运动（如站着穿衣裤）时更加明显。DCD 儿童较正常儿童在预测球的运动轨迹、身体姿势控制，以及组织和模仿学习运动能力方面都存在显著差异。

（4）处理问题的计划策略障碍：患儿不能快速而准确地处理运动中出现的变化和判断运动将出现的结果和应对策略，尤其是在兼顾速度和精确度的某些特定运动技能方面有困难，如书写、整理书桌和储物柜等。

（5）学习新运动技能困难：一旦患儿学会某种运动技能，这种运动可以做得很好，但在其他运动方面仍然表现不佳。

2.共患病

DCD 临床共患的疾病很多，主要有学习困难和注意力缺陷多动障碍（50％～70％）。其次为语言发育迟缓以及视空间知觉、知觉-运动功能、工作记忆、言语理解、推理能力等方面均存在损害。同时，DCD 儿童出现情绪和行为问题比例较高。比如社交退缩、挫败感、缺乏自尊，甚至焦虑、抑郁等情绪，以及易疲劳。随着年龄的增长，行为问题可能表现更加突出，如对挫折的低耐受性、逃避与同龄人交往，可终身伴有情感、行为和社会交往障碍等症状。

3.诊断

（1）运动协调能力低于正常同龄人水平，行动表现笨拙（例如掉落或撞到物体）以及动作技能（例如抓握、坐着玩、行走、蹦跳等）表现缓慢和不准确。

（2）运动技能缺陷显著持续干扰日常生活、学业、工作，甚至娱乐。

（3）障碍在发育早期出现。

（4）运动技能缺陷并不能更好地解释为智力残疾（智力发育障碍）或视力障碍，不能归因于影响运动的神经状态（例如脑瘫、肌营养不良和神经肌肉退行性疾病等）。如果同时存在免疫缺陷病（IDD），运动障碍的症状要显著高于 IDD 所应有的运动障碍。

4.鉴别诊断

（1）脑性瘫痪：CP 具有中枢性运动障碍持续存在、运动和姿势发育异常、肌张力及肌力异常、反射发育异常等特征。DCD 没有显著的走、跑等大的运动功能障碍，主要表现在以精细动作为主的运动协调功能的障碍。

（2）肌营养不良：患儿主要表现为进行性下肢无力、腓肠肌肥大、肌酸磷酸激酶显著增高和家族遗传史等。肌电图提示肌源性损伤，肌活检和基因检测可确诊。

（3）脊髓性肌萎缩：患儿主要表现为全身软瘫、肌力和肌张力降低、腱反射减弱或消失，肌电图提示神经传导受损，肌酶不高和家族遗传史等。基因检测可明确诊断。

（三）康复评定

1.评定量表

（1）儿童标准运动协调能力评估测试（MABC）：国际上公认的首选筛查量表，是判定儿童运动能力是否正常的重要标准，也作为临床和科研中评定 DCD 较权威的工具。

其最新版是 MABC-2，被称为"运动协调能力的 IQ 测试"，用以评估 3～16 岁儿童的动作协调能力，分为 3～6 岁、>6～10 岁、>10～16 岁 3 个年龄段的评估。其分为 4 个子测验，分别对应检测手的灵巧性、球技、静态平衡和动态平衡等能力，根据 MABC 使用手册中标准分转化表，将各测试项目的原始分转化为 1～19 的标准分，各项目标准分相加为运动障碍总分。总分<56 分为运动协调能力异常，57～67 分为可疑，>67 分为正常。

（2）发育性协调障碍问卷（DCDQ-R）：适用于 5～15 岁儿童的 DCD 问卷调查，由 15 个项目组成，主要包括精细动作、控制能力、协调能力等儿童功能性运动技能，每个项目 1～5 分。得分与协调能力呈正相关，总分≤49 分为 DCD，49～57 分为疑似 DCD，≥57 分为正常。DCDQ-R 临床应用较多，对其他运动发育问题的疾病流行病学调查也有借鉴作用，但在小年龄段的学龄前儿童中使用时仍需谨慎。

（3）Bruininks-Oseretsky 运动能力测试-2（BOTMP-2）：用于检测粗大和精细运动功能，适用于 4.5～14.5 岁的儿童。共有 8 个子测试，其中 4 个用于步态、平衡、双侧协调和力量检测，3 个用于上肢协调、反应速度和视觉运动控制，1 个用于上肢速度和灵巧度。

（4）知觉效能和目标设定系统（PEGS）：用于设立治疗目标及评估结局的评定工具。其核心原则是康复干预必须首先得到家庭的认可和符合儿童的意愿，促使儿童更积极主动地参与到相应的治疗中去。还可帮助治疗师了解儿童感知日常活动能力的情况，并依此设立治疗目标,有利于最大限度地优化治疗结局,提高儿童的自我效能。

（5）其他评估方法还包括评估智力和社会适应能力的测试。韦克斯勒幼儿智力量表（WPPSI）、韦克斯勒儿童智力量表［WISC 或联合型瑞文测验（CRT）］；评估运动能力的：粗大运动功能评定（GMFM）、精细运动功能评定（FMFM）和 Peabody 运动发育量表；评估较大儿童书写流利性的：书写速度评估。对学习成绩、学业成就正常的 DCD 儿童,不需要进行智商测定。如果存在可疑认知损害的证据,必须进行智商测定,以确保 DCD 患儿运动协调能力低于同等智商的标准运动协调能力。

2.运动协调性评定

指鼻试验、指指试验、跟膝胫试验、轮替动作、闭目难立征、上肢准确性测验和手指灵巧性评价等。

3.临床评估

（1）排除其他疾病导致的运动协调能力障碍,比如脑性瘫痪、智力障碍、听力障碍、视觉障碍和神经肌肉病等。

（2）是否存在导致 DCD 的高危因素,比如早产、围产期缺氧及窒息等病史。

（3）病史采集方面,家长提供家族史,包括有无 DCD 及其共患病,家庭环境因素（如心理社会因素）、家长精神和神经系统疾病史、社会状况等；出生史、可能的病因（孕前、孕中和孕后各种危险因素,儿童的运动发育里程碑,目前的社会成就,社会接触和社会参与,意外事故）等。一般还需要教师提供在校时的学业成就、运动和活动参与情况。

4.辅助检查

（1）普通头颅影像学和脑电图检查均可正常。

（2）功能 MRI 可通过持续视觉运动追踪任务检测,动态观察 DCD 儿童的顶叶脑激活水平是否降低。有研究表明,顶叶脑激活的降低提示与协调功能障碍有关。

（3）MRI 弥散张量成像技术对 DCD 儿童进行感觉运动和小脑通路的整合实验研究可见皮质脊髓束和皮质丘脑束后部的平均弥散水平降低,表明 DCD 儿童可能存在感觉运动神经通路超微结构的改变。

（四）康复治疗

1.以任务为导向的方法

此类治疗包括特定任务干预、以认知为导向的日常作业训练和神经运动任务训练。特定任务干预直接关注于技能本身,把一个特定的任务分为若干步骤,进行独立练习,再相互连接以完成整个任务,来达到提高运动能力和自我评价的目的。这些疗法的核心是提高运动想象能力。

（1）认知和日常动作技能导向训练法：对儿童日常生活的基本活动进行教学,使认知和日常动作技能在生活、学习、娱乐和体育运动中得到强化,是一种较为有效的干预手段。

（2）神经动作任务疗法：根据儿童神经系统正常生理功能及发育过程，运用诱导或抑制的手段使儿童逐步学会如何以正常的运动模式去完成日常生活动作的一系列治疗方法，对 DCD 儿童粗大动作和精细运动产生积极的影响。

（3）运动想象训练：目前研究的一个热点，其核心是针对 DCD 儿童存在运动想象能力障碍。在提高运动技能方面，运动想象训练可达到与感觉统合训练同样的效果。

（4）虚拟现实技术（VR）：通过输入设备、输出反馈设备和输入技术，向计算机送入各种命令，通过严密设计的三维交互传感设备，由计算机生成的实时动态三维立体逼真图像，将模拟环境、多感知（视觉、听觉、触觉、力觉、运动、嗅觉和味觉等）、自然技能（人的头部转动、眼睛、手势、其他人体行为动作）等分别反馈到 DCD 儿童的五官，进行反复的互动训练。对提高 DCD 儿童的运动协调功能正常化具有重要的作用。

（5）特定任务训练法：特定任务治疗能提高 DCD 儿童的运动功能。其与心理干预相结合能够提高 DCD 儿童运动表现和自我概念。对于以基础动作训练和智能治疗为基础的现代物理治疗，目前研究较少。

（6）治疗师指导下的家长和教师干预法：治疗师根据每个 DCD 儿童的特点，为儿童设定简单易行的治疗方法，指导家长和老师进行干预，是行之有效的必不可少的治疗方法。家长培训被认为是改善 DCD 预后的一项重要措施，有研究者采用基于证据的在线教育系统，有效地提高了家长对 DCD 疾病的认识，改善了 DCD 的预后。

2.以运动程序或缺陷为导向的治疗方法

此即程序导向训练，治疗方法包括感觉统合治疗、感觉运动导向治疗和程序导向治疗。这些训练方法主要是纠正运动过程中存在的缺陷，提高运动功能。

目前，国际上普遍认为，在《国际功能、残疾和健康分类（儿童和青少年版）》（ICF-CY）框架下，开展的"任务导向训练"效果优于"程序导向训练"。任务导向训练主要包括：①以训练者为中心（对训练者有意义）；②目标导向主要目标参考 ICF-CY 评定的活动和参与部分；③任务和内容有针对性；④需要训练者的主动参与；⑤主要是提高功能而不是为了达到正常化；⑥旨在家长/监护人的积极参与，以便在日常生活环境中可以进行学习训练。

3.生态干预法（EI）

此疗法引用运动学"动力系统"理论，将个体的运动技能的产生和发展归因于"协调结构"不断完善的结果；根据该理论，个体的每一项技能动作所涉及的肌肉和关节不是直接由运动控制中枢调控的，而是由神经系统中特定功能单位进行调节的，这些功能单位被称之为协调结构或动作单元。动作单元的产生主要来自于运动"实践"和"经验"或自然存在并由运动环境中获取的"经验"修整而成。因此，以"动力系统"理论为基础的 EI 干预法，不仅强调了个体现阶段本身运动机能的恢复，更强调个体环境中不断对 DCD 产生影响的因素进行矫正，将家庭、学校和社区也作为干预的依据和目标，实现了动力系统理论模型中个体状况、运动环境和运动方式之间的交互关系。

4.共患病的治疗

可应用哌甲酯治疗最常见的共患病注意缺陷多动障碍(ADHD),改善 ADHD 儿童的注意力和减缓行为问题,可同时改善 DCD 儿童的动作能力。

5.家长、学校的参与

DCD 的干预应是医院-学校-家庭共同参与的综合性措施。应向家长和学校宣教 DCD 的相关知识,早期发现、配合治疗,使家庭干预成为干预措施中不可缺少的部分。

6.心理干预

对有社交退缩、挫败感、缺乏自尊,甚至焦虑、抑郁等情绪和行为问题的患儿,要进行心理干预。

(五)预防及预后

DCD 是一组病因复杂、发病机制尚未明确的发育障碍性疾病,不同的儿童可能存在不同的发病机制,容易共患多动症、感觉统合障碍和学习困难等,可持续到青春期或成年。在儿童期主要影响生活自理和学业表现。少年时使他们感到困扰的主要是与同伴相处受挫;青春期则突显自我意识、情绪和行为问题。成年期会引起肥胖、心血管疾病、精神疾病发病率增加,导致社会成就低等。DCD 属于一种终身存在不良影响的慢性疾病,需要临床早期识别和积极的康复干预。

该病发病率高,诊断率低,临床对其危害认识不足。早发现、早干预,可大大提高 DCD 患儿的预后。有报道称,80%的 DCD 患儿预后较好,20%的 DCD 患儿预后较差。合理的康复可有效改善 DCD 患儿的功能水平,所有 DCD 患儿均应接受康复治疗,除了专业的医生和治疗师外,家长和学校老师的积极支持必不可少。

(武志华)

第二节　获得性损伤

一、获得性脑损伤

(一)概述

获得性脑损伤(ABI)是一种出生后发生的非退行性脑损伤,可分为两类:

(1)非创伤性:包括脑卒中、其他脑血管意外、肿瘤、颅内感染、缺氧、代谢紊乱和有毒物品吸入/摄入。

(2)创伤性:创伤性脑损伤(TBI)是儿童获得性残疾中最常见的原因,也将是本节所介绍的主要疾病。创伤和非创伤性 ABI 康复途径是相似的。

（二）临床表现

获得性脑损伤后，由于不同患儿脑损伤部位、致伤机制、伤情轻重、就诊时机等因素的不同，临床表现差异较大，本部分仅介绍伤后常见功能障碍。

1.意识障碍

意识障碍是 TBI 患儿伤后最为常见的症状，按照轻重程度可以分为 4 级：嗜睡、昏睡、浅昏迷、深昏迷。很多重症患儿合并意识障碍，甚至会遗留慢性意识障碍。

2.身体结构和功能

患儿表现为头痛、眩晕、视力障碍、视空间障碍、听力损失、感觉缺失、关节挛缩、共济失调/动作不协调、平衡障碍、易疲劳、癫痫等。

3.情感障碍

患儿表现为情绪波动或易变、否认、焦虑、抑郁、暴躁、自责、低自尊、自我为中心、不稳定、淡漠、解决问题能力障碍。

4.认知/行为障碍

患儿表现为清醒减少、方向障碍、心不在焉、不能集中精神、疑惑、易激动兴奋、记忆障碍/遗忘、持续困难、判断受损、表达/语言受损。

5.活动和参与受限

患儿表现为床上活动受限、转移受限，坐位、站立位、步行功能障碍等，以及在个人卫生、穿衣、进食、睡眠、精细运动功能、学习能力等方面出现障碍。

（三）康复评定

TBI 患儿应采取适当的三级预防措施，采取早期综合康复防止并发症，以最大限度地减轻脑外伤引起的某些缺陷和残疾。理想情况下，受伤 24 h 内就应由康复医师对脑损伤患儿进行初次康复评估，而不是再将康复仅作为恢复过程最后阶段的治疗；应将其作为脑损伤急性期评估和治疗的内容，将综合康复评估与治疗贯穿于整个恢复过程中，使患儿得到最好的康复结局。

康复医师对中重度 ABI 患儿进行初次评估需要考虑：目前遗留功能障碍的评估；预后的判断；开始早期康复介入，预防并发症；根据患儿情况制订长期康复计划。

1.意识状态评估

格拉斯哥昏迷评分（GCS）是用于评价神经系统状态的标准化工具，为了适应儿童人群的应用，有研究者修订为儿科昏迷量表（PCS），适用于急性期的患儿。目前昏迷恢复量表-修订版量表（CRS-R）已经是国际上意识障碍诊断行为学评估的"金标准"，而且在国内也得到了越来越广泛的使用，适用于恢复期的患儿。

2.功能评估

（1）运动功能评估：目前常采用的是粗大运动功能测试（GMFM）、精细运动能力测试(FMFM)、Peabody 运动发育量表(PDMS-2)等。

(2)肌张力、肌力评估:肌张力评估目前常用的有改良 Ashworth 量表、改良 Tardieu 量表。肌力评估主要使用徒手肌力检查法。

(3)日常生活能力评定:TBI 患儿的日常生活能力常会受影响,导致活动受限,常用的评价指标有改良巴塞尔(Barthel)指数、儿童功能独立性评定量表(WeeFIM)、婴儿-初中生社会生活能力量表等。

(四)康复治疗

获得性脑损伤的康复治疗可以分 3 个阶段进行:急性期、恢复期和后遗症期康复治疗。

1.急性期的康复治疗

大量研究早已证明康复介入时间越早越好。目前国际上一致强调获得性脑损伤的康复应从急性期介入,患儿生命体征一旦稳定即可进行。早期康复治疗可加速相关神经细胞轴突的发育,促进病灶周围组织或健侧脑细胞的重组或代偿,预防并发症的出现,促进患儿正常运动模式的形成,降低患儿致残率、改善生活质量,达到最大的功能恢复。

(1)支持治疗:给予高蛋白质、高热量饮食,避免低蛋白血症,提高机体的免疫力,促进神经组织的修复和功能重建。所提供的热量宜根据功能状态和消化功能情况逐步增加,蛋白质供应量为每天每千克体重 1 g 以上,可从静脉输入高营养物质,如复方氨基酸、白蛋白等,同时保持水和电解质平衡。当患儿逐渐恢复主动进食功能时,应鼓励和训练患儿吞咽和咀嚼。

(2)保持良好姿位:让患儿处于感觉舒适、对抗痉挛模式、防止挛缩的体位。头的位置不宜过低,以利于颅内静脉回流;偏瘫侧上肢保持肩胛骨向前、肩前伸、肘伸展,下肢保持髋、膝微屈,踝中立位。要定时翻身、变换体位,预防压疮、肿胀和挛缩。可使用气垫床、充气垫圈,预防压疮的发生。急性期的康复重点在于预防压疮以及软组织挛缩。可以使用矫形器固定关节于功能位。

(3)高压氧治疗:高压氧治疗脑损伤原理为增加血氧含量,提高血氧分压;高压氧环境下脑血管收缩,脑水肿减轻,颅内压降低;高压氧促进侧支循环形成;增加脑干网状激活系统供血量,提高上行性网状系统兴奋性,有利于觉醒;高压氧状态下,脑组织的氧供也增加,使变性脑组织缺氧区的缺氧状态解除,水肿消退,脑组织的有氧代谢恢复,有利于病灶区脑细胞生理功能恢复,使脑外伤后综合征症状减轻或消失。

对于急性期脑外伤患儿应积极尽早实施高压氧治疗。一般认为,治疗开始时间应在伤后 2 周以内。每天 1 次,10 天为一疗程,一般治疗 2～3 个疗程。

(4)促醒治疗:对于重度 ABI 昏迷的患儿,除药物和手术治疗降低颅内压、改善脑内血液循环外,可采用一些外周的信息刺激,以帮助患儿苏醒。如声、光、电等多种刺激,音乐疗法,肢体被动运动和皮肤感觉刺激,肢体按摩和针灸治疗,低功率激光血管内照射,高压氧治疗等。鼓励父母与患儿多交流,家庭成员和治疗小组成员须了解与患儿说话的重要性,在床边交谈时须考虑患儿的感觉,尊重患儿的人格,并提供特定的输入。家庭成员应提供一些重要的信息如患儿喜欢的名字、兴趣爱好和憎恶等,还可以让患儿听喜爱和熟悉的歌曲、音乐等。通过患儿的面部表情或脉搏、呼吸、睁眼等变化观察其对各种刺激的反应。

(5)尽早开始活动:一旦生命体征稳定、神志清醒,应尽早帮助患儿进行深呼吸、肢体主动运动、床上活动和坐位、站位练习,循序渐进。可应用起立床对患儿进行训练,逐渐递增起立床的角度,使患儿逐渐适应,预防体位性低血压。在直立练习中应注意观察患儿的呼吸、心率和血压的变化。站立姿势有利于预防各种并发症,对保持器官的良好功能是重要的:①刺激内脏功能,如肠蠕动和膀胱排空;②改善通气(腹部器官向下移动给肺足够的扩张空间,重新分布气流到基底叶)。

2.恢复期的康复治疗

(1)运动功能训练:获得性脑损伤后常并发肢体运动功能障碍,其性质在一定程度上取决于损伤的位置,可表现为单瘫、偏瘫或双瘫等。运动疗法是患儿康复治疗中应用最广泛的方法,能显著改善患儿的运动功能和 ADL 能力;同时,运动训练可以向中枢提供感觉、运动和反射性刺激。随着运动重复性增加,大脑皮质能建立更多暂时性联系和条件反射,提高神经活动的兴奋性、灵敏性和反应性,促进大脑皮质受损功能的重组,形成新的神经通路,从而提高中枢神经对全身的协调作用。

1)关节牵伸训练:可作为处理痉挛治疗的首选技术,用于维持软组织柔韧性以防止挛缩。其主要目的是恢复缩短肌肉至正常长度和促进拮抗肌活动以抑制痉挛肌肉,在保持肌腱受到张力的同时牵伸痉挛肌。牵伸运动主要通过治疗师徒手、借助外力和器械等方法来完成。牵伸时注意力度的施加应缓慢进行,在感觉到阻力处应稍停顿,保持数秒钟直至阻力下降,然后再将肢体移动至疼痛范围内并保持数分钟;对于跨越两个或多个关节的肌肉群,应先对每一个关节进行牵伸,再对整个肌肉群进行牵伸。若牵伸持续时间缩短,对痉挛会导致暂时性抑制效果,但不能够将软组织恢复到想要的长度。因此,对于重度痉挛的肌肉,可做多次牵伸,直至肌肉痉挛得到缓解。

2)肌力训练:肌力训练是为了促进中枢神经系统对肌肉自主控制能力的恢复;按照肌力增加的超量恢复机制设计肌力训练方案中的强度、频率、持续时间等;肌力训练的最终目标是改善功能,当肌力增加到一定程度后应结合功能性训练;综合考虑患儿基本情况(年龄、心肺情况等)、脑损伤的严重程度、有无相关的继发或适应性因素(失用性肌萎缩、挛缩等),设计个体化的训练方案。

3)平衡功能训练:对于 ABI 患儿,维持正常平衡功能的三大因素都有可能受损,表现为保持姿势、调整姿势及保持动态稳定的功能均下降。正常情况下,当人体失去平衡时,身体会自然产生平衡反应,如身体向相反方向倾斜时,上肢将伸展或下肢保护性支撑,以保持身体平衡防止跌倒,这些复杂的反应是由中枢神经和骨骼肌肉系统来完成的。而 ABI 患儿因中枢神经系统损伤,则会出现明显的平衡功能障碍。平衡训练可以加强关节的本体感觉,刺激姿势反射,从而改善平衡功能,是康复训练的一项重要内容。

4)精细运动功能训练:手部的活动是儿童完成日常生活功能的重要因素,在 ABI 患儿的康复训练中不可忽视。由于手部独特的结构和骨骼,关节及肌肉之间的关系,人们可以做出抓握、伸直、内收、外展、屈曲、对掌等手部的精细动作。如果细看大脑皮质的各区示意图,会发现手部、拇指及手指的控制区占据大脑皮质的很大一部分,因此,ABI儿童精细运动功能的障碍与脑损伤的部位有关。

5)日常生活能力训练:包括进食、洗漱、穿衣、如厕等的训练,有些患儿需要配合一些辅助支具才能完成。建议把患儿的康复治疗与功能活动特别是日常生活能力结合起来,在治疗环境中学习适宜的运动模式,提高运动协调能力,在实际环境中使用已经掌握的动作并进一步发展技巧性动作,使患儿尽早地获得日常生活活动能力,逐渐减轻对辅助支具的依赖。

(2)言语及语言功能训练:ABI 儿童的语言功能障碍通常被描述为"亚临床失语症",更确切地说,是不符合传统失语症基本特征的临床综合征。以往研究中报道的特殊类型有言语流畅性、对立性命名、言语重复和书面表达等方面的障碍,虽然不能直接代表失语症的缺陷,但可以反映出发生在优势阶段的脑外伤对语言加工过程的影响。ABI 儿童往往表现为高级语言功能障碍与神经心理学功能障碍,如记忆力、注意力、视觉空间能力和执行力紊乱等。有研究表明,ABI 儿童可存在明确的句子生成分数降低,以及形象化的语言解释能力下降。

儿童的功能缺陷存在发育的背景,可能对评估和治疗产生较大的影响。但多数资料表明,受伤时患儿年龄越小,对语言功能的影响越明显。言语功能训练主要包括口语表达、言语理解、恢复和改善构音、提高语音清晰度等。此外,部分患儿日后可能表现出的行为异常,对今后的教育和职业潜力造成一定影响。因此建议对 ABI 患儿进行评估和制订治疗计划时一定要仔细,要注意尽早发现患儿的言语功能障碍,全面地进行言语功能评定,了解言语障碍的程度和类型,制订出有针对性的训练方案,早期介入言语训练,尽可能提高其交流能力,以及最大限度地提高其目前的生活质量和未来的生活机会。

(3)认知功能训练:认知障碍是儿童 ABI 致残的一个主要因素,可以体现在儿童的诸多方面,包括行为能力、注意力与记忆力等,这些障碍通常与潜在的脑内神经化学变化有关。获得性脑损伤后的认知障碍常包括觉醒障碍、记忆障碍、注意力障碍、学习障碍、知觉障碍、交流障碍、大脑信息处理功能障碍等。常用的认知障碍康复训练方法有:①记忆力训练;②注意力训练;③思维能力训练。训练时可根据认知功能恢复的不同时期(RLA 分级标准),采取相应的治疗策略。

早期:对患儿进行躯体感觉方面的刺激,提高觉醒能力,使其能认出环境中的人和物。中期:减少患儿的定向障碍和言语错乱,进行记忆、注意、思维的专项训练,训练其学习能力。后期:增强患儿在各种环境中的适应能力,提高在中期获得的各种功能的技巧,并应用于日常生活中。

(4)辅助器具和矫形器:对于 ABI 的患儿应尽早使用辅助器具,训练患儿使用坐姿矫正椅、轮椅、腋杖、手杖等辅助支具完成维持姿势、移动、进食、清洁等各种日常生活活动。ABI 的患儿存在肌张力异常,关节变形和肌肉挛缩。应使用矫形器以抑制异常肌张力,防止关节变形和肌肉挛缩。根据患儿肌张力异常部位、性质及严重程度不同,可在综合评定的基础上给患儿使用上肢矫形器、分指板、踝足矫形器、膝踝足矫形器和髋膝踝足矫形器等。

(5)物理因子及其他治疗:在患儿软瘫期,可利用低频脉冲电刺激增强肌力,兴奋支配肌肉的运动或感觉麻痹的神经,以增强肢体运动功能;对于合并肢体痉挛的患儿,可以采用石蜡疗法、中药熏蒸、水疗、痉挛肌仪等降低肌张力,缓解肌紧张,必要时可给予巴氯芬等药物口服、A 型肉毒毒素(BTX-A)痉挛肌内注射缓解肌痉挛。

3.后遗症期的处理

ABI 患儿经过临床正规的急性期处理、恢复期康复治疗后,各种功能已有不同程度的改善,多数可回归社区和家庭,但部分患儿仍可能遗留程度不等的功能障碍,需要进入后遗症期康复。此期康复目标是尽可能使患儿学会用新的方法来代偿功能不全,提高患儿在各种环境中的独立和适应能力,回归社会。

康复训练主要包括:①继续加强日常生活能力的训练,提高生活自理能力。②辅助器具的使用训练,当患儿的功能无法恢复到理想状况时,有时需要矫形支具或轮椅的帮助,如足下垂内翻的患儿可佩戴短下肢矫形器。较大的患儿如行走非常困难时,应帮助其学会使用轮椅或助行器。③继续维持或强化认知、语言障碍的功能训练,充分利用家庭、幼儿园或学校的环境,尽可能加强认知及语言的教育,提高患儿与他人的交流能力。④物理因子治疗与传统疗法等的应用,如针灸、按摩、服用中药等仍有一定的作用,高压氧也可考虑应用。

ABI 儿童的康复应遵循早期康复介入、全面康复、循序渐进、个体化治疗、持之以恒的原则,为患儿制订相应合理的诊疗计划,促进其运动、语言、认知等各项功能最大程度恢复,使其能回归家庭和社会。

(黄艳　肖凤鸣)

二、脊髓损伤的康复

(一)概述

1.定义

脊髓损伤(SCI)是指由于各种原因引起的脊髓结构和功能损害,造成损伤平面以下脊髓神经功能(运动、感觉、括约肌和自主神经功能等)的障碍。

2.流行病学特征

儿童脊髓损伤占脊髓损伤的 2%～5%,且近年来,儿童脊髓损伤发病率呈持续上升趋势。有资料显示,近 10 年收治的患儿数是 10 年前的 5 倍,主要致伤原因为交通事故、非外伤性和体育运动,女童为男童的 1.5 倍。

3.病因

脊髓损伤根据致病因素分创伤性和非创伤性两大类。造成儿童脊髓损伤的创伤性因素主要有车祸、体操、高处坠落、下腰动作、暴力打击等。非创伤性因素有脊髓炎、脊髓栓系、脊髓占位性病变、脊髓血管病变、脊柱裂等。

(二)临床特点

脊髓损伤的主要临床特征是脊髓休克、损伤平面以下的运动和感觉功能障碍、二便障碍、自主神经功能障碍、痉挛等。

1.根据损伤程度的分类

(1)完全性脊髓损伤:损伤平面以下运动及感觉功能均丧失。

(2)不完全性脊髓损伤:损伤平面以下保留部分感觉和(或)运动功能。根据脊髓横断面损伤的部位和临床表现不同可分为:

1)脊髓半切综合征:指脊髓损伤引起的损伤平面以下同侧肢体上运动神经元瘫痪、深感觉消失、精细触及障碍、血管舒缩功能障碍,以及对侧肢体痛温觉障碍等。

2)中央束综合征:常见于颈脊髓血管损伤,血管损伤时脊髓中央先发生损害,由于上肢的运动神经偏于中央,上肢神经受累重于下肢,因此,上肢功能障碍较下肢更为明显。

3)前束综合征:为脊髓前部损伤,表现为损伤平面以下运动和痛温觉消失,但触觉、位置觉、震动觉和深压觉完好。

4)后束综合征:见于脊髓后部损伤,表现为损伤平面本体感觉丧失,而触觉和痛温觉存在。

5)脊髓圆锥综合征:主要为脊髓骶段圆锥损伤,可引起膀胱、直肠和下肢反射消失。

6)马尾综合征:椎管内腰骶神经根损伤,可引起膀胱、肠道及下肢反射消失。马尾的性质实际上是外周神经,因此有可能出现神经再生而导致神经功能逐渐恢复。

2.根据损伤平面的分类

(1)四肢瘫:颈髓损伤造成的四肢、躯干及盆腔脏器功能障碍称为四肢瘫。

(2)截瘫:胸段及以下脊髓的损伤造成的躯干、下肢及盆腔脏器功能障碍但未累及上肢时称为截瘫。

3.脊髓损伤对机体功能的影响(图 7-2-1)

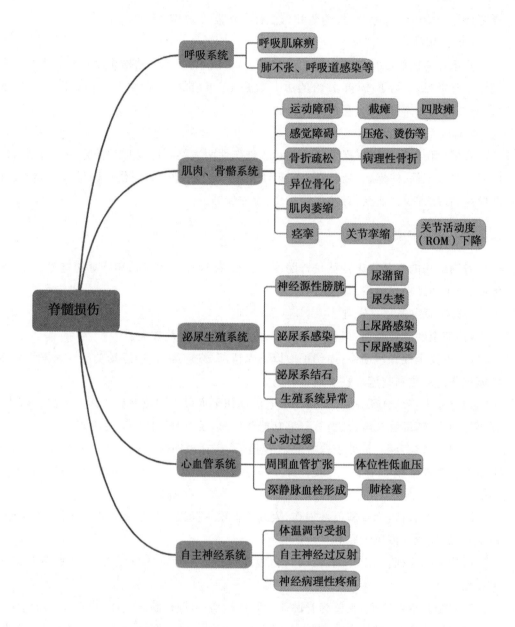

图 7-2-1　脊髓损伤对机体功能的影响

（三）康复评定

1.关于神经平面的评定

（1）神经平面是指身体两侧有正常的运动和感觉功能的最低脊髓节段,该平面以上运动和感觉功能完全正常。美国脊髓损伤协会（ASIA）和国际脊髓协会（ISCOS）根据神经支配特点,选出了 10 组关键肌及 24 个关键感觉位点,通过对关键肌及关键感觉位点的查体来确定神经损伤平面。

（2）运动平面通过关键肌肌力查体来确定，且为神经平面确定的主要参考依据。运动平面的确定需该平面肌力≥3级，且该平面以上关键肌肌力必须正常。

（3）$T_2 \sim L_1$节段无对应关键肌，故运动平面难以确定，因此，需通过感觉平面查体进行补充。感觉平面查体依据24个关键感觉位点的轻触觉及针刺觉查体来确定。

（4）运动平面无法确定时，其感觉平面即患儿的运动平面，也就是该患儿的神经平面。当运动平面与感觉平面不一致时，其最低平面即为患儿的神经平面，也就是其保留运动及感觉功能完全正常的最低节段。由于身体两侧的损伤水平可能不一致，评定时需同时检查身体两侧的运动平面及感觉平面，并分别记录（右—运动，左—运动；右—感觉，左—感觉）。

2.运动功能的评定

对10组关键肌通过徒手肌力评定法（MMT法）进行肌力查体（表7-2-1），每一组肌肉所得分值与肌力级别相同，从1分至5分不等。如测得肌力为1级则评为1分，以此类推。双上肢最高得分50分，双下肢最高得分50分，总分100分，得分越高表明运动功能越接近正常。

表 7-2-1　人体 10 组关键肌

平面	关键肌
C_5	屈肘肌（肱二头肌、肱肌）
C_6	伸腕肌（桡侧伸腕长、短肌）
C_7	伸肘肌（肱三头肌）
C_8	中指屈指肌（指伸屈肌）
T_1	小指外展肌（小指外展肌）
L_2	屈髋肌（髂腰肌）
L_3	伸膝肌（股四头肌）
L_4	踝背伸肌（胫前肌）
L_5	足长伸趾肌（足长伸肌）
S_1	踝跖屈肌（腓肠肌、比目鱼肌）

3.感觉功能的评定

ASIA规定身体两侧各28个皮节的关键点（$C_2 \sim S_{4 \sim 5}$）（表7-2-2）。每个关键点进行轻触觉及针刺觉的查体。感觉正常得2分，感觉异常（减弱或过敏）得1分，感觉消失得0分。左右两侧最高共计112分，总分224分，得分越高越接近正常。感觉平面为针刺觉和轻触觉两者的最低正常皮节。

表 7-2-2　28 个感觉关键点

皮节	感觉关键点的部位
C_2	枕骨粗隆外侧至少 1 cm（或耳后 3 cm）
C_3	锁骨上窝（锁骨后方）且在锁骨中线上
C_4	肩锁关节的顶部
C_5	肘前窝的外侧（桡侧），肘横纹近端
C_6	拇指近节背侧皮肤
C_7	中指近节背侧皮肤
C_8	小指近节背侧皮肤
T_1	肘前窝的内侧（尺侧），肱骨内上髁近端
T_2	腋窝的顶部
T_3	锁骨中线和第 3 肋间（IS），后者的判定方法是胸前触诊，确定第 3 肋骨其下即为对应的 IS[①]
T_4	锁骨中线第 4 肋间（乳线）
T_5	锁骨中线第 5 肋间（$T_4 \sim T_6$ 的中点）
T_6	锁骨中线第 6 肋间（剑突水平）
T_7	锁骨中线第 7 肋间（$T_6 \sim T_8$ 的中点）
T_8	锁骨中线第 8 肋间（$T_6 \sim T_{10}$ 的中点）
T_9	锁骨中线第 9 肋间（$T_8 \sim T_{10}$ 的中点）
T_{10}	锁骨中线第 10 肋间（脐水平）
T_{11}	锁骨中线第 11 肋间（$T_{10} \sim T_{12}$ 的中点）
T_{12}	锁骨中线腹股沟韧带中点
L_1	T_{12} 与 L_2 连线中点
L_2	大腿前内侧，腹股沟韧带中点（T_{12}）和股骨内侧髁连线中点处
L_3	膝上股骨内髁处
L_4	内踝
L_5	足背第 3 跖趾关节
S_1	足跟外侧
S_2	腘窝中点
S_3	坐骨结节或臀皱襞
$S_{4\sim5}$	肛周 1 cm 范围内，皮肤黏膜交界处外侧（作为 1 个平面）

　　[①]确定 T_3 的另一个方法是触诊胸骨柄，该处为第 2 肋骨水平，自该点向外可触及第 2 肋骨，远端为第 3 肋骨，其下即为第 3 肋间。

4.痉挛的评定

推荐改良 Ashworth 肌张力分级量表(MAS)。

5.日常生活能力评定

推荐改良 Barthel 指数(MBI)、儿童功能独立性评定量表(WeeFIM)。

6.损伤程度的评定

根据 ASIA 残损分级,损伤一般根据鞍区功能的保留程度分为"完全损伤"和"不完全损伤"。"鞍区保留"指查体发现最低段鞍区存在感觉或运动功能(即 $S_{4\sim5}$ 存在轻触觉或针刺觉,或直肠深压觉或肛门括约肌有主动收缩),完全性损伤指鞍区保留(即最低骶段 $S_{4\sim5}$ 感觉和运动功能)不存在;不完全性损伤指鞍区保留[即最低骶段 $S_{4\sim5}$ 感觉和(或)运动功能]存在(表 7-2-3)。

表 7-2-3　ASIA 残损分级

级别	程度	临床表现
A	完全损伤	鞍区 $S_{4\sim5}$ 无任何感觉和运动功能保留
B	不完全损伤	神经平面以下包括 $S_{4\sim5}$ 无运动但有感觉功能保留,且身体任何一侧运动平面以下无 3 个节段以上的运动功能保留
C	不完全损伤	神经平面以下有运动功能保留,且单个神经损伤平面以下超过一半的关键肌肌力小于 3 级
D	不完全损伤	神经平面以下有运动功能保留,且单个神经损伤平面以下至少有一半以上的关键肌肌力大于或等于 3 级
E	正常	检查所有节段的感觉和运动功能均正常,且患儿既往有神经功能障碍,则分级为 E。既往无 SCI 者不能评为 E 级

7.脊髓休克的评定

当脊髓与高位中枢离断时,脊髓暂时丧失反射活动能力而进入无反应状态的现象称为脊髓休克。临床上常用球海绵体反射是否出现来判断脊髓休克是否结束,此反射的消失为休克期,反射的再出现表示脊髓休克结束。具体检查方法:用戴手套的示指伸入肛门,另一手刺激龟头(女性刺激阴蒂),如明显感觉到肛门外括约肌的收缩即为阳性。部分正常人或圆锥损伤时亦不出现该反射,则损伤平面以下出现运动功能、感觉功能或肌张力增高、痉挛、病理反射等也代表脊髓休克结束。

(四)康复治疗

1.急性期的康复

急性期的康复训练应从患儿生命体征平稳后即开始进行,主要以床旁康复训练为主,目的是防止并发症,如关节挛缩、骨质疏松、肌肉萎缩等,为恢复期康复训练创造有利条件。

(1)体位摆放:将肢体摆放在功能位置可有效防止关节挛缩和肌肉萎缩。

(2)关节活动度训练:从脊髓损伤急性休克期开始,直至患儿能通过自己的活动进行全关节运动为止,被动关节活动训练每日应进行两次,每个肢体从近端到远端关节的活动应在 10 min 以上。各大关节如肩、肘、髋、膝、踝等关节的训练对驾驶轮椅尤其重要。

(3)体位变换:建议至少 2 h 完成翻身一次,可防止压疮的发生,翻身过程中注意保护脊柱,避免二次损害。

(4)肌力训练:在保持脊柱稳定的原则下,所有能主动运动的肌肉都应当运动,以防止急性期过程发生肌萎缩及肌力下降。在不影响脊柱稳定的条件下,胸腰椎损伤患儿可应用拉力器在床上进行上肢肌力训练。

(5)呼吸功能训练:包括胸式呼吸(胸腰段损伤)和腹式呼吸训练(颈段损伤)、呼吸肌训练、体位排痰训练等。颈椎损伤可进行胸廓被动运动训练,每日 2 次适度压迫胸骨使肋骨活动,防止肋椎关节或肋横突关节粘连,但有肋骨骨折等胸部损伤者禁用。

(6)膀胱功能训练:在急救阶段,因需要输液难以控制入量应使用留置尿管。在停止静脉补液之后,开始进行间歇导尿和自主排尿或反射排尿训练。

(7)起坐训练:摇起床头,逐渐增加角度和延长时间,一般隔 1～2 天增加 10°。如头晕可再放低,注意保护,防止歪倒及起立性低血压。起坐的顺序为靠坐→扶坐→自坐→床边坐。

2.恢复期的康复训练

恢复期的康复训练是指患儿进入康复医学科后,依患儿病情进行的康复训练。进入恢复期的时间不定,骨折部位稳定、神经损害或压迫症状稳定、呼吸平稳后即可开始恢复期治疗。

(1)肌力训练及关节活动度训练:应贯穿于脊髓损伤患儿整个康复训练过程中,完全性脊髓损伤患儿肌力训练的重点为上肢肌肉和腹肌、肩和肩胛带肌肉。不完全性脊髓损伤患儿,应对残存肌肉群的肌肉一并训练。按照肌力训练的原则,0～1 级肌力只能采用功能性电刺激、被动运动的方式进行训练;2 级肌力时可采用助力运动与主动运动训练相结合;3 级及以上肌力时,强调以主动运动为主。脊髓损伤患儿常会应用轮椅、拐杖及助行器,应更重视腰背肌肌力训练、肩及肩胛带肌肉群肌力训练,如上肢支撑训练、握力训练等。

(2)垫上训练:①翻身训练,利用损伤平面以上肢体带动损伤平面以下肢体完成翻身动作。②牵伸训练,对于降低肌张力、缓解痉挛起到重要作用,主要牵伸下肢内收肌、腘绳肌和小腿三头肌及跟腱。③垫上移动训练,训练患儿利用残存肌力完成仰卧位翻身、滚动、爬行等移动能力。④手膝位负重及移行训练,主要训练患儿利用残存肌力完成室内的移动。

（3）坐位训练：坐位训练可分别在长坐位及端坐位两种体位下进行。坐位训练主要包括坐位静态平衡训练，躯干向前、后、左、右以下旋转时的动态平衡训练。

（4）转移训练：转移主要包括床到轮椅的转移、轮椅到坐便器的转移、轮椅到汽车的转移及轮椅与地之间的转移，是脊髓损伤患儿提高生活自理能力所必须要掌握的技能。

（5）步行训练：主要包括以下几个方面：

1）治疗性步行：$T_{6\sim12}$脊髓损伤的患儿，通过佩戴膝踝足矫形器，在腋杖辅助下可进行四点步行训练。

2）家庭功能性步行：对于$L_{1\sim3}$平面脊髓损伤的患儿，可在室内平坦路面练习行走。

3）社区功能性步行：L_4平面以下损伤的患儿穿戴踝足矫形器可实现社区内功能性行走，进行简单日常活动。

T_{12}以上完全性脊髓损伤是否进行步行训练，目前尚有分歧。有人认为应重点训练轮椅的使用。但站立和步行训练可强化背阔肌为主的躯干肌，增强体力，对患儿心理上也有鼓励作用，因而还是一项重要的训练项目。对不完全性损伤，该训练更应重视，很多患儿可能通过训练能够借助拐杖、支具以至于不借助辅助器具行走。

（6）轮椅训练：包括上下轮椅及驱动轮椅两个方面。被动起坐能保持15～30 min者，可在辅助下乘坐轮椅。C_7以下损伤用撑起动作完成向前、向后移动来上下轮椅；驱动轮椅训练包括在不同路面的训练。应注意训练患儿熟练掌握闸的使用，以保证转移动作、驾驶轮椅前行及上下台阶等动作的安全性。

（7）辅助器具的应用：①常用的辅助器具，通过训练患儿使用轮椅、腋杖、手杖等辅助器具完成维持姿势、移动、进食、清洁等日常生活活动；②矫形器，根据损伤平面不同，选用适当的下肢矫形器，如下胸髓损伤可选用带骨盆托的髋膝踝矫形器（HKAFO），腰髓损伤可选用膝踝足矫形器（KAFO），仅有膝关节不稳者可选择踝足矫形器（AFO）。

（8）物理因子治疗：不完全性 SCI 的患儿推荐采用功能电刺激治疗，通过对失神经支配的肌肉进行刺激，可提高残存肌肉群的肌力，改善自主运动功能，同时也能提高肌肉容积，防止失用性萎缩。

（五）并发症的处理

脊髓损伤后主要致死病因有压疮并发败血症、泌尿系统感染合并肾功能损害、呼吸系统并发症等。此外，深静脉血栓形成、异位骨化、自主神经过反射等也较为常见。

1.压力性损伤

压力性损伤又称压疮或褥疮，是 SCI 后常见的并发症之一，多发生于受压的骨骼突出部位，如骶尾骨、踝关节外侧、足跟、臀部等，营养状况较差者更易合并。对于压疮的治疗仍应以预防为主，包括改善患儿的营养状况及卫生状况，保持皮肤干燥，定时翻身减少皮肤与床面的摩擦；坐轮椅期间，应指导患儿每半小时进行一次臀部减压，持续时间不应少于 30 s。应每日加强皮肤的检查，对已经出现压疮的部位应积极处理，以避免进一步加重。

2.深静脉血栓形成

SCI 患儿由于肌肉无力，血管缺乏"肌肉泵"的挤压作用，血流速度减慢、血流动力学改变等，故下肢深静脉血栓（DVT）形成的可能性较大，如栓子脱落可导致肺栓塞，严重时危及生命。DVT 应以预防为主，包括佩戴弹力袜、气压治疗、加强踝泵运动、尽早下床活动等。对于 DVT 高风险人群，还可联合抗凝药物治疗。对已经发生 DVT 的患儿，应卧床休息，抬高患肢，避免挤压，并给予抗凝治疗。

3.骨化性肌炎

骨化性肌炎又称异位骨化，是以纤维组织增生为特征，伴有大量新骨形成及软骨形成的非肿瘤性病变，是 SCI 后的常见并发症之一。目前发病机制不明，多发生髋关节、膝关节、肘关节周围，表现为局部的肿块、质硬、肿胀、疼痛及关节活动受限，CT 表现为病灶区的水肿，边界模糊，呈小片絮状骨化影。目前骨化性肌炎临床无特效治疗，关节活动训练、牵伸技术、肌力训练、被动活动训练、物理因子治疗等综合康复治疗可有效缓解及改善早期骨化性肌炎的临床症状。

（高婧慧）

三、分娩性臂丛神经损伤

（一）概述

1.定义

分娩性臂丛神经损伤（OBPI）也称产瘫，指胎儿的一侧或双侧臂丛神经在分娩过程中因受到头肩分离力的作用而引起的牵拉性损伤。臂丛神经是支配上肢的重要神经，由颈神经根（$C_{5\sim8}$）和第一胸神经根（T_1）组成，合成三个干（$C_{5\sim6}$ 联合成上干、C_7 单独组成中干、C_8 及 T_1 形成下干），分成六个股，再合成三个束支，分为五大终支（正中神经、尺神经、桡神经、腋神经和肌皮神经）。研究表明，OBPI 发病率占活产婴儿的 0.1‰～8.1‰，20％～35％会遗留终身功能障碍，患肢感觉及运动障碍、肩肘腕关节畸形等。

2.病因与发病机制

分娩性臂丛神经损伤的病因复杂，主要原因是分娩时胎位异常或产程中牵拉致伤。发生 OBPI 的主要危险因素有肩难产、巨大儿（体重＞4 kg）、妊娠糖尿病、器械分娩（胎头吸引、产钳助产）、臀位分娩等，其中肩难产的风险最高。

（二）临床表现

患儿出生后不久即被发现一侧或两侧上肢运动障碍。根据损伤部位及临床表现将分娩性臂丛神经损伤分为以下 3 型。

Ⅰ型：上臂型，又称迪谢内-埃尔布（Duchenne-Erb）麻痹，损伤 $C_{5\sim7}$ 颈神经根，其中又以 C_5、C_6 颈神经根最易受损，此型临床最多见，约占 OBPI 的 90%。患侧整个上肢下垂、内收，肩关节表现内收、内旋，不能外展及外旋。肘关节表现前臂旋前、伸直，不能旋后或弯曲。腕、指关节屈曲。肱二头肌肌腱反射消失，新生儿拥抱反射不对称，握持反射存在。

Ⅱ型：下臂型，又称克隆普克（Klumpke）麻痹，损伤 C_8 神经根及 T_1 神经根，此型较为少见，约占 OBPP 的 1%。患侧手和手腕功能受损，手大小鱼际肌萎缩，屈指深肌肌力减弱，表现手内肌及手腕与手指长屈肌无力。握持反射消失、肱二头肌肌腱反射可引出。如交感神经受损可出现霍纳（Horner）综合征，表现同侧上睑下垂、瞳孔缩小、面部无汗。

Ⅲ型：全臂型，全上肢完全瘫痪，$C_5\sim T_1$ 臂丛神经根均损伤，约占 OBPI 的 10%。患侧上肢松弛、感觉消失、腱反射消失、肌张力低，可出现 Horner 综合征。可同时存在胸锁乳突肌血肿、锁骨或肱骨骨折。

根据森德兰（Sunderland）原则，臂丛神经损伤可分为 5 级：Ⅰ级损伤，表现为神经传导阻滞，短时间内可完全恢复；Ⅱ级损伤，表现为轴突断裂，但内膜、束膜及外膜完整；Ⅲ级损伤，表现为神经纤维断裂，轴突和内膜损伤，但束膜和外膜完整；Ⅳ级损伤，表现为轴突、内膜和束膜损伤，但外膜完整；Ⅴ级损伤，表现为神经干完全断裂。

（三）诊断

（1）出生时肩难产、巨大儿或产钳助产、娩出时过度牵拉史。

（2）患儿有一侧或两侧上肢不完全或完全瘫痪的临床表现。

（3）患肢上侧可见肿胀、肌张力下降，后期可见受损神经支配的肌肉萎缩。

（4）神经电生理结果、影像学检查提示臂丛神经损伤。

主要依据外伤史、特有症状与体征等，很易诊断，有时需要与肱骨头脱离和脱臼、肱骨骨折、锁骨骨折或脑性瘫痪等鉴别，影像学检查可以确诊。

（四）康复评定

1.运动功能评定

观察畸形、肌肉萎缩、肿胀的程度及范围，必要时用尺测量或容积仪测量。

（1）肩关节功能评定

1）马利特（Mallet）评分：对肩外展、外旋、内旋等 5 个基本动作进行量化评价

(表7-2-4),每个动作根据完成情况给予1~5分,1分无任何动作,5分正常。

表7-2-4　Mallet评分

项目	2分	3分	4分
肩外展	<30°	30°~90°	>90°
肩外旋	<0°	0°~20°	>20°
手到颈后	不能	困难	容易
手到脊柱	不能	S_1水平	T_{12}水平
手到嘴	完全喇叭征	部分喇叭征	肩外展<40°

2)Gilbert分级:将肩外展及外旋作为评定指标。0级:无主动外展及外旋;1级:外展0°~45°,无外旋;2级:外展45°~90°,外旋到中立位;3级:外展90°~120°,外旋0°~30°;4级:外展120°~160°,外旋30°~60°;5级:正常外展及外旋。

(2)肘关节功能评定:Gilbert分级。屈曲:无主动屈曲或伴挛缩1分;不完全屈曲2分;完全屈曲3分。伸展:无主动伸肘0分;微弱伸肘1分;完全伸肘2分。伸肘受限:0°~30°为0分;30°~50°为-1分;>50°为-2分。

(3)手功能评定:Raimondi分级。0级:手瘫痪或有手指轻微屈曲,拇指、示指无对捏,可有一些知觉;1级:有限的主动屈指,可有拇指、示指对捏;2级:主动伸腕伴被动屈指(腱固定作用);3级:主动完全屈腕屈指并完成对掌,手内肌平衡;4级:主动完全屈腕屈指及伸腕,但无伸指,拇对掌功能佳,伴主动的骨间肌、蚓状肌功能,有部分前臂旋转功能;5级:上述4级+主动伸指及完全的前臂旋转功能。

2.感觉功能评定

婴儿感觉功能评定受限,因此适用于后遗症期儿童的评定。感觉功能评定包括浅感觉(触觉、痛觉、温度觉)、深感觉(运动觉、位置觉)、复合感觉(皮肤定位觉、两点辨别觉、图形辨别觉、实体觉)。

3.电生理评定

对周围神经病损伤,神经电生理检测能够准确判断神经损伤的发生部位以及作出定性诊断,具有重要的诊断和功能评定价值。感觉神经活动电位(SNAP)和体表感觉诱发电位(SEP)的检测,为臂丛节前节后损伤的鉴别诊断提供了可靠的方法。此外,术中进行电生理的检测,通过SEP及肌肉诱发电位的测定,明确残存神经根及神经瘤结构的性质,为术中选择正确的手术方案提供科学依据。

4.影像学检查

(1)臂丛神经MRI:磁共振神经成像具有较高的解剖及组织分辨率、无辐射、无创伤等优点,能够清晰地显示婴幼儿臂丛神经的节前及节后神经根,对鉴别节前、节后损伤及损伤类型,选择治疗方案均具有重要的临床应用价值。

(2)脊髓造影CT:将脊髓造影与CT两种检查的优点结合在一起,经腰穿向椎管内注入对比剂来显示神经根及神经根袖的形态和连续性,是诊断臂丛神经节前损伤的可靠指标。脊髓造影检查的局限性在于无法评估节后神经损伤,并且有创,同时存在对比剂及辐射损伤。

（3）超声检查:具有无创性、可重复性、直观性等优势,能动态显示神经结构及其周围的毗邻情况,对患儿节前或节后损伤部位的定位具有积极的意义。

（4）X线平片:主要用于排除锁骨、肱骨骨折,因为锁骨、肱骨骨折时会掩盖或加重臂丛神经损伤的症状,但不能用作臂丛神经损伤的定位和定性检查。

（五）康复治疗

臂丛神经损伤若治疗不及时,则会引起肌力减退、肌肉萎缩,对患儿的上肢运动功能、感觉功能及生活质量造成严重影响。臂丛损伤的治疗目的在于减少永久性残疾,恢复和改进上肢功能。由于臂丛神经损伤的病理程度不同,要求定期复查、准确记录神经肌的功能状态及与恢复情况。一般神经震荡伤者多在 3 周内恢复功能,轴突断裂伤者多在 3 个月内开始恢复功能且不断进步,可继续观察。若 3 个月内未见功能恢复,考虑为神经断裂伤,或影像学诊断为根性撕脱伤,宜早期进行臂丛手术探查。

1.一般治疗

患儿不活动时可用三角巾将患肢吊于胸前、抬高患肢,有利于改善局部血液及淋巴回流。保护神经不受损的前提下,活动患肢手指,保持关节功能位的维持,防止关节僵硬。

2.药物治疗

如 B 族维生素(维生素 B_1、维生素 B_6、维生素 B_{12} 等)能加速神经纤维合成所需的蛋白质、磷脂,有利于神经再生。神经生长因子能促进周围神经再生及修复,有助于提高新生儿臂丛神经损伤的治疗效果。

3.针灸推拿治疗

针灸有利于缓解肌肉的痉挛和粘连,改善神经根部的血液循环,以此提高臂丛神经的兴奋性,有效促进神经的再生,使筋脉复养,防止肌肉萎缩的功效,有利于肌力的恢复。

4.物理疗法

神经-肌肉电刺激可抑制神经再生期的肌肉萎缩,并加速神经再生,促进神经损伤后肌肉的功能恢复。电子生物反馈可以增加肌肉的紧张度,提高肌肉的收缩能力。磁疗利用磁场的物理特性起到消炎、镇痛及消肿的作用。

5.作业治疗

进行有目的、有选择的作业活动,并予以评估、训练,有助于患儿上肢功能的恢复,恢复和学习各种精细协调动作,促进其进行社会交往活动及日常生活。

6.辅助器具的应用

患儿可使用矫形器预防或矫正畸形。手腕伸展不良的儿童,使用热塑性夹板、前后临时夹板可以帮助改善手部功能,防止手腕下垂。一些夹板在睡眠时使用,其他功能更强的夹板在清醒时使用。

7.肉毒毒素注射治疗

肉毒毒素注射治疗可作为物理治疗和(或)手术治疗的辅助治疗。研究表明,最常注射的肌肉是肩胛下肌、胸大肌、背阔肌和旋前圆肌,效果在浸润2～3周后显现,平均持续4个月。关节挛缩可以用肉毒毒素治疗,使活动能力和活动范围增加。

8.手术治疗

虽然保守治疗能使得部分产瘫患儿的神经功能得到一定的恢复,但其恢复常不完全,尤其是全臂丛损伤患儿,常遗留不同程度的后遗症及功能障碍。近年来研究证实,早期显微外科手术、臂丛重建已被证实是有效的治疗方法。对产瘫的手术原则为:对出生后3～6月龄屈肘功能仍未恢复的婴幼儿可以进行手术治疗,提倡做神经瘤切除、神经移植及移位术。如果在3月龄时肱二头肌功能有一定程度的恢复,则在6～9月龄时重新评估情况,以评估是否需要手术干预。

臂丛神经损伤对个人、家庭、社会均造成不可估量的损失,其风险、严重程度和发病率应进一步降低。要想减少分娩性臂丛神经损伤的发生,首先在于预防,包括孕妇的营养和体育活动指导,存在妊娠糖尿病时严格控制血糖和体重,控制新生儿出生体重;其次是提高产科技术,做好肩难产的应急处理,对巨大儿和臀位胎儿,上产钳时要特别注意不要损伤臂丛神经。

(闫敏)

四、吉兰-巴雷综合征

(一)概述

1.定义

吉兰-巴雷综合征(GBS)系一类免疫介导的急性炎性周围神经病。其主要病理改变为周围神经系统的广泛性炎性脱髓鞘,临床特点以发展迅速的四肢对称性无力伴腱反射消失为主。GBS发病率为$(0.4～2.5)/10$万,其中急性炎症性脱髓鞘性多发性神经病(AIDP)和急性运动轴突性神经病(AMAN)是GBS中最为常见的两个亚型。较少见的GBS亚型包括急性运动感觉轴突性神经病(AMSAN)、米勒-费希尔(Miller-Fisher)综合征(MFS)、急性全自主神经病和急性感觉神经病等。男女均可发病,男性略多于女性,多发于青壮年及儿童。

2.发病原因

GBS确切病因未明,大部分患儿在发病前数日到数周有上呼吸道或消化道感染史,临床及流行病学资料显示发病可能与空肠弯曲菌感染有关。此外还可能与巨细胞病毒、肺炎支原体或其他病原菌感染以及疫苗接种、手术、移植等有关。还有一些其他因素也有可能导致:重金属铅、汞及化学品中毒,糖尿病、维生素 B_1 缺乏及糙皮病等营养障碍性疾病,进行性肥大性多发性神经病及遗传性感觉性神经病等遗传因素。

(二)临床表现

(1)首发症状多为肢体对称性弛缓性肌无力,四肢呈下运动神经元瘫痪,腱反射减弱或消失。常见对称性发病,病情发展顺序常自下向上渐进发生,由不完全瘫痪逐渐发展成完全瘫痪,并且远端重于近端。

(2)病情严重者可因颈肌、肋间肌、膈肌的瘫痪而导致呼吸肌无力,出现胸闷、气短、咳嗽无力、胸式或腹式呼吸减弱,最终有可能导致昏迷或死亡。

(3)脑神经受累以双侧面神经麻痹最常见,其次为舌咽、迷走神经,动眼、舌下、三叉神经的损害较为少见。对应出现面神经核下瘫、语音小、吞咽困难、饮食呛咳等症状。

(4)感觉障碍可先于或与运动症状同时出现,主要表现为患儿主观感觉异常,如神经根痛或皮肤感觉过敏、麻、痒等,如蚁走感;以后感觉减退甚至消失,典型者远端出现呈手套、袜套型感觉障碍。对年龄稍长的患儿进行神经系统检查可见四肢肌肉明显压痛,尤其以腓肠肌压痛较常见。

(5)部分患儿有自主神经功能障碍,常在疾病初期或恢复期出现,表现为皮肤潮红、心动过速、出汗增多、体位性低血压、手足肿胀、营养障碍及尿便障碍等。

(6)少数患儿可出现复发。

(三)诊断

(1)常有前驱感染史,呈急性起病,进行性加重,多在 2 周左右达到高峰。

(2)四肢对称性软瘫,全身腱反射消失。

(3)可伴轻度感觉异常和自主神经功能障碍。

(4)脑脊液出现蛋白质-细胞分离现象。

(5)电生理检查提示运动神经传导远端潜伏期延长、传导速度减慢、F 波异常、传导阻滞等周围神经脱髓鞘改变。

(6)病程有自限性。

(四)康复评定

肌力评定:肌力评定是肢体运动功能检查的最基本内容之一,主要判断肌力减弱的部位和程度,评价肌力增强训练的效果。肌力测定方法有徒手肌力评定法(MMT)、等长肌力测试(IMMT)、等张肌力评定法(ITMT)、等速肌力测试(IKMT)。采用徒手肌力检查时要求患儿在特定的体位下,分别在减重力、抗重力和抗阻力的条件下完成标准动作。评测时可分为上下肢和近远端,采用0~5级的评分方法。评定时需选择合适时间,疲劳、活动后及饱餐后不宜进行检查(表7-2-5)。

表7-2-5 MMT肌力分级标准

级别	标准
0	无可测知的肌肉收缩
1	有微弱的肌肉收缩,但没有关节活动
2	在去重力条件下,能完成关节全范围运动
3	能抗重力完成关节全范围运动,不能抗阻力
4	能抗重力及轻度阻力完成关节全范围运动
5	能抗重力及最大阻力完成关节全范围运动

GBS肢体运动功能评定:临床常用Hughes评定量表(表7-2-6)。

表7-2-6 GBS肢体运动功能(Hughes)评定

评分	肢体运动功能
0	正常
1	轻微的症状或体征,可以跑动,从事体力劳动
2	能独立行走5 m,不能从事体力劳动
3	能独立行走5 m以内距离或需要物体支持才能行走
4	只能卧床或坐在轮椅上
5	需要辅助通气治疗
6	死亡

GBS预后感觉功能恢复评定(见表7-2-7)。

表7-2-7 GBS预后感觉功能恢复评定

恢复等级	评定标准
0级(S_0)	感觉无恢复
1级(S_1)	支配区皮肤深感觉恢复
2级(S_2)	支配区浅感觉和触觉部分恢复
3级(S_3)	皮肤痛觉和触觉恢复,且感觉过敏消失
4级(S_4)	到S_3水平外,两点辨别觉部分恢复
5级(S_5)	完全恢复

GBS预后运动功能恢复评定量表:在进行康复治疗后,可应用该量表评定患儿的运动功能恢复情况(表 7-2-8)。

表 7-2-8　GBS预后运动功能恢复评定量表

恢复等级	评定标准
0 级(M_0)	肌肉无收缩
1 级(M_1)	近端肌肉可见收缩
2 级(M_2)	近、远端肌肉可见收缩
3 级(M_3)	所有重要肌肉功能抗阻力收缩
4 级(M_4)	能进行所有运动,包括独立性的或协同运动
5 级(M_5)	完全正常

日常生活活动能力评定:可使用改良 Barthel 指数评分法进行评定。该量表主要包括进食、洗澡、修饰、穿衣、控制大小便、如厕、床椅转移、行走、上楼梯和下楼梯 10 个项目,满分 100 分。60 分以上者生活基本自理;40～60 分为中度残疾,生活需要帮助;20～40 分为重度残疾,生活依赖明显;20 分以下者完全残疾,生活完全依赖。Barthel 指数得分 40 分以上者康复治疗的效益最大。

(五)康复治疗

1.急性阶段治疗

(1)呼吸道管理:重症患儿可累及呼吸肌致呼吸衰竭,应置于监护室,密切观察生命体征变化,定期完善血气分析。对于重症呼吸肌麻痹患儿要及时进行气管切开,应用呼吸机辅助呼吸。早期选用适量抗生素抗感染,加强气道管理,定期吸痰,定期翻身拍背,保持呼吸道通畅,预防感染。

(2)免疫治疗:血浆置换直接去除血浆中致病因子如髓鞘毒性抗体、致病炎性因子和抗原抗体免疫复合物等,可有效缩短病程,但并不能降低死亡率。丙种球蛋白治疗也是一线治疗方法,临床试验证明急性期给予患儿静脉注射大剂量的丙种球蛋白可缩短病程,控制病情发展。有炎性脱髓鞘病变都可以使用肾上腺皮质激素如泼尼松、地塞米松或氢化可的松,但由于 GBS 为自限性疾病,故其疗效尚不确切,有待于进一步研究。

(3)神经营养:应用大剂量B族维生素(维生素 B_1、维生素 B_6、维生素 B_{12})治疗,神经生长因子、神经节苷脂等可在一定程度上起到促进神经修复、改善组织代谢的作用。

(4)营养支持:延髓支配肌肉麻痹者有吞咽障碍和饮水呛咳,需要给予鼻饲喂养,以保证每日足够热量、维生素,防止电解质紊乱,同时可减少吸入性肺炎发生。合并有消化道或胃肠麻痹者,则给予静脉营养支持治疗。

(5)并发症的预防与早期介入康复:患儿如出现尿潴留,可留置尿管以帮助排尿,需定期复查尿常规、尿培养及泌尿系统超声检查。对有神经痛患儿,适当应用药物缓解疼痛(包括一线的非甾体抗炎药,以及口服阿片类药物、静脉/连续硬膜外注射吗啡、三环类抗抑郁药、卡马西平、加巴喷丁等),同时放松技术、暗示疗法、生物反馈、教育等对轻度的疼痛均有效。因语言交流困难和肢体严重无力而出现抑郁时,特别是使用气管插管呼吸机支持时,应给予心理支持治疗,必要时给予抗抑郁药物治疗。

早期介入康复治疗非常重要,GBS症状高峰常出现在起病后2周内,在此期间进行康复治疗可预防肌肉萎缩、关节强直和畸形等并发症。早期运动康复包括正确摆放患儿的体位,保持肢体功能位,穿弹力袜或皮下注射肝素预防深静脉血栓形成。病情稍稳定后即对受累的肢体关节进行全关节活动范围各轴向被动活动,以维持关节的活动度。操作手法宜轻柔,可配合针对肱二头肌、肱三头肌、腓肠肌、腘绳肌等关键肌进行推拿治疗,保持肌肉长度及肌张力,改善局部血液循环。在失神经支配早期,肌肉萎缩速度较快(年龄较小的患儿肢体脂肪含量较高,肌萎缩较难以发现,故护理人员需密切关注此时期患儿肢体活动能力和肌张力的改变),可使用适量的电刺激以减轻肌肉的萎缩,同时采用温热疗法改善血液循环,促进感觉和随意运动的恢复。

2.恢复期康复治疗

(1)呼吸肌肌力训练:呼吸肌肉群受累时主要以调节呼吸的深度及频率、增强呼吸肌肌力为主,如在不同体位下进行针对性腹式呼吸训练等。对于亚急性期肺功能降低、咳嗽排痰无力者,应继续指导其进行呼吸训练。其内容包括:①缩唇呼吸训练:此方法可增加呼气时的阻力,使支气管内保持一定压力,促进肺泡内气体排出,减少肺内残气量,从而缓解缺氧症状。具体方法:患儿闭唇经鼻吸入气体后,缩唇吹口哨样缓慢呼气,吸气时间与呼气时间为1:5~1:2,呼吸频率<20次/分。②咳嗽呼吸训练:患儿在床上取坐位或半卧位,稍向前弯腰,手放在剑突下,深吸一口气,短暂闭气1 s,再用爆发力咳嗽,把痰液排出。③腹式呼吸训练:根据患儿情况取仰卧位或半卧位、坐位,让患儿一只手放在上腹部(剑突下),感觉横膈和腹部的活动,另一只手放在胸部,感觉上胸及辅助呼吸肌的活动,经鼻腔做深呼吸,同时向上隆起腹部而使胸廓运动保持最小。呼气时腹肌和手同时下压腹部,以进一步增加腹内压,迫使膈肌上抬,每日2次,每次10~25 min。

(2)运动疗法:运动治疗以功能训练为主要手段,以手法和器械为载体,以保持和增加关节活动度,防止肌肉萎缩、关节挛缩变形及保持肌肉初长度,改善局部血液循环,增强瘫痪肌的肌力为目的,根据受损肌肉设计加强主动肌力训练。可对患儿进行被动运动、助力运动、主动运动、抗阻运动等不同的训练模式,可结合日常生活活动协同治疗。当肌力为1~2级时,进行徒手助力肌力训练。当肌力达3级或以上时进行主动抗重力或抗阻力肌力训练。注意掌握好运动量,肌力训练的运动量以第二天不感到疲劳和疼痛为宜,每天训练1~2次,每次20~30 min,可以安排在上午、下午,中间可有适当休息时间。随着患儿病情的恢复,可以逐渐增加训练的强度和延长时间,但仍以患儿耐受程度为主,循序渐进,防止过度疲劳。

(3)物理治疗:包括神经肌肉电刺激、蜡疗、生物反馈、激光疗法、水疗等,均可促进局部血液循环,促进细胞再生,缩短疾病病程。根据患儿耐受程度从轻刺激逐渐增强,切勿超出患儿的承受范围,治疗期间注意观察患儿耐受情况。对于肌无力、肌萎缩患儿,急性期过后可以电针疗法选取手、足阳明经结合五脏背俞穴(肺俞、心俞、肝俞、脾俞、肾俞),疏通经络,改善肢体的气血循环,恢复神经肌肉功能,促进粗大及精细运动能力恢复。

(4)作业治疗:为训练其所有残存肌力,使患儿在生活各方面达到更高程度功能水平和独立性,需进行对应的作业训练,可应用平行棒、臂式腕关节屈伸器、旋前旋后器、沙袋、哑铃、滑轮、多用架等。训练强度应该根据患儿的实际情况安排,日常生活活动能力训练应与增强肌力的训练同时进行,指导患儿进行日常生活活动能力训练,如进食、穿衣、如厕、行走及使用轮椅等,提高患儿生活自理能力。

(5)关节挛缩畸形的治疗:对已出现畸形的肢体或躯干,通过固定病变部位来矫正畸形或防止畸形加重,可应用夹板、矫形器等支具,维持关节功能位与稳定性。踝足矫形器可改善足下垂,减少跌倒,方便行走,有较好的依从性。

(6)精神心理障碍的康复:本病常急性起病,病情进展较迅速,造成运动、言语及吞咽障碍,因此患儿会出现悲观、恐惧、紧张、淡漠等不良情绪。在康复治疗时要体现关爱,同时对患儿进行心理疏导。心理功能可以影响患儿的身体功能,因此治疗师给患儿提供治疗时应鼓励他们,并给予心理功能的训练和改善社会功能方面的训练项目,改善患儿情感和心理功能,增强其战胜疾病的信心,避免因疾病导致抑郁、孤独等心理行为问题而影响今后生活质量。GBS患儿需要家庭和陪护者长期的身体、心理和经济支持,因此陪护者的身体及心理对GBS患儿精神压力也很重要,对陪护者进行健康教育,改善他们的身体及心理状态,这对GBS患儿的恢复有很大帮助。

(六)预后

GBS患儿病情一般在2周左右达到高峰,瘫痪多在3周后开始恢复,少数患儿病情在恢复过程中出现波动,多数患儿2个月至1年内恢复正常;约10%患儿遗留较严重后遗症;5%死亡,通常死于呼吸衰竭、感染、低血压等。急性期应尽早就诊,及时治疗,当出现呼吸、吞咽困难,血压快速波动,心律失常,严重的肺感染时,提示病情非常严重,随时可能危及生命,应及时住院,立即采取相应有效的抢救措施,这是提高抢救的成功率、降低病死率的关键所在。目前关于GBS研究越来越多,这样更深入研究能够更好提高综合医疗水平,对患儿的康复具有重大意义。

(王倩)

第三节　神经肌肉病

一、脊髓性肌萎缩

(一)概述

脊髓性肌萎缩症(SMA)是脊髓前角运动神经元变性导致的一种常染色体隐性遗传的退行性神经肌肉疾病,主要临床特征为近端、对称性、进行性肌无力和肌萎缩,且下肢无力程度较上肢显著,可致死致残。SMA 在中国新生儿中的发病率为 1/9788,人群携带率高达 1/50。

最常见的 SMA 为 5QSMA,是由运动神经元存活基因(SMN)1 纯合缺失/突变引起的。SMN1 基因突变导致无法产生足够的功能性 SMN 蛋白,缺乏 SMN 蛋白的患儿会发生脊髓前角运动神经元退化,进而出现肌无力与肌萎缩。SMN2 基因也能产生少量的 SMN 蛋白,但约 90% 的 SMN2 基因转录的 mRNA 缺少外显子 7,缺少外显子 7 的 mRNA 翻译生成的 SMN 蛋白基本无功能并会迅速降解。科学家根据 SMA 的发病机制,研发出了针对 SMN1 基因缺陷的"基因治疗"药物和修饰 SMN2 基因的"修正治疗"药物,其中,修正治疗药物已在我国正式上市并纳入医保,基因治疗药物已在国内开展临床试验,SMA 已成为一种可治疗的罕见病。

(二)临床表现及分型

临床表现主要为躯干和肢体肌无力和肌张力低。肌无力呈对称性,下肢明显重于上肢,近端重于远端,只有手和足部的小肌肉可有些许活动,受累肌肉同时发生萎缩,尽管有时会被皮下脂肪所掩盖。咽部、颈部、躯干的肌肉同样受累,心肌、平滑肌极少累及,随着病情进展,球麻痹越来越明显,舌肌萎缩和震颤也突出,腱反射减弱逐渐消失。面部肌肉不受累,婴儿表情正常,肌跳不明显,深浅感觉正常,无智能和括约肌障碍。SMA 患者可根据其发病年龄以及能达到的最高运动功能分为 0、Ⅰ、Ⅱ、Ⅲ、Ⅳ 型(表 7-3-1);而根据 SMA 患者功能状态又可分为不能稳坐型、能稳坐型及能行走型。

表 7-3-1　SMA 分型及其特征

SMA 类型	发病年龄	最高运动发育里程碑	运动功能及特征	预后
0 型	出生前	无	严重肌张力低下,不能稳坐或翻身	出生时伴有严重呼吸功能障碍,一般可存活数周

SMA 类型	发病年龄	最高运动发育里程碑	运动功能及特征	预后
Ⅰ型	2 周龄（ⅠA） 3 月龄（ⅠB） 6 月龄（ⅠC）	无	严重肌张力低下，不能稳坐或翻身	通常存活不超 2 年
Ⅱ型	6～18 月龄	稳坐	近端肌无力，不能站立，能稳坐	可存活到成年
Ⅲ型	＜3 岁（ⅢA） ＞3 岁（ⅢB） ＞12 岁（ⅢC）	独走	后期可能丧失步行能力	正常寿命
Ⅳ型	10～30 岁 或＞30 岁	正常	轻度运动障碍	正常寿命

（三）诊断

1.疑诊诊断

根据最新指南建议，没有家族史的患儿出现以下情况时应考虑 SMA 可能，包括：①婴儿期出现肌张力减退；②进行性、对称性近端肌无力，通常影响下肢多于上肢；③运动发育里程碑延迟，运动技能进行性丧失；④腱反射减弱或消失；⑤口腔及咽喉部肌肉群无力、肋间肌无力、膈肌松弛，有典型的"钟形"胸和反常呼吸模式；⑥儿童期肌张力低下，近端肌无力，但无明显延髓及呼吸问题。

2.确诊诊断

SMA 的确诊主要通过检测 *SMN1* 基因是否存在，同时结合体格检查及相关家族病史等进行判断。关于 SMA 的最新指南强调，SMA 诊断程序应按以下步骤进行：①当怀疑患有 SMA 时先进行基因缺失测试，如有 *SMN1* 第七外显子基因纯合缺失（有或无第八外显子缺失），就能确诊患有与 SMN 相关的 SMA；②如没有以上缺失，则需要进行再次体格、肌电图（EMG）、神经传导（NCS）、重复神经电刺激（RNS）、肌酸激酶（CK）等检查；③若 EMG、NCS、RNS 检查提示其他神经肌肉病，则进一步行肌肉活检或其他遗传学检查确诊；④若体格检查发现临床表现与 SMA 不一致，而 CK 正常、EMG 提示神经系统问题，则考虑其他运动神经元病；⑤若确有全身无力但前述各项检查均正常，则考虑进行颅脑及脊髓 MRI 和代谢病检查；⑥若临床表现符合 SMA 特征，而 CK 正常、EMG 提示神经系统问题，则需看 *SMN1* 的拷贝数有几个，2 个拷贝数的考虑其他运动神经元病，1 个拷贝数的需进行 *SMN* 基因测序；⑦若测序发现 *SMN1* 基因有点突变，则确诊 5QSMA，若测序未发现 *SMN1* 基因有点突变，则未能确诊 *SMN1* 相关 SMA。

（四）康复评定

目前临床针对 SMA 的康复评估主要包括患儿肌力、关节活动度、运动功能、脊柱形态等方面。通过康复评估，可了解患儿当前的功能状态，从而更好地预测患儿功能变化及指导治疗，也可用于评估药物及康复治疗效果。

1.肌力

SMA 患儿的肌力会随着年龄增加而下降，建议使用徒手肌力评定法（MMT）或英国医学研究理事会提出的百分比肌力评分（MRC）评估患儿肌力。此外，可使用定量肌力测定法量化患儿肌力的微小变化，以监测 SMA 进展及临床试验结局。

2.关节活动范围

SMA 患儿常发生关节活动受限和挛缩，且会随着年龄增长而进行性加重；建议采用量角器测量活动受限的关节，至少每年 2 次。

3.运动功能

（1）费城儿童医院婴儿神经肌肉疾病测试（CHOP-INTEND）：CHOP-INTEND 是费城儿童医院于 2009 年专为非常虚弱的神经肌肉疾病患儿设计的量表。该量表共有 16 个评估项目，涉及头部、颈部、躯干以及四肢力量。Ⅰ型 SMA 患儿的运动功能非常有限，因此这部分患儿的运动功能很难被量化。CHOP-INTEND 对运动功能的微小变化较敏感，所以常用来评估Ⅰ型 SMA 患儿。

（2）Hammersmith 婴儿神经检查第二部分：Hammersmith 婴儿神经检查第二部分（HINE-2）是一项侧重于评估运动发育里程碑的量表，包括头部控制、坐位、自主抓握、仰卧位踢腿、翻身、爬、站立、走共 8 个运动里程碑。HINE-2 评估简单、重复性好，因此具有较强的实用性。HINE-2 的天花板效应好于 CHOP-INTEND；与 WHO 运动里程碑比较，HINE-2 的评价标准更加细致，因此常用于治疗前、后疗效对比。

（3）WHO 运动发育里程碑：WHO 运动发育里程碑共包括独坐、手膝爬、扶站、扶走、独站、独走共 6 个里程碑。这些里程碑是独立活动的基础，且易于测试和评价，因此被广泛应用于评估婴幼儿运动能力及发育水平。由于 SMA 患儿很难实现运动里程碑的突破，因此 WHO 运动里程碑仅用于对患儿当前运动功能进行评估。

（4）Hammersmith 运动功能量表-扩展版：Hammersmith 运动功能量表-扩展版（HFMSE）在原始 20 项 Hammersmith 运动功能量表（HFMS）的基础上增加了 13 个粗大运动功能测试（GMFM）项目，使得量表不仅适用于无法行走的 SMA 患儿，还能用于评估能行走的 SMA 患儿。HFMSE 主要适用于Ⅱ型以上的 SMA 患儿。有学者对 38 例Ⅱ、Ⅲ型 SMA 患儿进行追踪，发现 HFMSE 评估Ⅱ、Ⅲ型 SMA 患儿功能的结果可靠，还能捕捉到评分达到 HFMS 天花板的Ⅲ型 SMA 患儿间的功能差异，故对于 CHOP-INTEND 评分达到天花板的 SMA 患儿，均需考虑 HFMSE 评估。

（5）修订上肢模块：修订上肢模块（RULM）主要用来评估 SMA 患儿的上肢功能，该量表从上肢模块(ULM)演变而来,解决了原始 ULM 量表在评估上肢能力较强患儿时遇到的天花板效应问题。RULM 共有 20 个评估项目,每个项目都与患儿重要的日常活动相关,是评估 SMA 患儿上肢功能的可靠量表。RULM 量表适用于各种类型的 SMA 患儿,完成需要患儿能够在辅助下坐位保持。

(6)6 分钟步行测试:6 分钟步行测试(6MWT)是测量患者 6 分钟步行距离的试验。相关研究表明,SMA 患儿在 6MWT 测试过程中其行走速度并不一致,如第 6 分钟时行走速度较第 1 分钟时行走速度下降了 17％,因此 6MWT 可作为量化 SMA 患儿疲劳程度的工具。当采用 6MWT 对能独走的 SMA 患儿进行疲劳程度测试时,应记录患儿每分钟行走距离以及每行走 25 m 所需时间,从而计算患者的疲劳率。

(7)修订的 Hammersmith 量表:修订的 Hammersmith 量表(RHS)是以 HFMSE 为基础修订的改良版量表,其评定内容包括从坐、摸头到跳远等共 36 项,能观察到 HFMSE 量表无法体现的、小的不连续性变化。研究表明,联合采用 RHS 及 WHO 运动里程碑可精确描述 SMA 患儿的表型及自然史。

(8)神经-肌肉疾病的运动功能评估:神经-肌肉疾病的运动功能评估(MFM)是为 6～60 岁神经-肌肉疾病患者设计的评估量表。该量表评估内容包括从仰卧位转头到无支持站立共 32 项。MFM 具有较好的信度和效度,但部分项目对低龄(2～7 岁)患儿难度大,因此,Lattre 等人删除了 12 项难度相对较大的项目,形成了适合 2～7 岁患儿、信度和效度良好的 MFM-20 量表。有学者使用 MFM 量表监测Ⅰ、Ⅱ、Ⅲ型 SMA 患者的运动功能,发现 MFM 是监测 SMA 疾病进展的有效工具。

4.脊柱曲度

超过 60％的 SMA 患儿会继发脊柱侧凸,常在年幼时出现并随着年龄增长而加重。建议常规对患儿行脊柱体格检查、全脊柱正侧位 X 线检查,并尽量在坐位或站立位等直立姿势下进行。当脊柱侧凸大于 20°时,应每 6 个月监测 1 次,直至骨骼发育成熟,随后每年监测 1 次。

5.髋关节

67％以上的 2 型 SMA 患儿可伴发髋关节脱位,建议通过评估屈髋外展外旋活动度有无受限、双下肢是否等长等筛查有无髋脱位,可疑脱位者行髋关节超声(6 月龄以内)检查或髋关节正位、蛙位 X 线检查(6 月龄以上)以明确。

6.吞咽功能

吞咽障碍在不能独走的 SMA 患儿中较为常见,可引起营养不良、误吸、吸入性肺炎及窒息等。建议对 SMA 患儿常规进行吞咽障碍筛查和临床吞咽功能评估,可考虑选用洼田饮水试验或神经-肌肉疾病吞咽功能量表等工具。若病情需要,亦可多学科合作进行吞咽造影检查。

7.呼吸功能

呼吸衰竭是 SMA 患儿最常见的致死原因。建议 SMA 患儿应至少每 3 个月评估 1

次呼吸功能,包括咳嗽力度、呼吸频率、呼吸功能、是否存在矛盾呼吸、胸廓形状和皮肤颜色(发绀或苍白)。若患儿出现呼吸困难或呼吸系统感染表现,如呼吸费力或合并发热、咳嗽、呼吸急促等,建议行胸 X 线片检查。不能独坐者应每 3 个月监测 1 次脉氧饱和度和气体交换功能,有条件者推荐监测耳血动脉化血气或呼气末与经皮二氧化碳;不能独走者应每 3~6 个月进行 1 次肺功能和睡眠呼吸监测,有条件者可采用多导睡眠监测;能独走者应每 12 个月评估 1 次肺功能,判断是否合并睡眠呼吸暂停或通气不足的症状如打鼾、晨起头痛、日间嗜睡等。

8.营养状况

约 50% 的 SMA 患儿存在营养问题,1 型倾向于体重不足,2 型可能营养过剩,定期营养监测至关重要。建议测量 SMA 患儿体重、身高、上臂围等体格指标,制订 SMA 特异性生长百分比曲线,目标为至少达到世界卫生组织参考数据第 3 百分位;调查膳食结构,分析宏量和微量营养素摄入情况;检测骨碱性磷酸酶、维生素、矿物质、血脂等生化指标;可采用双能 X 线吸收测定法或生物电阻抗等分析人体成分;有条件者通过间接测热法测量静息能量消耗。每 1~2 个月定期监测患儿体重、身高,每 3~6 个月监测 1 次生化指标。

9.生活质量

SMA 患儿的生活质量较差,建议采用患者报告结局、儿童生活质量量表 4.0 通用核心量表进行评估。SMA 自理能力量表(SMAIS)包括自述和照顾者访谈两个部分,旨在评估Ⅱ型和非步行Ⅲ型 SMA 患儿进行日常生活活动所需要的协助程度。该量表评估内容包括个人卫生、穿衣、饮食、移动物件、其他共 5 个部分,涵盖了日常基本生活的各个方面,是衡量 SMA 患儿自理能力的重要工具。

(五)SMA 患儿的康复目标制订

可根据 SMA 患儿的功能状态制订康复目标,以最大限度优化其功能、预防或减少并发症、提高生活质量。不能独坐者由于多数时间处于卧位,康复目标为改善功能、减轻障碍、优化不同体位的耐受性,尽可能预防或减少肌肉萎缩和骨骼畸形,通过辅助器具维持抗重力体位,提高移动能力和扩大活动范围;能独坐者的康复目标为维持、恢复或改善功能及移动能力,预防或减少肌肉萎缩、关节挛缩和脊柱畸形,提高坐位平衡和上肢功能,借助辅助器具维持站立位,尽可能自我驱动轮椅进行移动并参与社会生活;能独走者的康复目标为维持、恢复或改善功能、移动能力及关节活动范围,预防继发性肌肉萎缩和骨骼畸形,提高或维持肌力、耐力和平衡能力,尽可能与同龄人一样参与社会生活。

(六)康复治疗

康复干预是治疗 SMA 患儿的重要手段之一。大多数 SMA 患儿肌力明显减弱,有研究表明,SMA 患儿膝关节伸肌强度仅为预测年龄/性别参考值的 5% 左右,而膝关节、肘关节和手指屈肌强度仅为预测值的 20% 左右。当前有越来越多研究证据显示,积极主动的治疗干预(如定期的物理治疗等)可能会影响 SMA 转归。有学者对 50 例 SMA 患儿进行为期 2 年的康复训练,发现 Ⅱ 型、Ⅲ 型 SMA 患儿肌力及运动能力均获得不同程度改善。虽然康复训练不能逆转疾病进程,但有针对性的训练可以预防及减轻关节挛缩、脊柱畸形、行动障碍等继发症状,从而提高患儿生活质量。需要注意的是,康复治疗一定要在专业人士指导下进行,一旦确诊,不论患儿功能状态如何,均需及时介入康复干预。此外,SMA 患儿容易疲劳,因此不推荐高强度训练,应尽可能保证康复训练频次稳定。

1.不同功能状态 SMA 患儿的康复治疗

(1)不能独坐型的康复治疗:部分不能独坐型 SMA 患儿病情严重,应首先考虑患儿的呼吸管理,尽可能延长患儿寿命,而功能恢复不做首要考虑。因此对于这部分患儿,康复治疗仅限于使其实现半坐位。症状较轻的不能独坐型 SMA 患儿通常能控制头部、抓握,具备进行康复训练的基本条件。

在不能独坐型 SMA 患儿中,矫形器的佩戴及关节牵伸、活动是康复治疗的关键。该类型 SMA 患儿的头部控制通常不稳定,因此建议使用颈部支撑工具稳定患儿头部(使颈部保持直立位),保证气道、食道通畅,从而最大限度减少窒息风险。胸部支撑工具可用来稳定坐姿、保持身体平衡。佩戴上肢及下肢矫形器可用于改善患儿运动功能和活动范围。踝足矫形器和膝踝足矫形器可用于下肢牵伸及体位摆放。另外关节的主动活动也非常重要,应鼓励患儿每天主动活动关节。由于不能独坐型 SMA 患儿运动功能严重受限,因此需重视其姿势保持,尽量使患儿四肢、关节处于功能位,以最大限度延缓畸形;可以使用特制的滚轮、塑性枕头等维持患儿坐姿、睡姿,推荐使用可调整倾斜角度的定制轮椅。

(2)能独坐型的康复治疗:针对能独坐型 SMA 患儿的主要康复目标是预防关节挛缩和脊柱侧凸,保持、恢复并提高运动功能及活动能力。矫形器的使用原则与不能独坐型 SMA 患儿类似,但关节牵伸幅度及活动频次可适当增加。除此之外,胸腰骶椎矫形器可有效防止脊柱侧凸。但需要注意的是,脊柱侧凸的演变及恶化是由躯干低张力、麻痹及脊柱-骨盆结构畸形引起的,佩戴支具只能帮助患儿维持躯干立线、稳定坐姿,无法逆转脊柱侧凸演变。在青春期或青春期前失去行走能力的 SMA 患儿脊柱侧凸进展速度较快,提示保持站立及行走活动有助于延缓脊柱侧凸进展,因此辅助站立在能独坐型 SMA 患儿康复中尤为重要。辅助站立有利于下肢伸展、促进骨骼健康及维持脊柱、躯干姿态,从而延缓脊柱侧凸进展,推荐 16~18 月龄 SMA 患儿开始使用站立架,每天 1~2 h。对于能独坐型 SMA 患儿,还应该鼓励其进行以肌肉活动为主的锻炼,这有助于改善肌力、增加耐力,促进日常生活活动、学校社会活动及职业活动能力提高。所有能独坐的 SMA 患儿均应配备一部电动轮椅或轻便的手动轮椅,轮椅应配备定制的坐姿保持系统,尽可能使患儿脊柱处于中立位,通过指导患儿主动使用轮椅,可增强患儿的自我驱动能力。

(3)能独走型的康复治疗:能独走型SMA患儿的主要康复目标除了维持、恢复及促进运动功能外,还包括提高平衡能力及耐力。在患儿运动、行走训练时,通常无需使用胸部支具,因为它可能会影响患儿步行能力,并限制机体代偿姿势;但必要时可应用胸部支具维持坐姿,也可适当选用下肢矫形器来维持膝关节及踝关节柔韧性和稳定性。对于功能较好的Ⅲ型SMA患儿,有氧运动是一种较为经济、方便的干预措施。有研究报道,有氧运动可能对机体SMN蛋白水平具有调节作用。一项单盲随机对照临床试验发现,低强度日常有氧运动对SMA患儿具有长期益处,且对肌肉力量、功能无负面影响,安全性较好,故推荐SMA患儿进行有氧运动及常规体能训练,可选择项目包括游泳、步行、骑自行车、瑜伽、马术、划船、椭圆机锻炼等。

2.SMA并发症及其防治

(1)关节挛缩:关节挛缩是SMA患儿最常见的并发症。针对关节挛缩,最重要的治疗是牵伸、活动等非手术康复治疗,当关节挛缩引起明显疼痛及功能损伤时,应考虑手术治疗。

(2)脊柱侧凸:早期发病的脊柱侧凸在Ⅰ型和Ⅱ型SMA患儿中非常普遍。对于侧弯较轻的SMA患儿,应尽可能采用非手术康复管理来延缓脊柱侧凸进展。当Cobb角超过50°且进展较快或患儿无法正常坐在轮椅上、严重影响生活质量时,建议进行手术治疗。脊柱手术的目的是防止脊柱侧凸加重,保持或恢复脊柱-骨盆的正常解剖生理结构,改善通气功能,最终提高生活质量。脊柱侧凸的术式有生长棒、节段融合、全长融合等,应根据患儿骨骼生长情况合理选择。

(3)髋关节脱位:髋关节脱位矫形术是临床常用的手术治疗方式;然而考虑到SMA患儿对手术的耐受性较差,加之髋关节脱位较少引起疼痛,故只有在患儿出现明显疼痛时才考虑手术治疗。

(4)肺部并发症:SMA患儿常出现肺部感染等肺部并发症。SMA对机体呼吸系统的影响主要取决于肌肉功能丧失程度,因此Ⅰ型SMA患儿呼吸系统并发症最严重。目前推荐SMA患儿预防性进行呼吸功能训练,主动咳嗽是呼吸功能训练最为简单、有效的方式,延缓及治疗脊柱畸形也是预防患儿呼吸功能下降的重要环节。对于有呼吸困难症状的SMA患儿,应及时使用无创正压通气。建议SMA患儿每年进行流感及肺炎球菌免疫接种,以降低肺部感染风险。

(5)吞咽困难:吞咽困难是SMA患儿常见的临床症状,以Ⅰ型SMA患儿病情尤为显著。对存在吞咽障碍的SMA患儿,建议首先确定合适的进食途径,如经口、经鼻管饲或胃造瘘等。若经口喂养,应常规指导进食体位和姿势管理、食物质地调整、进食辅具应用、吞咽功能训练(紧闭或缩展口唇训练,通过吹气球、吹口哨和口腔按摩锻炼颊肌咀嚼肌,通过伸舌侧顶颊部和伸舌尖舔吮口唇锻炼舌肌)和口腔感觉刺激(温度觉、振动觉、味觉和气脉冲刺激)等改善吞咽能力;对于伴严重吞咽困难的 SMA 患儿,若不能经口进食满足营养需求,需考虑进行管饲喂养。

(6)营养问题:对存在营养问题的 SMA 患儿,需进行个性化营养管理以满足其生长和营养需要,建议准确估算能量需求;防止长时间的禁食和随后的低血糖,必要时夜间进食;根据患儿的年龄、胃肠道功能及代谢状态,选择合适的肠内营养配方;提供充足的水分,保证电解质平衡;针对性补充关键营养素包括钙、镁、锌、维生素 D、维生素 A 等,以保持骨骼健康;对便秘患儿,建议摄入富含膳食纤维的食物,使用肠道调节剂和益生菌等。

(张华炜　肖凤鸣)

二、进行性肌营养不良

(一)概述

进行性肌营养不良(PMD)是一类由于基因缺陷所导致的肌肉变性病,以进行性加重的肌无力和萎缩为主要临床表现。由于基因缺陷的不同,临床症状出现的早晚不同,可以早至胎儿期,也可以在成年后。肌营养不良的病程一般是进行性加重的,但疾病进展的速度快慢不一。

(二)临床表现

1.假肥大型肌营养不良

X 连锁隐性遗传,基因位点在 Xp21,基因的缺陷可导致骨骼肌中其编码蛋白 dystrophin 的缺乏,分为 Duchenne 和 Becker 两型。前者起病年龄早,病情重,进展快,dystrophin 几乎缺如;后者起病年龄较迟,病情相对较良性,dystrophin 量减少或有质的改变。

(1)Duchenne 型(DMD):是肌营养不良中发病率最高、病情最为严重的一型,常早年致残并导致死亡,故称为"严重型"。该病的发病率在存活男婴中平均为 1/5000(1/3599~1/9337),中国为 1/4560。多在 3 岁之后发病,可见患儿动作笨拙,跑、跳等均不及同龄小孩,因骨盆带及股四头肌等无力,致使行走缓慢,易跌倒,登楼上坡困难,下蹲或跌倒后起立费劲;站立时腰椎过度前凸,步行时挺腹和骨盆摆动呈"鸭步"样步态,仰卧起立时,必须先翻身与俯卧,以双手撑地再扶撑于双膝上,然后慢慢起立,称高尔(Gower)征。随病情发展累及肩带及上臂肌时,则双臂上举无力,呈翼状肩胛,萎缩无力的肌肉呈进行性加重,并可波及肋间肌等。假性肌肥大最常见于双侧腓肠肌,因肌纤维被结缔组织和脂肪所取代,变得肥大而坚硬。假肥大也可见于三角肌、股四头肌等其他部位的肌肉。肌腱反射减弱或消失。随肌萎缩无力加重及关节活动的减少,可出现肌腱挛缩及关节强硬畸形,大约在 12 岁便不能站立和行走。不少患儿伴心肌病变,心电图多有异常,如高 R 波、Q 波加深等。部分患儿智力低下,大约在 20 岁,患者多因呼吸衰竭、肺部感染及心力衰竭等原因而死亡。

(2)Becker 型(BMD):与 DMD 相似,区别要点主要在于病程长,发展相对缓慢,有一段正常的生活期,故称之为"良性型"。本型一般在 5～20 岁发病,在出现症状后 20 余年才不能行走,四肢近端肌萎缩无力,尤以下肢明显,腓肠肌肥大常为早期征象,心肌受损及关节挛缩畸形较少见,智力一般正常,大多可存活至 40～50 岁。

2.面肩肱型肌营养不良(FSHD)

FSHD 为常染色体显性遗传病,男女均可患病,发病年龄差异很大,一般为 5～20 岁。病变主要侵犯面肌、肩胛带及上臂肌肉群。面肌受累时表现面部表情淡漠,闭眼、示齿力弱,不能蹙眉、皱额、鼓气、吹哨等,由于常合并口轮匝肌的假性肥大,以致上下嘴唇增厚而微噘,同时病变会延及双侧肩胛带及臂肌肉群,常为不对称性,以致患儿双臂不能上举,外展不能过头,出现梳头、洗脸、穿衣等困难。由于肩胛带肌萎缩无力,表现明显的翼状肩,有的表现游离肩或"衣架样肩胛"。可见三角肌、腓肠肌假性肥大,心肌受累罕见,晚期才累及骨盆带肌肉群,病情进展缓慢,一般预后较好。

3.肢带型肌营养不良(LGMD)

可按遗传方式将 LGMD 分为两型:LGMD1 代表常染色显性遗传,LGMD2 代表常染色体隐性遗传;并在 LGMD1 或 LGMD2 后加字母表示不同的致病基因所导致的相应亚型,截至目前,LGMD1 分为 LGMD1A、1B 和 1C 3 种类型;LGMD2 则分 LGMD2A、2B、2C、2D、2E、2F、2G 和 2H,共 8 种类型。在 LGMD 中,90％以上为 LGMD2。

4.Emery-Dreifuss 肌营养不良

埃默里-德赖弗斯(Emery-Dreifuss)肌营养不良是一种少见的良性 X 连锁隐性遗传病,多于 2～10 岁发病,初期常表现上肢近端及肩胛带肌无力,数年后逐渐累及骨盆带及下肢远端肌群,一般以股骨前肌和腓骨肌无力和萎缩最为明显,少数可伴有面肌轻度无力。本型常在早期出现颈、肘、膝、踝关节挛缩。几乎所有患者均伴有不同程度的心脏损害,可由心脏传导阻滞而突然致死。

DMD 作为进行性肌营养不良中最常见、临床表现最具代表性的疾病,本节接下来的内容均以 DMD 为例进行介绍。

(三)诊断

1.临床表型诊断

DMD 的临床表型诊断主要关注以下 3 个方面:

(1)病史特点:表现为进行性、对称性肌无力。3 岁前主要表现为运动发育延迟,学龄前期主要表现为走路易摔跤,爬楼梯、跳跃等运动能力较同龄儿落后,学龄期出现上楼困难、下蹲后起立困难,并逐渐出现行走困难或不能行走,青少年期需借助轮椅,成年期将出现呼吸衰竭或心力衰竭。

(2)临床体征:包括假性腓肠肌肥大、Gower 征、翼状肩胛等。

(3)辅助检查:包括血清酶学检测、神经肌肉电生理检测、肌肉活体组织检测。血清酶学检测包括肌酸激酶(CK)、乳酸脱氢酶(LDH)和肌酸激酶同工酶(CK-MB)检测。DMD 患儿早期的 CK 水平明显增高,但晚期随着肌细胞的坏死,CK 水平反而会较前明显降低,LDH 和 CK-MB 水平则呈轻、中度升高。对于早期症状不典型或无症状但怀疑为 DMD 的患儿,可先期进行血清酶学筛查,若发现 CK 水平达正常值的 20~50 倍,可直接通过基因检测确诊;神经肌肉电生理检测通常表现为典型的肌源性损害;肌肉活检,对肌细胞进行免疫组织化学染色或蛋白质印迹通常观察不到 dystrophin 的表达。若基因检测能够发现致病变异,也可以不做肌肉活检。

2.分子诊断技术

DMD 基因的突变以外显子缺失/重复为主,基因内部外显子及侧翼区域的点突变次之。针对外显子缺失/重复,首选多重连接探针扩增(MLPA),高分辨比较基因组微阵列杂交(aCGH)也是可选的方法;针对基因内部外显子及侧翼区域点突变,常用的方法为桑格(Sanger)测序,也可考虑采用靶向捕获测序的方法,但需要向受检者及家属说明该方法的局限性,例如有较低的概率由于未捕获到致病变异而导致假阴性的结果。值得注意的是,即使综合应用 MLPA 和基因测序,仍有约 6.9% 的患儿找不到致病变异。

(四)康复评定

通过系统康复评估,可以监测 DMD 的疾病进展及治疗效果,并达到预测运动功能变化、指导预防性治疗的目的。临床需结合患儿能力来预测运动功能变化,同时应注意评估的局限性、肌肉骨骼问题和遗传因素的影响。肌力、关节活动度、运动功能、生活质量和日常生活能力是 DMD 主要的康复评估项目。为了监测疾病进展情况,应至少每 6 个月进行 1 次评估,前后评估内容尽量保持一致,若疾病进展迅速或有特定临床需要,可根据需要增加评估次数、调整评估项目。

1.躯体结构、功能的评估

(1)肌力评估:目前,国际 DMD 的肌力评估普遍采用英国医学研究委员会提出的徒手肌力评定法(MMT)和 MRC 或定量肌力测试(QMT)。

(2)关节活动度测量:目前国际上普遍用量角器进行主动、被动关节活动度测量,缺乏标准化方法和信度研究。通过角度测量可反映 DMD 患儿关节挛缩进展情况及对运动功能的影响。

2.活动、参与的评估

(1)北极星移动评价量表(NSAA):NSAA 是以 Hammer Smith 运动功能量表为框

架编制而成的,专门用于行走期 DMD 患儿的功能评估,信度、效度良好。其包括 17 个项目,对站立、行走到跑跳能力均进行评估,还包括 10 m 跑、从地板上站起两项计时测试,每项依据完成程度分为 0～2 分,评估时间约 10 min。NSAA 除了能够给出原始分,还可根据原始分(除第 12 项得分)转换成 0～100 的线性测量值。为了适用于低龄(3～5 岁)的患儿,2016 年 Mercuri 等对 NSAA 进行了修订,将原有量表的项目按 3 岁、3.5 岁和≥4 岁 3 个年龄段划分,其中 3 岁测试项目包括站立、行走、从椅子上站起、左右脚上台阶、从地板上站起、跑、跳等;3.5 岁测试项目在 3 岁的基础上增加左右单脚站、下台阶和足跟站;4 岁以上包括上述所有项目。

(2)定时功能测试(timed function tests,TFT):TFT 可以评估 DMD 患儿运动的灵活性和功能状态,测试项目包括从仰卧站起、上 4 级台阶、10 m 跑或走。可根据 TFT 测试结果预测疾病进展情况:①从仰卧站起时间<5 s,患儿功能能够保持稳定;②从仰卧站起时间≥5 s、<10 s,有行走功能下降和可能丧失仰卧站起的风险;③从仰卧站起时间≥10 s,有两年内丧失行走能力的风险;④从仰卧站起≥30 s,但可以上 4 级台阶,有 1～2 年内丧失上 4 级台阶和行走能力的风险;⑤不能上 4 级台阶,但能完成 10 m 跑或走测试,有即将失去行走能力的风险。在另一项 DMD 患儿自然病程的研究中,发现上 4 级台阶时间>8 s 时,1 年内有丧失行走能力的风险。

(3)6 分钟步行测试(6MWT):6MWT 是国际公认的 DMD 患儿行走耐力和能力的重要评价指标。研究发现,<7 岁的患儿步行距离与年龄呈正相关;7 岁的患儿步行距离与年龄呈负相关;糖皮质激素可增加 6MWT 的距离。另有研究发现,6 min 步行距离<451 m,可能会在 4 年内失去行走能力;6 min 步行距离<376 m,可能在 2 年内失去行走能力;6 min 步行距离≤319 m,1 年内可能失去行走能力;6 min 步行距离≤300 m,1 年内行走能力将急剧下降。

(4)运动功能评估(MFM):MFM 是由 BERARD 等研发的,专门评估 6～62 岁神经肌肉病患者的运动功能,包含 32 个项目、3 个维度:维度 1(D1)为站立和转移,共 13 项;维度 2(D2)为轴向和近端运动功能,共 12 项;维度 3(D3)为远端运动功能,共 7 项。MFM 具有较好的信度和效度,但部分项目对低龄(2～7 岁)患儿难度大。有研究发现 MFM 量表总分<70%和 D1 区<40%,1 年后有丧失行走能力的风险。

(五)康复治疗

DMD 呈进行性发展,是不可逆的。康复功能治疗不是针对疾病本身,而是要减轻患儿存在着的身心功能障碍及其影响,即肌无力、关节活动范围缩小、行走能力丧失、功能性活动减少、肺功能降低、情感损害(患儿及其家属)、进行性加重的脊柱侧凸等。因此,康复治疗的主要目的是预防和处理挛缩畸形等并发症、维持或延长行走等活动功能,使年长儿获得接近正常的独立生活。

1.DMD 的分期及各期康复策略

(1)疾病的分期:根据疾病发展的特征,DMD 的临床病程分为 5 个阶段:

1)第 1 阶段(无症状期):偶然发现肌酸激酶升高或有家族史,可能会被诊断,此阶段可能会表现出运动发育延迟,无步态异常。

2)第 2 阶段(可步行早期):出现 Gower 征、"鸭步"、行走尖足的典型临床症状,可以上楼梯。

3)第 3 阶段(可步行晚期):行走越来越费力,丧失上楼梯和从地面站起的能力。

4)第 4 阶段(不可步行早期):丧失行走能力,可短时间自我移动,能够保持姿势,可能出现脊柱侧弯。

5)第 5 阶段(不可步行晚期):上肢功能和姿势保持逐渐受限。

(2)各期康复策略:从确诊至可步行早期,根据评估结果,为患儿提供个体化治疗,进行适当的运动或活动,以预防挛缩或畸形,避免过度劳累和跌倒;并提供适当的矫形器、设备和教育支持。可步行晚期至不可步行晚期,在继续以前所有措施的基础上,定期监测心肺功能;提供移动装置、座椅、支撑站立装置和辅助技术;预防或管理疼痛和骨折;倡导从政府和社会获取资助,参与社会活动,实现自我独立。

2.ICF 框架下的康复治疗

(1)躯体功能和结构方面

1)牵伸:肌肉牵伸可以防止或减少挛缩和畸形,包括主动姿势性牵伸、主动-助力牵伸、被动牵伸等。DMD 患儿的活动减少、关节周围肌肉失衡以及肌肉纤维化病变,会导致肌肉延展性受限和关节挛缩,同时,呼吸模式受限和肋间肌纤维化可降低胸廓顺应性。因此,维持患儿的关节活动度、肌肉延展性、胸廓顺应性和对称性,可以改善运动功能、维持行走、防止挛缩和畸形、改善呼吸功能、预防皮肤损伤。关节、肌肉和软组织挛缩和畸形的预防,需每日被动牵伸,每周至少 4～6 天,每日 1～2 次,每次 3～5 组,牵伸末端维持 6 s 左右。在关节被动活动范围受限前,应在物理治疗师和作业治疗师的指导下开始对有挛缩或畸形风险的组织进行日常预防性家庭牵伸活动,诊断后应立即开始对踝关节、膝关节和髋关节进行规律牵伸,在失去行走能力后,应重点进行上肢牵伸。随着疾病不断进展,当运动功能恶化后,单纯被动牵伸不足以预防关节挛缩,应联合应用矫形器具来预防挛缩。

2)矫形器具:矫形器具可以预防挛缩和畸形,延长 DMD 患儿的运动功能及抗重力体位的维持能力。DMD 患儿常用的辅具主要包括踝足矫形器、膝踝足矫形器、系列石膏、站立装置以及移动设备等。可步行早期的患儿可以在夜间使用踝足矫形器来进行预防性牵伸,不可步行期的患儿白天也可以使用,但不建议可行走期患儿行走时穿戴功能性踝足矫形器,因为其会限制代偿性运动,增加行走时的负荷,降低平衡和稳定性,同时增加从地面站起和上楼梯的难度。若牵伸或矫形器不能够维持足够的关节活动度,在不考虑手术的情况下,可应用系列石膏来预防挛缩,但应注意保护皮肤,预防骨质疏松,具备行走能力的患儿应考虑股四头肌是否有足够肌力来支持行走,避免系列石膏导致的功能下降。手支具通常在不可行走期患儿中使用,可改善腕背伸和拇外展的活动度。当维持站立困难时,在挛缩不影响站立的情况下,可用站立架进行站立训练,应用立式驱动电动轮椅可增加站立行走的灵活性。

3)呼吸功能障碍的处理:呼吸肌的进行性无力、脊柱的侧凸或后凸都可导致呼吸功能不全。如出现过度疲劳、白天睡眠、醒后头痛、噩梦、需要尽力吞咽空气等,则提示呼吸功能不全。一旦出现呼吸功能障碍,可选用以下康复治疗方法:①气管引流技术,胸部叩击和帮助咳嗽。②呼吸运动训练,宜早期开始,如徒手呼吸训练、腹式呼吸训练、发声训练及吞咽呼吸法等,有可能改善肺功能。③夜间自然正压通气以辅助呼吸,让过度工作的呼吸肌得以休息,患儿睡眠改善,白天活动能量和警觉性提高。晚期,呼吸肌疲劳的患儿,白天和夜间均可间断或连续使用正压通气。④间歇性腹部加压呼吸器,其原理为增加腹外压力引起腹肌上提运动,产生主动吸气和被动呼气。腹部外压力通过一个与腹壁相适的塑料扁平囊来实现。⑤必要时行气管切开,由于技术的进步,气管切开不再影响说话能力和进食。

4)疼痛问题的处理:疼痛是DMD患儿的常见问题,严重影响其生活质量,因此在疾病的所有阶段都必须给予关注。目前研究表明,疼痛与姿势、生活质量低下、运动过量和情绪等问题有关,可以对患有疼痛的患儿给予理疗、姿势矫正、认知行为疗法及药物治疗和心理治疗等,并提供矫形器、座椅、改造床、辅助活动器材,进行适当的休息。有背部疼痛的患儿,特别是应用糖皮质激素治疗的情况下,应及时检查脊椎是否有骨折,必要时请骨科医生会诊。

5)控制体重:DMD患儿不论能否行走,都应控制体重,而且提倡早期控制体重。如果体重不断增加超过正常标准,就可能产生脂肪堆积,导致肌肉耗损。体重过重的危害性在于:降低患儿的转移和移动能力,限制运动和社会活动,影响身体姿势和自尊心,影响肺功能。控制体重的方法:节制饮食,多吃蔬菜、水果,少食脂肪和过量的含糖食物。当控制体重无效并影响患儿移动时,就应使用液压升降机(hydraulic lift)帮助身体移动,家属应该接受使用方法的训练,以便安全而正确地使用。

6)改善睡眠:当病情加重,夜间不能自动改变体位时,应该使用特殊的床垫或充气垫,以便改善睡眠舒适感,也可减轻家属为其翻身的负担。

(2)活动、参与方面:DMD患者由于进行性肌力减退,活动逐步受限,应鼓励其尽可能地参与社会活动,进行一些适当的运动。通过运动可以防止不必要的久坐或不动的生活方式,以及相关的社会隔离和肥胖问题。运动治疗方案应由物理治疗师制订,并予以监测和指导训练。DMD患儿由于肌肉结构脆弱、代谢异常、一氧化氮减少以及运动能力下降,不当的运动容易造成损伤。因此,DMD患儿应进行亚极量有氧运动或活动,避免过度劳累和运动,锻炼时应注意给予充分的休息,跑跳、蹲起等高负荷的运动或力量训练以及离心性运动应当避免。

自行车和游泳运动是目前国际上公认推荐的两种亚极量有氧运动,不可行走期的患儿可以使用辅助自行车和机器人辅助运动。有研究表明,辅助自行车可以改善 DMD 患儿的运动功能。游泳对患儿的社交、心理、生活质量和自我认知都有积极的影响作用。虽然一些研究表明,这些运动对 DMD 患儿有一定的疗效,但在运动过程中,应注意即使临床上功能良好的情况下也有心肺功能损害和肌肉损伤的风险。

（3）环境因素方面

1）环境的改造：随着人工智能技术的发展,一些设备如高架托盘和自适应吸管等,以及先进的技术如机器人技术、蓝牙激活系统、红外控制系统、智能手机、平板电脑和高级访问功能等,可以优化 DMD 患儿的功能。虚拟现实游戏已被用于不可行走期 DMD 患儿的手臂功能训练,可以延缓关节活动度的缩小及肌力降低。安全转移的升降设备、坡道、电梯、浴室改造、特殊床垫及车辆改装等适当的环境改造也能优化 DMD 患儿的功能。

2）心理康复治疗及家庭支持：迄今为止,该病尚无有效的治疗方法,患儿常陷入自暴自弃的心理环境中,情感极不稳定。由于生存质量的不断降低,对他人依赖不断增加,给家庭带来日趋增多的压力。因此,患儿及家庭有一个健康的情感环境是十分重要的。首先,要进行心理康复治疗,使患儿从悲观情绪中解脱出来,提高对生活的信心。其次,让家庭遵守家庭康复治疗计划,预防家庭冲突,顺应患儿心愿,以获得最佳效果。家庭康复治疗既方便又价廉。由于许多日常治疗均由家属承担,因此需要制订有效的家庭康复计划。维持家庭康复计划的热情和持久性可能是困难的,为此,家庭康复计划应尽量简单、可行,可限定运动数量和每天重复的次数。

（张华炜　肖凤鸣）

三、腓骨肌萎缩症

（一）概述

腓骨肌萎缩症（CMT）又称遗传性运动感觉神经病,是一组常见的遗传性周围神经病。本组疾病的共同特点为儿童或青少年发病,以慢性进行性腓骨肌萎缩为主要临床特征,故称腓骨肌萎缩症。其主要累及下肢远端,以进行性四肢远端肌无力为主要表现,后期伴有日益明显感觉和自主神经症状。根据神经电生理、神经病理所见,将 CMT 分为脱髓鞘性（CMT Ⅰ、CMT Ⅲ、CMT Ⅳ 和 CMT Ⅹ 型）和轴索性（CMT Ⅱ）以及以轴索损害为主的其他类型（CMT Ⅴ～Ⅸ）。遗传方式主要是常染色体显性遗传,也可为常染色体隐性或 X 连锁遗传。

（二）临床表现

1.脱髓鞘性 CMT

脱髓鞘性 CMT 多在儿童或青春期发病，周围神经对称性进行性变性导致远端肌萎缩。首先是腓肠神经最先受累，出现进行性加重的行走不便，易跌倒和双足跛行，不能用足跟行走，严重时出现足下垂。数月至数年，可波及手肌和前臂肌。由于小腿前外侧部肌肉群和腓肠肌显著萎缩，足部肌肉失神经性萎缩，可产生马蹄内翻足畸形，患儿常伴有弓形足和脊柱侧弯。感觉障碍中以本体感觉、振动觉和两点辨别觉减退多见，痛觉、温度觉阈值增高，个别诉足部针刺或烧灼样感觉异常。自主神经功能障碍大多不严重，主要表现为血管舒缩功能障碍，如足部皮温低、苍白等。肢体腱反射减低或消失；深浅感觉消退呈手套袜子样分布。体检可见小腿肌肉无力和萎缩明显，手肌萎缩，并波及前臂肌肉变成爪形手。实验室检查：血清肌酸激酶（CK）正常，部分患儿脑脊液蛋白质浓度增高。病程进展缓慢，在很长一段时间内都很稳定，颅神经通常不受影响。

2.轴索性 CMT

发病大多在青少年时期，发病晚，成年开始出现肌萎缩症状，部位和症状与 CMTⅠ型相似，但程度较 CMTⅠ型为轻。CMTⅡ型包括多种变异型，如肩胛腓骨肌萎缩型、视神经萎缩型、腓骨肌萎缩型共济失调等。不会有增粗能被扪及的浅表神经。易见弓形足和下肢远端肌肉萎缩，下肢肌肉痉挛也多见于此型。运动神经传导速度（MCV）正常或接近正常。神经活检主要为轴突变性，脑脊液蛋白质浓度基本正常。

（三）诊断与鉴别诊断

1.诊断

（1）有阳性家族史，家族史对于 CMT 的诊断很重要。

（2）儿童或青少年发病，进行性下肢远端无力和肌萎缩，以及"鹤腿"、足下垂、弓形足，伴有感觉障碍，腱反射常减弱或消失。

（3）通过神经电生理检查、神经活检、染色体和分子遗传学分析可确诊，神经电生理检查发现周围神经传导速度下降和（或）周围神经轴索变性、运动或感觉神经电位降低甚至缺失。神经活检有脱髓鞘和（或）轴索变性。基因检测可以明确诊断以及协助确定疾病的亚型。

2.鉴别诊断

本病应与以下相关疾病鉴别：

（1）远端型脊肌萎缩症。肌萎缩分布和病程与 CMTⅡ型颇为相似，临床主要表现为进行性四肢弛缓性瘫痪、肌萎缩，下肢重于上肢；查体可见四肢近端肌肉萎缩，无感觉障碍；肌肉活检为神经源性肌萎缩；肌电图为神经源性损害；有家族史，呈常染色体隐性遗传;病情进行性加重;SMA 相关基因缺失助诊。

（2）慢性炎症性脱髓鞘性多发性神经病。病情进展相对较快,脑脊液中蛋白质含量增高,泼尼松治疗有效。

（3）进行性肌营养不良。四肢远端逐渐向上发展的肌无力、肌萎缩,无感觉障碍。大多有家族史;查体可见 Gower 征阳性;血清 CK 显著升高;肌电图为肌源性损害,肌肉活检可见肌纤维变性、坏死,DMD 基因检测助诊。

（4）遗传性共济失调伴肌萎缩症。儿童期起病,进展缓慢,表现为腓骨肌萎缩、弓形足、脊柱侧弯、四肢腱反射减退或消失,神经传导速度减慢,有站立不稳、手震颤等共济失调表现。

（四）康复评定

CMT 作为一种终身退行性疾病,目前尚无特殊的治疗方法。康复治疗可以在一定程度上延缓病情的发展,提高患儿生活质量。康复评定是康复治疗的重要组成部分,如果没有评定,就不可能规划治疗和评估疗效。通过康复评定,可以客观准确地评估功能障碍的病因、性质、部位、严重程度、预后和转归,为制订有效的康复治疗方案奠定坚实的科学基础。应在整个康复过程中贯穿以评定开始、以评定结束的原则。因此,康复评定应在治疗前、治疗中和治疗后至少进行一次。

（1）肌张力评定:肌张力是指肌肉组织在松弛状态下的紧张度,来自肌肉组织静息状态下非随意、持续、微小的收缩。正常肌张力有赖于完整的外周神经系统机制和中枢神经系统机制以及肌肉收缩能力、弹性、延展性等因素。异常肌张力包括肌张力增高、肌张力减低及肌张力障碍。CMT 患儿随着运动单位的丢失,出现肌无力和肌萎缩,早期可表现为肌张力低下,通常可用改良 Ashworth 量表评定肌张力。由于影响肌张力因素较多,因此在评定过程中注意被动牵伸速度、体位、患儿整体水平及环境温度等,再次评定时尽量选择相同时间段和其他评定条件。

（2）肌力评定:肌力评定是肢体运动功能检查的最基本内容之一,主要判断肌力减弱的部位和程度,评价肌力增强训练的效果。由于腓骨肌萎缩症可累及运动神经元,影响患儿四肢的运动功能,所以,要先对患儿四肢进行肌力测定。治疗师主要采用徒手肌力测试,检查时要求患儿在特定的体位下,分别在减重力、抗重力和抗阻力的条件下完成标准动作。评测时可分为上下肢和近远端,采用 0～5 级的评分方法。CMT 患儿由于先累及长的、粗的神经纤维,肢体远端肌无力及肌萎缩,所以主要检测足背屈、跖屈的肌力,以及手固有肌、指伸肌的肌力。评定时需选择合适时间,疲劳、活动后及饱餐后不宜进行检查。

（3）关节活动度评定:关节挛缩、疼痛及软组织缩短等均可引起关节活动范围下降,影响关节运动功能,需要进行关节活动度测量。临床上最常采用量角器测量。CMT 患儿的足部形态会由正常向高弓内翻足畸形发展,进行关节活动度的测量可了解踝运动轴是否正常。通常主要测定踝背屈、跖屈、内翻及外翻的主动和被动关节活动度。一般先测量关节的主动关节活动度,后测量被动关节活动度;被动关节活动时手法要柔和,速度要缓慢、均匀,避免快速活动。

(4)感觉功能评定:分为浅感觉检查、深感觉检查和复合感觉检查。浅感觉又可分为触觉、痛觉、温度觉。深感觉包括运动觉、位置觉。复合感觉包括皮肤定位觉、两点辨别觉、实体觉及图形辨别觉。CMT 患儿由于周围神经受损,会出现四肢末梢型感觉障碍。检查时患儿必须清醒,并要向患儿说明检查目的和检查方法,尽量取得配合,先检查浅感觉,然后检查深感觉和复合感觉。检查痛觉时由于 CMT 患儿感觉减退或缺失,要从障碍部位即四肢远端向正常部位逐渐移行,使用针尖的力量要均匀。通过感觉的评定可判断神经损伤的范围并对治疗提供依据。检查者需有耐心,要细致,被检者一般要闭目,必要时多次重复检查。

(5)步态分析:包括观察性步态分析和三维步态分析。通过对 CMT 患儿进行具体的步态分析,可完善治疗方案,改善预后。CMT 患儿足部畸形明显,需重点观察步行时足底与地面的接触。CMT 患儿会出现高弓内翻足,摆动相踝背屈肌不能进行有效的离心收缩控制踝跖屈的速率,过度屈髋、屈膝,提起患腿,完成摆动。在支撑相晚期,踝关节跖屈力量减弱,步态周期出现延长。行走过程中出现身体左右摆动,骨盆侧位移动幅度增大。

(6)日常生活活动能力评定:CMT 患儿日常生活活动能力可受到不同程度的影响,可使用改良 Barthel 指数评分法进行评定,主要包括进食、洗澡、修饰、穿衣、控制大小便、如厕、床椅转移、行走、上楼梯、下楼梯 10 个项目,满分 100 分。60 分以上者生活基本自理;40～60 分为中度残疾,生活需要帮助;20～40 分为重度残疾,生活依赖明显;20分以下者完全残疾,生活完全依赖。Barthel 指数得分 40 分以上者康复治疗的效益最大。也可以使用婴儿-初中生社会生活能力量表进行评估。此量表的回答人可以是孩子的父母或是每天照料孩子的人,包括老师。量表由 132 项构成,分为独立生活(SH)、运动(L)、作业操作(O)、交往(C)、参加集体活动(S)、自我管理(SD)6 个领域。此量表尤其对不合作儿童检查,更为方便。

(五)康复治疗

CMT 引起严重的肌肉功能障碍导致日常生活活动能力受限,目前尚无治愈方法,康复治疗能最大限度地改善患儿运动和生活质量,延缓疾病进展。根据患儿年龄和疾病进展情况做出可靠的目标预期设定。如增加肌肉力量,改善步行能力;防止或减少继发性肌萎缩;纠正异常步态;提高日常生活活动能力,更好地适应社会,将来回归家庭,回归社会。

(1)运动疗法和物理疗法:该类患儿四肢近端肌肉萎缩较轻,多在严重时才较明显。肌力训练主要针对肢体末端的肌肉。运动疗法和物理疗法具体操作参见吉兰-巴雷综合征。

（2）关节挛缩畸形的治疗：可应用夹板、矫形鞋和矫形器支具，维持关节功能位与稳定性，预防和矫正畸形。踝足矫形器可改善足下垂，减少跌倒，方便行走，能减轻弓形足痛苦，有较好的依从性。同时也需要预防脊柱侧弯，平时注意坐姿，必要时使用坐姿矫正椅，降低脊柱侧弯发生风险。

（3）步行训练：当肌力达到步行能力时，应加强步行训练，包括患侧肢体上下楼梯、单腿站立、侧方迈步、减重支持疗法等。无行走能力患儿，注意良肢位摆放，预防髋关节脱位及预防骨质疏松。在进行上述训练时，引导患儿主动参与，可与游戏相结合，调动患儿参与积极性，提高训练效果。

（4）日常生活活动能力训练：为使 CMT 患儿掌握日常生活活动技能，达到最大限度生活自理，需要进行日常生活活动能力训练。根据患儿的实际情况安排日常生活活动能力训练与增强肌力训练相结合同步进行。ADL 训练内容主要包括上下楼梯训练、转移、穿脱衣服、如厕及大小便控制等，在日常生活训练中需要家人参与，保障患儿安全，达到预期康复效果。

本病患儿大多能长期生存，但运动能力随着病情进展而下降，甚至完全丧失行走能力。应根据临床表现及实验室检查结果早期发现，早期诊断，早期干预。本病无需特殊治疗，主要是对症治疗和支持治疗，给予康复治疗和护理能改善行走和生活质量，延缓疾病进展，改善预后。由于本病是一组遗传性疾病，唯一有效的预防方法就是进行产前的基因诊断，通过基因诊断确定先证者基因型，用胎盘绒毛、羊水或脐带血分析胎儿基因型，确定产前诊断并终止妊娠，降低该疾病发生率。

（王倩）

四、重症肌无力

（一）概述

重症肌无力（MG）主要是由乙酰胆碱受体抗体介导的一种获得性神经-肌肉接头传递障碍的器官特异性自身免疫性疾病。乙酰胆碱受体抗体（AChR-Ab）在补体介导下，导致突触后膜的变性与溶解，致使 AChR 数目减少，从而阻碍了神经肌肉的信息传递，引起神经肌肉接头传递障碍，出现骨骼肌收缩无力。

流行病学特点：重症肌无力的全球患病率为（15～25）/10 万，发病率为（0.4～1.0）/10 万。MG 在各个年龄阶段均可发病，30 岁和 50 岁左右呈现发病双峰，中国儿童及青少年 MG 构成第 3 个发病高峰。儿童患者占所有重症肌无力的 10%～20%，发病年龄平均为 2～3 岁，女性发病率高于男性。

（二）临床表现

1.临床特点

患儿全身骨骼肌均可受累，表现为波动性无力和易疲劳性，症状呈"晨轻暮重"，活动后加重，休息后可减轻。偶尔患儿在早晨睡眠后症状最明显。眼外肌最易受累，表现为对称或非对称性上睑下垂和（或）双眼复视，是 MG 最常见的首发症状，见于 50%～80% 的 MG 患儿。典型表现为骨骼肌的病理性易疲劳现象或持续性的肌无力，在活动后加重。面肌受累可致眼睑闭合无力、鼓腮漏气、鼻唇沟变浅、苦笑或呈肌病面容。咀嚼肌受累可致咀嚼困难。咽喉肌受累可出现构音障碍、吞咽困难、鼻音、饮水呛咳及声音嘶哑等。颈肌受累可出现抬头困难或不能。肢体无力以近端为著，表现为抬臂、梳头、上楼梯困难，感觉正常。呼吸肌无力可致呼吸困难。发病早期可单独出现眼外肌、咽喉肌或肢体肌肉无力；脑神经支配肌肉较脊神经支配肌肉更易受累。肌无力常从一组肌肉群开始，逐渐累及其他肌肉群，直到全身肌无力。部分患儿短期内病情可出现迅速进展，累及呼吸肌，需要机械通气，称为肌无力危象。

2.分型

根据发病年龄和临床特征，本病主要分为新生儿暂时性重症肌无力、新生儿先天性重症肌无力及儿童型重症肌无力三种，其中儿童型重症肌无力属于后天获得性，临床最常见。

（1）新生儿暂时性重症肌无力：如母亲患重症肌无力，娩出的新生儿血中几乎均存在 AChR 抗体，只有 1/9 患重症肌无力母亲生的新生儿出现新生儿暂时性重症肌无力，患儿出生后数小时至 3 天内，可表现哭声无力，吸吮、吞咽、呼吸均显困难，肌肉弛缓，腱反射减退或消失。患儿很少有眼外肌麻痹及上睑下垂。如未注意家族史，易与分娩性脑损伤、肌无力综合征等混淆。肌内注射新斯的明或依酚氯铵，症状立即减轻。患儿血中乙酰胆碱受体抗体水平可增高。本症患儿可于出生后 5 周内恢复。轻症可自然缓解，但重症者要用抗胆碱酯酶药物。

（2）新生儿先天性重症肌无力：本病多有家庭史，可呈常染色体隐性或显性遗传。如患儿在出生后 1～2 年内出现上睑下垂、眼外肌麻痹、全身肌无力，则需警惕此病。本病的发病机制并非免疫介导，而是由于遗传基因突变导致的神经肌肉接头突触前、突触或突触后的功能障碍。患儿出生后主要表现为上睑下垂、眼外肌麻痹、全身肌无力，哭声低弱和呼吸困难者并不常见。肌无力症状较轻，但持续存在。血中乙酰胆碱受体抗体水平不高，血浆交换治疗及抗胆碱酯酶药物治疗均无效。

（3）儿童型重症肌无力：又称少年型重症肌无力，发病年龄最小为 6 个月，发病年龄高峰在出生后第 2 年及第 3 年。该型最突出的特点是易疲劳。1985 年，Osserman 将成人 MG 根据发病年龄、受累部位、严重程度、疾病进展和预后进行分型，故称"Osserman 分型"。后将 Ⅱ 型明确分为 Ⅱa 和 Ⅱb 两种类型，并取消肌萎缩型，形成"改良的

Osserman 标准"，具体标准如下：

Ⅰ型：眼肌型（15％～20％），儿童患者最常见的是眼肌型，单纯眼外肌受累。症状主要是单纯眼外肌受累，表现为一侧或双侧上睑下垂，有复视或斜视现象。肾上腺皮质激素治疗有效，预后好。

Ⅱ型：全身型，累及一组以上延髓支配的肌肉群，病情较Ⅰ型重，累及颈、项、背部及四肢躯干肌肉群。据其严重程度可分为Ⅱa与Ⅱb型。

Ⅱa型：轻度全身型（30％），进展缓慢，无危象，常伴眼外肌受累，无咀嚼、吞咽及构音障碍，下肢无力明显，登楼抬腿无力，无胸闷或呼吸困难等症状。对药物反应好，预后较好。

Ⅱb型：中度全身型（25％），骨骼肌和延髓肌严重受累，明显全身无力，生活尚可自理，伴有轻度吞咽困难，时有进流汁不当而呛咳，感觉胸闷，呼吸不畅。无危象，药物敏感欠佳。

Ⅲ型：重症急进型（15％），症状危重，进展迅速，数周或数月内达到高峰，胸腺瘤高发。可发生危象，药效差，常需气管切开或辅助呼吸，死亡率高。

Ⅳ型：迟发重症型（10％），症状同Ⅲ型，从Ⅰ型发展为Ⅱa、Ⅱb型，经2年以上进展期，逐渐发展而来。药物治疗差，预后差。

Ⅴ型：肌萎缩型，起病半年出现肌肉萎缩，生活不能自理，吞咽困难，食物误入气管而由鼻孔呛出。口齿不清或伴有胸闷气急。因长期肌无力而出现继发性肌萎缩者不属于此型。病程反复2年以上，常由Ⅰ型或Ⅱ型发展而来。

Osserman 分型便于临床识别患儿受累部位、轻重缓急和疾病进程，长期以来用作MG 临床研究资料。但由于临床症状与分型关系并非绝对，存在类型转化的中间带，判断时主观性较强，故分组依据也只能作为参考。

（三）诊断

在具有典型 MG 临床特征（波动性肌无力）的基础上，药理学检查、电生理检查及血清抗 AChR 抗体等检测满足一项异常即可诊断，即疲劳试验或甲基硫酸新斯的明药物试验阳性、重复电刺激检查阳性（衰减 10％以上）、血清抗乙酰胆碱受体抗体（AChR-Ab）阳性。同时需排除其他疾病。所有确诊 MG 患儿需进一步完善胸腺影像学检查（纵隔 CT 或 MRI），进一步行亚组分类。

（四）康复评定

1.严重程度量表

严重程度量表用于定量评价病情严重程度，有利于细致进行临床观察和疗效评价。常用信度与效度较好的评价量表有：

（1）MG 定量评分体系（QMGS）：QMGS 是客观测量 MG 受累肌肉群的肌力和耐力

情况的标准化量表,内容包括左右测试出现复视、上视出现眼睑下垂、眼睑闭合、吞咽100 mL 水、数数 1～50、坐位右上肢抬起 90°时间、坐位左上肢抬起 90°时间、肺活量占预计值、右手握力、左手握力、平卧位 45°、平卧位右下肢抬起 45°、平卧位左下肢抬起 45°,共 13 项条目,设分为正常(0 分)、轻度(1 分)、中度(2 分)、重度(3 分)4 个等级,总分39 分。

(2)MG-MMT:MG-MMT 由美国杜克大学医学中心研制,主要用于测量 MG 受累肌肉群的肌力和功能状态,共有 18 项条目,针对 MG 最常累及的多个肌肉组,以百分比(%)形式定量无力程度,从轻至重设分,0 分＝正常、1 分＝25％无力、2 分＝50％无力、3 分＝75％无力、4 分＝全瘫,得分越高表明肌肉受累越严重。

(3)MG 绝对和相对评分法(MG-ARS):MG-ARS 量表分为临床绝对评分(CAS)和临床相对评分(CRS)两部分。CAS 包括眼球(上睑无力计分,上睑疲劳试验,眼球水平活动受限计分)、肢体(上肢疲劳试验,下肢疲劳试验)、面肌(面肌无力计分)、延髓(咀嚼和吞咽功能计分)、呼吸(呼吸肌功能评分)共 8 项条目,反映 MG 受累肌肉群肌无力和疲劳的严重程度,分值为 0～60 分,分数越高肌无力程度越重。MG-ARS 被应用于国内的较多临床试验,适用于所有分型的 MG 患儿。

2.日常生活和生活质量评定量表

(1)MG 日常生活质量量表(MG-ADL):主要用于评估 MG 患儿的症状对日常生活质量的影响,从而反映疾病的严重程度,MG-ADL 不属于生命质量(QOL)评估体系。MG-ADL 包含 8 项条目,来自 QMG 量表基于症状测试项目的扩展,涉及眼球(上睑下垂、复视的频率)、延髓(言语、咀嚼、吞咽的受累程度)、呼吸(呼吸与体力活动关系)、肢体(日常动作完成情况)4 个方面内容,答案设置从 0 分(正常)至 3 分(最严重),总分24 分,得分越高表明日常生活影响越严重。

(2)MG-QOL15 量表:针对 MG 患儿的简便易行的生命质量评价量表,其条目是通过对 MG-QOL 量表进行分析优化后,挑选出其中的 15 条项目,即为 MG-QOL15 量表,涉及生理、社会、心理 3 个领域,答案设置分为 5 个等级,均为从 0 分(一点也不)至 4 分(完全),得分越高表明生活质量越差。

3.综合评定体系

MGC 量表是由 Muscle Study Group 在 2008 年研制,条目来源于 QMG、MG-MMT 和 MG-ADL 3 个常用量表,覆盖最常见的受 MG 影响的 10 个重要功能域,分值为 0～50 分,得分越高表明肌无力越重。评测内容包括眼睑下垂、复视、闭目、说话、咀嚼、吞咽、呼吸、屈颈或伸颈、肩关节外展、髋关节屈曲,共 10 条项目。

4.其他量表

重症肌无力患儿多数存在焦虑、抑郁、失眠等心理障碍,重症肌无力与抑郁均可表现为乏力,部分难治性重症肌无力病程中会有抑郁因素参与,而躯体疾病和心理障碍往往相互影响,心理障碍又可导致躯体疾病加重或久治难愈。因此,早期认识和诊治重症肌无力伴发的心理障碍将具有重要的社会和经济意义。

临床上一般可以用以下量表对重症肌无力患儿的心理障碍进行评定：

（1）汉密尔顿焦虑量表（HAMA）、汉密尔顿抑郁量表（HAMD）：这是临床上评定焦虑、抑郁状态时应用得最为普遍的量表。评分标准：①HAMA＜7分，无焦虑；7～13分，轻度；14～20分，中度；≥21分，严重焦虑。②HAMD＜8分，无抑郁；8～19分，轻度；20～34分，中度；≥35分，严重抑郁。

（2）匹兹堡睡眠质量指数量表（PSQI）：评分＞7分表示存在失眠，分数越高，失眠越严重。当患儿病程中发生重症肌无力时，若由疾病本身引起，需要及时调整药物；若合并抑郁，需及时给予心理疏导，权衡利弊后加用小剂量抗抑郁药物。对有肌无力危象的重症肌无力患儿，须及时采取必要的预防措施，如早期心理应激干预，加强肌无力危象诱发因素的宣传教育等。对有咽喉肌受累的重症肌无力患儿，须及时给予饮食指导和吞咽功能锻炼，鼓励患儿多参加社会活动，尽早恢复患儿战胜疾病的信心。

（五）康复治疗

1.临床治疗

（1）胆碱酯酶抑制剂：是儿童MG的一线治疗药物，其作用于神经肌肉接头，通过可逆性结合胆碱酯酶并抑制其作用来防止乙酰胆碱分解，从而延长乙酰胆碱活性时间。适用于除胆碱能危象以外的所有重症肌无力患儿。

（2）β-肾上腺素能激动剂：是一种拟交感神经兴奋性药物，作用机制为增加肌肉和淋巴细胞中的环磷酸腺苷，导致疲劳症状缓解；并通过增殖淋巴细胞、调节抗体合成，代偿性稳定神经肌肉接头及减少AChR的分散。

（3）糖皮质激素：对于儿童MG具有更高缓解率，是当前最有效的免疫抑制剂，因此对于部分治疗时间长、疗效欠佳的患儿，应及时联合糖皮质激素治疗。其作用机制为抑制AChR-Ab的合成，减轻神经肌肉接头处突触后膜AChR的自身免疫性损伤。

（4）静脉注射免疫球蛋白：免疫球蛋白作用范围广，参与免疫网络的大多数步骤。静脉注射免疫球蛋白可干扰细胞因子，抑制抗体生成，导致补体激活障碍。常用于中重度、急性期MG患儿，且可作为常规免疫抑制剂未能达到最佳症状控制时的维持治疗方案。静脉注射免疫球蛋白与血浆置换在严重MG中的疗效相当，注意在使用静脉注射免疫球蛋白治疗后4周内不建议进行血浆置换，可能影响其效果。

（5）胸腺切除：多项研究证明胸腺与MG有关，但目前关于儿童MG手术治疗指征及疗效尚有争议。儿童眼肌肉型MG多数可自行缓解，首选药物治疗，如果合并胸腺瘤、使用药物控制欠佳等，可考虑胸腺切除术。

（6）靶向治疗：MG治疗的未来方向，可通过清除B细胞、抑制补体C5激活、清除新生儿Fc受体、清除长寿浆细胞等方式产生一定的治疗效果，目前仍需要大量的临床研究进行进一步探索。

2.康复训练

重症肌无力病情往往呈现缓解、复发或恶化交替现象,治疗过程多数迁延数年至数十年,显著影响患儿生活质量。除临床治疗外,适当的康复训练有助于缓解症状,改善功能。

MG 患儿康复的目的是改善患儿的个人能力,提高患儿的日常生活活动能力等。康复训练的强度和方案取决于患儿本身疾病的进展程度和机体的整体状态。物理治疗有利于患儿提高肌力,患儿可以通过适当的有氧运动、抗阻力训练、呼吸耐力训练、肌力训练等方式尽可能保持和提高机体功能、改善肌肉状态,提高生活质量;上肢综合运动训练有助于提高患儿上肢精细动作灵活性、主动性,可促使患儿利用节能和补偿技术进行日常生活的新方式;言语、吞咽治疗有利于患儿摄食困难、呛咳和构音障碍等功能缺陷的康复。此外,MG 常常影响患儿的心理健康,需要心理干预缓解心理压力。

合理的运动训练如有氧训练、力量训练、呼吸训练等对于病情稳定的 MG 患儿是安全、可行甚至是有益的。建议病情稳定的 MG 患儿,尽早参与康复治疗。MG 患儿的运动训练需要专业的神经科及康复科医生进行评估及指导,给予不同患儿以个性化的训练方案。总之,合理的运动康复治疗有望成为 MG 药物治疗的有效补充。康复训练不可操之过急,应循序渐进,同时患儿需控制体重,适当限制日常活动,平素注意休息、保暖,避免劳累、受凉、感冒、情绪波动等,以利于病情的控制。

(刘文近)

第四节　肌肉骨关节疾病

一、特发性脊柱侧弯

(一)概述

特发性脊柱侧弯(IS)是指脊柱的一个或数个节段在冠状面上侧方弯曲,通常伴有横断面上锥体旋转和矢状面上弧度改变,是一种极为复杂的脊柱三维畸形。该病约占脊柱侧弯发病总数的 85%,常见于生长发育旺盛的 10~18 岁青少年,发病率高达2%~4%,女性多见。中国 IS 的患病率呈不断上升趋势,成为威胁青少年健康的重要卫生问题。

IS 的致病机制尚未明确,目前发现与遗传、营养、早期接触毒素和激素失调等因素相关。近年相关研究还报道了许多可能的发病机制,包括基因异常与多态性表达差异、椎体发育异常及椎间盘胶原合成代谢异常、雌激素及其受体基因多态性、自身结缔组织异常等。

（二）临床表现

临床上常将脊柱侧弯分为轻、中、重度。脊柱侧弯程度较轻时,患儿可无症状或仅有身体局部隐痛,危害性较小。一旦发展为重度侧弯时,不仅会导致身体外观畸形,还可能压迫神经引发神经功能障碍,严重影响身心健康。对青少年患者来说,严重的脊柱侧弯极易引发胸廓变形、心肺及胃肠道功能异常,甚至导致脊髓受累,发展为瘫痪。有研究发现,中重度 IS 患儿的足底压力分布异常,这些患儿未来可能有大踇趾活动受限甚至踇僵直的趋势,提示 IS 患儿应于早期针对异常结构做好预防工作。

（三）诊断

根据询问病史、体格检查、X 线等必要的影像学检查,排除引起脊柱侧弯的明确病因,即可诊断为 IS。临床诊断 IS 多以 X 线征为依据,Cobb 角>10°时可确诊为 IS。

（四）康复评定

1.临床评定

（1）体格检查:观察患儿两肩是否对称,肩胛下角是否在同一水平面上,双侧肩胛骨和脊椎距离是否等宽,两个腰背部是否有凹陷,双侧髂骨是否等高。如果出现以上检查中任意 1 项或以上的结果,则可以考虑检查结果呈阳性。

（2）前弯试验:检查时患儿站立,双腿伸直,双臂伸直悬垂合掌于身体两侧,身体逐渐向前弯曲至 90°,如发现脊椎双侧高度不对称,形如剃刀,则为阳性。前弯试验是最传统、最常用的筛查手段,但由于敏感性低,故不在脊柱侧弯筛查中单独使用。

（3）躯干旋转角度:检查时患儿站立,弯腰前屈直至与地面平行,双脚保持与髂骨连线垂直,将脊柱侧弯测量仪放置在背部曲率的最顶端,垂直身体长轴,测定出躯干旋转角度。脊柱侧弯测量仪是客观评价脊柱侧凸的最简单、快捷、可靠、便宜的筛查方法。

2.影像学检查

（1）X 线检查:在全脊柱正侧位 X 线片上,确定侧弯的上端椎和下端椎,在上端椎椎体上沿和下端椎椎体下沿各画一条直线,再各作其垂直分割线,这两条垂线的相交角,即为 Cobb 角(图 7-4-1)。当 Cobb 角>10°时,即可诊断为脊柱侧弯。利用 X 线检查,确定 Cobb 角,这是目前确诊脊柱侧弯的"金标准";同时,在骨盆的正位 X 线片上,观察患儿髂骨骨骺发育情况,利用 Risser 分级,可以判断脊柱侧弯患儿恶化的风险高低。

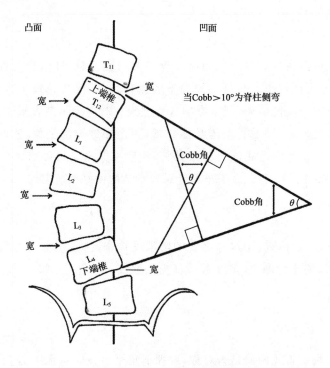

图 7-4-1 Cobb 角度测量

（2）核磁检查：主要为排除椎管内病变，如脊髓空洞症、脊髓栓系、脊髓纵裂、Chiari 畸形等。对一些不典型的脊柱侧弯，伴有局部感觉或运动缺失、腹壁反射异常、病理反射阳性表现的患儿，应行 MRI 检查。目前对所有脊柱侧弯的患儿是否需要均行 MRI 检查仍存在争议。

3.肺功能评定

特发性脊柱侧弯患儿常表现出肺总量和肺活量减少。肺功能测试指标包括肺活量和肺总量。

4.平衡功能评定

IS 存在动、静态平衡功能异常，静态平衡功能可采用静态平衡功能仪测定。动态平衡是人体在运动或改变姿势时，维持躯干平衡状态的一种能力。IS 存在异常步态和动态平衡异常，其动态平衡多采用动态平衡仪、步态分析等进行评定。

5.心理评估

评估方法包括自评量表、临床访谈等。有研究指出脊柱侧弯的女性患者更易出现心理障碍的问题。

6.生活质量评定

常用的评定 IS 患儿与健康相关的生活质量量表有脊柱侧弯研究学会患儿问卷表(SRS-22)和健康调查简表(SF-36)。SRS-22 问卷是脊柱侧弯研究学会在全球重点推荐的、一种简单实用的 IS 患儿专用的健康相关的生活质量量表,被广泛用于评定脊柱侧弯的影响和治疗疗效。中文简体版 SRS-22 问卷于 2007 年由我国赵黎教授等进行跨文化修订,内容涉及 5 个维度,包括功能活动、疼痛、自我形象、心理健康以及对治疗的满意程度。相比之下,SF-36 评定因缺乏特异性、部分问题存在重复、测试时间长,目前使用量少。

(五)康复治疗

目前,特发性脊柱侧弯一般是通过非手术治疗或手术治疗进行矫正的,2011 年国际脊柱侧弯矫形和康复治疗协会指出,Cobb 角＜10°时可定期观察;10°～20°时可选择运动干预;20°～45°时可选择支具治疗配合运动疗法;＞45°时可考虑手术治疗。非手术治疗方案中脊柱侧弯可通过运动干预降低 IS 病理程度,具有费用低、不良反应少、效益高、操作性强等诸多优势。

1.运动疗法

(1)物理治疗性脊柱侧弯特异性运动疗法(PSSE):已被证明是治疗 IS 的重要方法之一,其特点在于根据患儿特定的脊柱侧弯位置、程度及临床体征等进行个体化定制,基于患儿主动训练模式,具有有效性与特异性。PSSE 疗法包括 DoboMed 疗法、Schroth 疗法、脊柱侧弯科学训练方法、脊柱侧弯功能性个体化治疗及 Side-Shift 疗法等,是各种专为脊柱侧弯患儿设计的运动疗法的总称。对于轻中度 IS 患儿,PSSE 疗法可以明显改善背部疼痛、肌肉力量、呼吸功能、自我形象以及身体功能,提高生活质量。

1)DoboMed 疗法:此疗法让患儿在固定骨盆和肩胛带的闭合运动链中进行体位训练,以"手膝跪位"最为经典,其特点在于通过主动的三维脊柱矫正配合相应呼吸模式,调整并稳定脊柱位置,它能够有效控制 IS 患儿的曲线进展、改善呼吸功能以及胸廓的运动,治疗效果主要取决于曲线的灵活度及患儿的依从性,但不适用于较小的儿童。

2)Schroth 疗法:此疗法在很多国家被视为保守治疗脊柱侧弯的"金标准"。它可提高患儿对自身畸形的认识,基于特定姿势、呼吸模式、体位感知三大因素的矫正,重复进行包括伸展、胸腔侧移、骨盆对齐等一系列不对称三维脊柱矫正动作的练习,从而有效实现 Cobb 角度减小、躯干旋转角度减小、核心肌肉群力量改善、呼吸功能改善、生活质量提升等一系列积极效果。该法更强调患儿的自我矫正与呼吸模式调整相结合,其疗效受干预前脊柱侧弯程度、干预时间及特定类型等因素影响,对 Cobb 角在 10°～30°的患儿效果更好。

3)Side-Shift 疗法:此疗法要求患者在矫正骨盆并自主恢复下端躯干旋转情况的前提下,主动向脊柱凹侧移动躯干,站位维持 10 s,若为坐位则维持时间应尽可能长。

4)脊柱侧弯功能性个体化治疗(FITS):此疗法包括患儿检查评估与宣传教育、矫正准备、建立三维矫正模式3个阶段,着力于矫正脊柱侧弯曲线、调整部分肌肉拉紧或松弛状态、改善骨盆位置、矫正步态及提高躯干稳定性。此疗法能够改善 IS 患儿的外部形态,并且对于胸腰椎双向侧弯的效果优于仅单侧侧弯。

5)脊柱侧弯科学训练法(SEAS):此疗法强调主动矫正而非被动矫正。临床上,SEAS 疗法的主要目标有:第一,改善姿势并提高脊柱稳定性,提高身体平衡度;第二,改善机体最初评估受损部分的最终功能,如增强肌肉耐力、调节肌肉收缩力以及提高患儿的运动协调能力等。SEAS 疗法更注重增强患儿对自身畸形的认识,使其形成自我主动矫形的意识,并在初始简单动作上逐渐增加难度,提高脊柱的稳定性。SEAS 训练适用于院内治疗和家庭锻炼项目。患儿居家训练时需达到一定的时间标准,保证训练频率达每周至少2次,每次训练时间至少需 40 min。

2.普拉提运动

此项运动融合了中西方的运动观念,以专注、控制、伸展、呼吸等为准则,强调核心肌肉群的控制,在改善体态姿势、提高身体平衡性、减轻疼痛和残疾程度、锻炼肌肉功能等方面效果显著,在脊柱护理方面作用尤为突出,能够降低非结构性脊柱侧弯患儿的Cobb 角、柔韧性以及背部疼痛感,改善患儿身体平衡。

3.物理因子疗法

1)电刺激疗法:脊柱侧弯患儿的凸侧脊柱旁肌肉力量通常较弱,凹侧肌肉力量则代偿性增强。电刺激疗法的基本原理是通过低频电刺激肌肉,增强凸侧脊柱旁肌肉肌力,使肌肉不自主收缩,产生对侧凸脊柱的内在矫正力。目前有文献报道电刺激被证实无法有效阻止侧弯的进展而较少应用。

2)其他物理因子疗法:如热疗、超声波疗法及磁疗法,主要用于 IS 的辅助治疗,改善 IS 患儿肌肉状态、缓解疼痛以及改善患儿的生活质量。热疗通过提高温度,促进机体血液循环与新陈代谢,缓解疼痛,放松肌肉,增加结缔组织的弹性,从而改善 IS 患儿的背部肌肉状态及身体的平衡度。超声波疗法产生的热效应和非热效应均有利于 IS 患儿的症状缓解,其非热效应主要有增加肌腱与关节囊内胶原纤维的伸展性、松解粘连的筋膜、软化过硬的结缔组织等作用。磁疗法通过抑制中枢系统的兴奋性缓解肌肉痉挛,促进血液循环,改善疼痛。

4.牵引疗法

脊柱侧弯的牵引疗法包括外牵引和内牵引,外牵引包括悬吊牵引、过伸牵引、Halo 牵引等,内牵引以生长棒为主。牵引疗法可以有效改善轻度 IS 患者的 Cobb 角以及生活质量。对于需要手术治疗的 IS 患儿,牵引疗法在术前辅助治疗、手术期整体矫正以及术后促进康复方面均有重要意义。术前牵引的目的是松解患儿脊柱周围粘连的软组织,牵伸挛缩的韧带及关节囊,增加关节的活动度,降低脊柱的侧弯程度,同时便于医生预估手术效果,提高严重脊柱侧弯患儿的手术矫正效果,并有效避免截瘫等不良症状的出现。磁控生长棒系统是目前应用较广泛的内牵引技术,包括可植入人体的生长棒、带有封闭磁铁的可调节螺线管、手动牵引器、磁定位器及外部远程控制器。该技术在传统生长棒的"凹侧撑开矫正"理念基础之上,利用体外磁控制技术对 IS 患儿的脊柱进行有效牵张,适用于伴有胸廓发育不良综合征风险或已患有胸廓发育不良综合征的早发性脊柱侧弯患儿。

5.矫形支具治疗

矫形支具治疗已开展了几个世纪,是脊柱侧弯最常用的非手术治疗方法,其疗效已获得了广泛的肯定。根据矫正侧凸位置高低,可分为颈胸腰骶支具和胸腰骶支具。颈胸腰骶支具可矫正颈椎范围的脊柱侧凸;胸腰骶支具,也称腋下型支具,此类支具只限于侧弯顶点在 T_7 以下的脊柱侧凸。颈胸腰骶支具和胸腰骶支具属于僵硬的支具治疗,其目的都是通过外部施加的压力,以恢复患儿正常的身体外形/轮廓和脊柱力线,有些支具的设计还融入了主动矫正的刺激,即让患儿移动脊柱来逃离支具压力。近年来,SpineCor 动态支具逐渐受到关注,小样本研究支持软支具治疗脊柱侧凸,但在生长发育期间采用软支具是存在争议。1995 年,脊柱侧凸研究学会(SRS)已提出了支具治疗方法的入选标准:①支具处方时患儿年龄≥10 岁;②Risser 征为 0~2 级;③主弯在 25°~40°;④无既往治疗史;⑤如果是女性,月经初潮前或月经后 1 年内;⑥治疗评价,侧凸进展<6°或>5°。符合 SRS 支具治疗标准的患儿开展支具治疗可有效降低侧凸进展,预防手术。支具佩戴的时间多少、佩戴支具时的矫正效果和顺应性对于支具治疗能否成功起到了重要作用。为了阻止侧弯的进展,佩戴支具时的矫正效果至少要达到 20%,如果患儿佩戴的支具达不到这种效果,就应该停止佩戴该支具。

各种支具疗效评价不一,但均普遍认同,支具治疗是有效的保守治疗方法之一,可减少脊柱畸形,阻止或减缓侧凸进展,改变脊柱侧凸患儿的自然病程,降低 IS 侧凸角度向手术临界值进展的高风险,降低手术率。支具佩戴时间延长,其疗效也随之增加。尤其对小年龄、自身配合治疗程度较差的患儿,支具相比运动疗法对侧凸的疗效要好。支具疗效与佩戴时间相关,但支具长时间佩戴会影响肌肉、呼吸等功能,降低患儿自我形象,因此,建议佩戴支具要同时配合合理、针对性的运动疗法,才能发挥最佳治疗效果。

6.中国传统疗法

1)针灸:针灸有疏通经络、活血化瘀、调和气血之效,可改善局部血液循环。有研究证明,针灸疗法结合正骨推拿治疗 IS 效果良好,能够显著改善 Cobb 角、减轻患儿疼痛程度。

2)正骨推拿手法:正骨推拿具有整复错位、调和气血、疏通经络、防治疾病等作用。虽然目前正骨推拿对 IS 是一种前景良好的治疗方法,但目前没有足够的证据证明正骨推拿手法治疗脊柱侧弯的有效性,需要后期进一步的高质量研究。

(六)手术治疗

IS 的手术治疗目标是从根本上矫正脊柱侧弯,减轻脊柱疼痛并改善功能,降低并发症的发生率,预防畸形角度的加重。IS 患儿手术主要适应证为 Cobb 角>45°或患儿的侧弯畸形快速恶化。手术方式可分为前路脊柱融合术、后路脊柱融合术、前后路联合手术等术式。

二、先天性马蹄内翻足

(一)概述

先天性马蹄内翻足(CCF)是一种常见的先天性足部骨关节畸形,它包括前足内收、后足内翻、足跖屈、高弓畸形,多为单侧,亦可见双侧。如果不给予及时的治疗,先天性马蹄内翻足的患儿将无法行走,也无法过上正常的生活。

先天性马蹄内翻足病因不明,目前考虑可能与遗传因素、胚胎发育过程异常、宫内机械性因素、血管异常、神经和肌肉功能缺陷有关。

流行病学研究表明,我国先天性马蹄内翻足的发病率约为 0.512%,发病率与种族及性别有关,双侧者占半数,单侧者右侧稍多于左侧,男女比例约为 3∶1。

(二)临床表现

先天性马蹄内翻足患儿出生时即可发现足部畸形,四种基本病理变化包括前足内收、后足内翻、足跖屈、高弓足畸形,跖屈畸形程度各不相同,共分为 4 型:

(1)特发型:僵硬的马蹄内翻足,属独立疾病。

(2)体位型:子宫内形成的柔软马蹄内翻足。

(3)神经型:神经系统疾病有关的僵硬的马蹄内翻足,如脊髓脊膜膨出。

(4)综合征型:伴随其他已知综合征出现的僵硬的马蹄内翻足,如关节挛缩。

轻度体位型马蹄内翻足可以被动矫正至中立位,而更重的马蹄内翻足可以有极度的僵硬性足跖屈和前足内收。此外,马蹄内翻足多伴有胫骨内旋、踝关节、跗骨间关节以及距下关节的病理改变。站立时足外侧甚至足背负重,负重局部皮肤形成胼胝。部分患儿还可能出现生长发育落后、肌肉萎缩、步态异常等情况。

先天性马蹄内翻足还可能表现出更复杂的解剖特征,通常表现为比较短、僵硬的足,其中中足明显弯曲(呈马蹄状)并有较深的皮肤皱褶。在这些情况下,研究者称之为"非典型马蹄内翻足"。

(三)诊断

先天性马蹄内翻足诊断主要依据病史、临床表现,根据足跖屈、后足内翻、前足内收等临床特征即可作出诊断。新生儿的足内翻、跖屈较轻,足前部内收尚不显著,常容易被忽略。目前大多数情况下产前诊断是可能的,通常在妊娠第 20~22 周之间的第 2 次超声检查时进行,对超声检查显示踝部异常的要进行追踪观察。

（四）康复评定

1.一般检查

治疗师应检查患儿足部外形、踝关节主动和被动关节活动情况，了解四肢是否存在畸形，双下肢是否等长、粗细是否一致，腰骶部有无皮肤色素改变、异常毛发及囊性物，进行神经系统检查，包括感觉、运动、肌力、肌张力和反射等。

2.Pirani 畸形程度评分体系

这是一种针对马蹄内翻足的比较常用的评价方法，用于评定马蹄内翻足畸形的严重程度，评价治疗效果，帮助确定进行跟腱切断术的时间，判断何时可以结束矫形治疗并开始支具治疗。该评分体系主要包括中足畸形严重程度评分、后足畸形严重程度评分两部分，每部分各有 3 项体征。每个体征的评分均分为 0、0.5 和 1 三个等级：0＝无异常；0.5＝中度异常；1＝严重异常（表 7-4-1）。评定时患儿体位应舒适、放松，检查者面对患儿双足实施检查。

表 7-4-1 Pirani 评分表

后足畸形严重程度评分 0～3 分	中足畸形严重程度评分 0～3 分
1.踝部的后褶皱	1.足底的内侧褶皱
2.足跟空虚	2.距骨头覆盖
3.僵硬的跖屈	3.足外侧边弯曲

3.关节活动度的评定

先天性马蹄内翻足患儿有足跖屈畸形，需要定期评估踝关节主动、被动关节活动度，主要包括足背屈、跖屈、内翻、外翻、旋前、旋后。关节活动度的评定不宜在手法治疗及其他康复治疗后立即进行，以免影响评定结果。检查结果参照正常关节活动范围进行判断，左右侧对比，避免代偿活动。

4.肌力评定

治疗师常采用徒手肌力测定方法对患儿的小腿及足部肌肉力量进行评定，包括腓肠肌、比目鱼肌、胫前肌、胫后肌、腓骨长短肌、蚓状肌、屈踇肌、伸踇肌、伸趾肌、屈趾肌。

5.下肢长度和围度的测量

（1）下肢长度测量：包括下肢长、大腿长、小腿长、足长。

1）下肢长：测量从髂前上棘到内踝的最短距离，或从股骨的大转子到外踝的距离。

2）大腿长：测量从股骨大转子到膝关节外侧关节间隙的距离。

3）小腿长：测量从膝关节外侧关节间隙到外踝的距离。

4）足长：测量从足跟末端到第二趾末端的距离。

（2）下肢围度的测量：包括大腿围度和小腿围度的测量。

1）大腿围度：从髌骨上缘起向大腿中段 5 cm 处（或根据患儿大腿长度，选取左右相等的距离)测量围度,在记录测量结果时应注明测量的部位。

2)小腿围度:分别在小腿最粗的部位和内、外踝上方最细的部位测量围度。

6.运动功能的评定

部分先天性马蹄内翻足患儿存在运动功能发育落后,可使用 Peabody 运动发育量表(PDMS-2)或者 Gesell 发育量表进行运动功能评定。

7.平衡的评定

对于会独走的患儿,多采用观察法或平衡仪测定其平衡功能。平衡仪可测定患儿在睁眼、闭眼、外界视动干扰时的重心平衡状态,将平衡功能量化测定,客观且便于对比,也可用于评价治疗前后对比的效果。国内外临床上应用最为普遍的 Berg 平衡量表,能全面反映患儿的平衡功能。

8.步态评定

治疗师可采用目测分析法或三维步态分析进行步态评定,包括从不同方向观察患儿步行节律、稳定性、对称性、重心偏移、手臂摆动等;三维步态分析运用生物力学和运动学手段,定量分析患儿步态特点。

9.疼痛的评定

治疗师应了解患儿足部是否有疼痛感,包括日常活动时、运动时,疼痛持续的时间、程度等。可选择相应的疼痛评估量表进行评分。

10.生活质量评定

临床常用简明健康调查问卷(SF-36)从生理功能、生理职能、躯体疼痛、一般健康状况、精力、社会功能、情感职能、精神健康、健康变化等方面全面评定患儿与健康相关的生活质量。

11.影像学检查

在诊断马蹄内翻足时,很少应用 X 线、超声和 MRI 检查,因为积极的治疗多在早期进行,此时婴幼儿的骨化尚不完全,X 线诊断的作用是有限的。但随着年龄的增长,X 线在确定病变程度以及评价治疗效果上变得十分重要。

(五)康复治疗

1.康复治疗原则

先天性马蹄内翻足的初期治疗为非手术治疗。Ponseti 法是目前国际上公认的先天性马蹄内翻足非手术治疗方法,治疗成功率超过了 90%,复发率低,被誉为"金标准",在国内得到广泛推广和应用。Ponseti 法依赖系列石膏固定,强调中足围绕距骨外旋。

2.康复治疗方法

(1)Ponseti 法

1)介入时机:患儿出生后 7～10 天即可开始 Ponseti 法治疗。Ponseti 法开始时间越早越好,婴儿在 9 月龄之前开始 Ponseti 治疗效果最好,如果在 9～28 月龄开始治疗,仍可矫正全部或大部分畸形。

2)基本步骤:首先通过简单的手法矫正,使用石膏将足固定在最大的矫正位置,经过 5~6 次石膏调整后,前足内收、内翻可以得到纠正;之后部分患儿需配合经皮跟腱切断术,纠正足跖屈;术后石膏固定 3 周,去除石膏后穿戴足外展支具至 2~4 岁,以保持矫正效果。若 6~7 次石膏固定后仍未得到矫正,则表示此方法可能已经失败。

3)具体方法:①手法矫正,关键在于距骨头的准确定位。定位后需一只手拇指放在距骨头上将其固定,作为足外展的轴,其余手指稳定踝关节,使足在踝关节下方外展,另一只手将旋后的足尽量外展,矫正马蹄内翻足、内翻畸形,后用轻柔的力量保持这个外展姿势约 60 s 后放松,重复进行。②石膏固定可使紧张的韧带、关节囊和肌腱充分地伸展拉长,保持足在距骨下方的外展,并避免将足旋前。③经皮跟腱切断术,目的在于使跟骨从严重跖屈位得到释放,矫正踝关节僵硬的跖屈。术后踝关节背屈应至少获得 10°以上的改善;如在矫正其他部分的畸形后能轻易达到 20°的背屈,则不必实施跟腱切断术。④足外展支具,石膏矫形后为防止复发,必须将足保持在正确的位置上一段时间,最后一次石膏拆除后马上佩戴足外展支具以维持矫形。前 3 个月每天佩戴支具约 23 h,3 个月后每天佩戴 14~16 h,坚持佩戴至 3~4 岁。马蹄内翻足复发与否,与足外展支具穿戴时间是否保证、方式是否正确密切相关。

(2)Kite 法:是另一种通过手法矫正、石膏固定等手段进行矫治的方法。其手法矫正与 Ponseti 法稍有不同,先对患足牵拉,然后再通过手法使距舟关节复位。操作时拇指置于足外侧跗骨窦处的距骨头表面,用示指轻柔地将舟骨推向距骨头,而 Ponseti 方法是同时用另一手将前足连同舟骨一起向外牵拉。

(3)French 法:强调长期的、有力的手法按摩和支具矫形,通常在患儿生后 2 周开始,操作时先进行 30 min 手法按摩,再进行踝关节持续被动活动度训练,每天持续 8 h 的软组织牵伸,再用支具将患足固定于最大矫正位,并维持到第 2 天治疗前。但此治疗方式不易被患儿及家长接受。

(4)运动疗法

1)牵伸:牵伸可改善踝关节活动度,纠正马蹄内翻畸形,巩固和维持矫治效果。主要对足跟、足底软组织进行轻柔、持久的牵伸。在支具佩戴早、中、后期均可进行。

2)小腿肌肉群肌力训练:对于年龄较大、认知较好的患儿,可进行主动抗阻肌力训练、本体感神经肌肉易化法(PNF)等治疗;对于年龄较小的患儿,可以通过游戏中的组合训练来训练肌肉力量。

3)平衡训练:对于能步行的患儿,可训练其动、静态平衡功能,借助平衡软垫、平衡盘等进行。此外,在训练中增加单腿平衡训练、单侧负重训练,或可运用动静态平衡训练仪进行平衡训练,提高训练效果。

4)步态训练:若畸形纠正不充分,行走时会出现足内翻、内收、内旋步态,需要进行步态纠正的训练。

(5)康复护理:先天性马蹄内翻足患儿石膏矫形、支具穿戴期间,患儿家长需掌握相关护理知识,以确保治疗效果。

1)石膏护理:包括避免压迫以及观察末梢血液循环情况、石膏是否移位、石膏清洁情况等。

2)支具护理:包括穿戴支具前确认皮肤状况、穿戴顺序、观察是否移位、支具的保护等。

3.家庭康复治疗方法

Ponseti法治疗先天性马蹄内翻足过程长,因此家庭康复非常重要。石膏固定期间,尽量避免竖抱患儿,以防石膏下移。佩戴支具后,多与患儿进行游戏活动,注意增加两腿的同时活动。在患儿佩戴支具时,不鼓励患儿穿戴支具站立或行走。

不同治疗阶段患儿支具佩戴时间不同,家长需要严格按照时间要求给患儿佩戴支具,以防复发。需根据患儿的生长情况,定期更换鞋子、调整横杆的宽度,以保证矫治效果及舒适度。此外,在支具佩戴间隙,家长可在康复治疗师的指导下,对患儿进行足部牵伸,加强肌力、平衡训练,切记动作轻柔,避免暴力,以防出现损伤。

三、先天性多关节挛缩

(一)概述

先天性多关节挛缩(AMC)是一种由肌肉、关节囊及韧带异常纤维化引起的、以全身多个关节挛缩为特征的先天性综合征。它并不是一个特定的诊断,而是300多种不同疾病的特征性临床表现,因此诊疗时强调对每个患儿作出具体的疾病诊断。先天性多关节挛缩在活产新生儿中的总患病率约为1/3000。

70%～80%的严重多关节挛缩的发生与环境或遗传因素造成的神经系统异常相关。胎儿宫内运动缺乏导致关节周围出现多余的结缔组织,继而导致关节固定,限制运动,进一步加重关节挛缩。目前认为,胎儿异常或母体因素是造成胎儿宫内运动减少的主要原因。

此外,先天性关节挛缩与分子遗传学变异有关,如基因突变、单基因缺陷、线粒体缺陷和染色体异常均可能造成关节挛缩,同时可伴随结缔组织、肌肉、神经系统发育障碍。

(二)临床表现

大多数先天性多关节挛缩患儿表现为所有关节均受累,约84%患儿四肢关节均受影响,11%仅影响下肢关节,约5%仅影响上肢关节(图7-4-2)。不同关节受累表现为不同的挛缩畸形,引起不同程度的关节活动受限,影响功能活动。

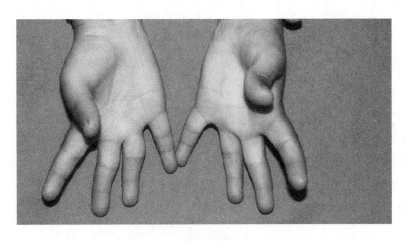

图 7-4-2　手部的关节挛缩

典型的临床特点主要有：肌肉少，外观似失用；关节的主动和被动活动均受限，固定于伸直位或屈曲位，关节只有几度的无痛性被动活动；皮肤没有正常的皱褶且紧缩发亮；感觉正常，但是深反射偶尔减弱或者消失；一般智力正常，仅少数有脑发育不全；并发髋关节脱位、膝关节脱位、足部畸形者多见。AMC 患儿的典型姿势为肩关节内旋，前臂内旋，腕关节屈曲及尺侧偏，拇指内收，髋关节屈曲伴外旋和外展或青蛙腿姿势，马蹄内翻足。

此外，先天性多关节挛缩常合并多系统的疾病，如肺发育不全、隐睾、先天性心脏缺陷、气管食管瘘、腹股沟疝气、腭裂和眼部低血压等。

（三）诊断

AMC 主要依据病史、临床检查并结合影像学检查可明确诊断。影像学检查受累关节，可反映先天性骨畸形及皮下脂肪和肌肉损失，马蹄内翻足、髋脱位等畸形都能在 X 片上看出。全脊柱 X 线片可用于鉴别脊柱畸形。颅脑及脊柱 CT 和 MRI 可用于确诊或排除结构性中枢神经系统病变。

（四）康复评定

（1）临床评定：重点询问妊娠史、分娩史和家族史。

（2）关节活动度的评定：受累关节的活动度受限是先天性多关节挛缩的主要临床表现之一，通过关节活动度（ROM）测定可了解关节活动受限程度。

（3）肌力评定：先天性多关节挛缩患儿，肌肉少，肌力减弱，外观似失用性肌萎缩；部分患儿可因神经或肌肉病变造成肌力下降。肌力评定可反映受累肌肉群的状态。常用的测量方法为徒手肌力检查法。

（4）肢体长度和围度的测量：详细评定方法见先天性马蹄内翻足部分。

（5）疼痛评定：疼痛具有高度主观性，不同年龄段的儿童认知、语言表达等能力不同,首选的疼痛评定方法也有区别。

(6)智力与心理发育评定:先天性多关节挛缩患儿的智力和心理发育评定可采用韦氏儿童智力量表及 Gesell 发育量表。

(7)平衡的评定:具有独坐能力的先天性多关节挛缩患儿,应评定其坐位、跪位和站立位平衡。

(8)步态的评定:先天性多关节挛缩患儿本身存在肌肉、关节功能障碍,同时可能伴发髋关节脱位,脱位的髋关节多处于屈曲外旋和外展姿势,因此往往会对步态产生影响,可选用观察法或步态分析设备对患儿步态进行分析。

(9)日常生活活动能力的评定:常用评定方法如儿童功能独立性评定量表(WeeFIM)。

(10)影像学检查:包括 X 线、CT、MRI 及超声检查。

(11)其他评定:包括肌电图和神经传导速度的检查、肌肉活检(肌纤维检查)、皮肤活检或染色体检查等,也可通过基因检测帮助判别先天性多关节挛缩的类型。

(五)康复治疗

1.康复治疗的目标和原则

AMC 的主要治疗目标是优化生活质量,包括提高日常生活活动能力、社会参与能力、独立行走的能力、独立生活的能力,须尽早开始管理,最好从新生儿和婴儿开始,改善受累关节的活动度,增强肌肉功能以改善主动运动,矫正影响日常生活活动的固有畸形。

2.康复治疗方法

AMC 的综合处理方法包括:运动疗法、物理因子治疗、作业治疗、单独定制的辅助器具、手术矫正肌肉骨骼畸形等。

(1)运动疗法:包括手法松解、肌肉牵伸技术、牵引疗法、关节活动度训练、步态训练等。

1)手法松解:尤其是深部手法松解,能够改善局部血液循环,降低肌张力。可在局部热疗后进行,有助于增加软组织的伸展性,为提高松解效率做准备。

2)肌肉牵伸技术:有利于改善先天性多关节挛缩患儿的关节活动范围、牵拉挛缩的组织并防止组织进一步挛缩。通过控制牵伸参数(体位、方向、速度、强度和时间)来调整牵伸的效果。牵伸时间至少 20 min,也可长达数小时。

3)牵引疗法:将挛缩关节的近、远端肢体固定于支架或特定牵引器具的相应位置,设置牵引参数,启动电动牵引,牵引时间每次 10～20 min,每日至少 1～2 次。

4)关节活动度训练:应鼓励患儿自行进行各关节的活动度训练;对于已经挛缩畸形的关节,通过被动关节活动度训练以改善挛缩关节活动度。各关节所有轴位均应在无痛的前提下进行最大范围的活动,每个动作重复 3～5 次。

5)步态训练:AMC 患儿因关节挛缩和僵硬常出现步行障碍和步态异常。步态训练时,需要与牵伸、关节活动度训练、肌力训练等结合起来,改善平衡、单腿支撑等能力,纠正错误的步态。

(2)物理因子治疗:主要目的为改善局部血液循环,缓解肌肉及关节周围软组织的紧张性,增强关节周围组织和皮肤的弹性,促进关节功能恢复。

1)石蜡疗法:有助于改善挛缩关节的活动度,促进关节功能的恢复。每日或隔日治疗一次,每次 20～30 min,10～20 次为一个疗程。

2)光疗法:常用红外线疗法,以患部有舒适的温热感为度,每次照射 15～30 min,每日 1～2 次,15～20 次为一个疗程。

3)电疗法:等幅中频电疗法,具有较好的松解粘连的作用。治疗持续 20～30 min,每日 1～2 次,10 次为一个疗程。

(3)作业治疗:上肢功能对独立生活的能力至关重要,尤其是穿衣、进食、修饰、会阴部护理。

1)改善畸形:对于关节挛缩明显的患儿,可在夜间利用静止型支具纠正,白天改用较轻巧的或有活动功能的支具牵伸关节。

2)增加肌肉力量和手的灵活性:可利用橡皮筋、弹力带等提高手部肌力;也可进行有助于提高手部肌力和灵活度的作业活动,例如,高硬度的橡皮泥作业、抓纸、利用夹或镊子取豆子完成贴豆画等。

3)提高日常生活活动能力:着重进行自我照顾性 ADL 训练及转移活动的训练,必要时需借助支具。①穿衣的训练:应避免穿套头衣服,可使用穿衣钩进行独立穿衣训练;可选择扣子和扣眼较大或有魔术贴的衣服,系扣时可使用系扣钩;穿鞋、袜不便的患儿可使用穿袜辅助器、长柄鞋拔等。②进食的训练:可以使用弹簧筷子,粗手柄的勺子或刀、叉,加长手柄勺,弯柄勺或成角勺,万能袖套或腕关节支具等。③个人卫生和修饰的训练:可训练并使用长柄梳、加粗柄的梳子和牙刷、双环毛巾、加高坐便器座、洗澡椅等。④书写能力的训练:抓握功能不佳的患儿可使用加粗笔;手指不能对掌或手腕灵活性欠佳的患儿可使用免握笔。

(4)转移活动的训练:通常由治疗师指导从转移活动训练开始。转移活动包括:床上翻身、卧坐转移、床椅转移、坐站转移等。

3.辅助器具

常用的辅助器具包括支具、伸腿坐位的辅助器具、立位姿势辅助器具、移动用辅助器具。

(1)支具:在关节功能训练后,使用适合的支具将关节固定在一个比较适当的抗挛缩体位,防止挛缩进展,保持治疗效果。一般分为静态支具、动态支具。

(2)保持长腿坐位的辅助器具:多用于年龄较小、下肢关节挛缩的患儿。

(3)立位姿势辅助器具:主要作用是维持患儿立位,预防或矫正足、下肢及髋关节的异常姿势。

(4)移动用辅助器具:包括坐位移动辅助器具和步行移动辅助器具。

1)坐位移动辅助器具:在患儿尚不能步行但需要较长距离移动时,可使用轮椅等坐位移动辅助器具。

2)步行移动辅助器具:包括助行架、杖类助行器和其他新型辅具。

助行架可用于步行训练,其高度与宽度可以调节,可根据患儿的身高及障碍情况定制。杖类助行器可用于步行训练中,包括手杖、腋杖、肘杖等。新型辅具如外骨骼机器人可以辅助先天性多关节挛缩患儿进行运动,也可辅助进行康复训练,提升患儿训练的自主性和康复效率,但其缺点在于穿戴复杂且舒适性欠佳。

4.手术松解

对于关节挛缩严重的患儿,则需行松解手术。可根据挛缩的具体情况采取不同的手术方式,如肌肉松解、肌腱延长、肌腱转移等,以达到改善关节活动的目的。术后可再行康复治疗,防止术后粘连及挛缩发生。

5.家庭康复治疗方法

家庭康复主要由父母或看护者实施,是治疗中至关重要的部分。父母应该接受有关康复方案的教育,并应每天与孩子一起进行关节活动度、肌力、平衡、转移、步态、ADL等练习。

先天性多关节挛缩患儿在出生时表现最为严重,治疗从出生后即可开始。多数先天性多关节挛缩在恰当的治疗下可逐渐改善,且不会出现更严重的关节挛缩。目前,此病尚无预防和彻底治愈的方法,但大多数患儿在恰当的治疗后,关节活动范围和运动能力都有显著改善。

四、先天性髋关节脱位

(一)概述

先天性髋关节脱位又称发育性髋关节脱位(DDH)或发育性髋关节发育不良,是髋关节在发育过程中以空间和时间上的不稳定为特征的一组病变的总称,包括髋关节脱位、半脱位和髋臼发育不良,是一种与出生有关的髋关节发育性病变,可伴随婴儿生长发育而好转或加重。

DDH的病因至今尚未完全明确,大多数学者认为其发病是多种因素共同参与所致,包括解剖结构发育缺陷(髋臼发育不良)、内分泌因素(激素异常导致关节韧带松弛)、遗传因素、体位与机械因素等。

不同地区和种族的发病率有极大差异,这与遗传因素、生活习惯和环境密切相关。据统计,我国发育性髋关节脱位的发病率为0.91%～3.90%,此病女孩更易受累,女孩:男孩的比例约为4:1;左侧髋关节更容易累及。

（二）临床表现

不同年龄 DDH 患儿其临床表现与体征不同，具体表现如下：

0～6 月龄：大腿皮纹和臀纹不对称，关节弹响和下肢不等长等，脱位侧髋关节外展试验阳性，Ortolani 征/巴洛（Barlow）综合征阳性，Allis（Galleazzi）征阳性等。

7～18 月龄：其临床症状依据病变的严重程度而各异。如果仅有髋臼发育不良，检测不出临床症状。如果有半脱位，临床症状可能有迟发 Trendelenburg 征或行走过多以后出现跛行。如果完全脱位，患儿在站立相的每一步都有跛行，对侧骨盆向下垂，脊柱向脱位侧弯曲。单侧髋关节受累的患儿通常试图通过脚尖行走或屈曲对侧膝关节来补偿肢体的短缩。临床检查中受累下肢短缩，大转子突出，臀部扁平而增宽。髋关节外展和伸直受限。如双侧受累，典型步态是鸭步，双大腿间距增加，会阴部变宽。增大的骨盆前倾和股骨头后脱位导致腰椎前突和腹部隆起。

19 月龄～8 岁（行走年龄）：跛行、鸭步；下肢不等长、腰椎前凸增大、髋外展受限、Allis 征阳性、Trendelenburg 征阳性等。

8 岁以上（大龄 DDH）：除上述表现外，或伴有疲劳性疼痛和关节运动终末挤压痛（半脱位患儿）等。

（三）诊断

DDH 根据患儿病史、临床症状与体征及结合超声或 X 线摄片检查即可确定诊断。0～6 月龄患儿，采用髋关节 Graf 法超声检查，通过测量 α 角和 β 角协助诊断。6 月龄以上患儿，采用骨盆正位 X 线摄片检查，可观察到股骨头骨化中心小而狭，髋臼小、斜度高、无弧线，以及可通过测量 Shenton 线、髋臼指数和中央边缘角（CE 角）等得出股骨头中心的移位。

（四）康复评定

对不同年龄患儿，康复评定方法和内容有所不同。除临床评定和检查方法区别外，1 岁以前或不会走路的患儿应针对患儿关节活动度、肌力、下肢长度、粗大运动功能等项目进行评定；1～3 岁患儿，在此基础上还应增加平衡功能、步态、精细运动功能项目评定；3 岁以上患儿应对患儿的疼痛、关节活动度、肌力、下肢长度、全身功能状况、疼痛、步态、精细运动功能、认知功能进行评定。

1.DDH 的特殊评定

发育性髋关节脱位患儿出生时可能仅为髋臼发育不良，没有髋关节脱位，而在数周或数月后才发展为髋关节脱位。

（1）新生儿期检查方法：包括外观与皮纹、股动脉搏动、Allis 征、Barlow 试验、Ortolani 试验、髋关节屈曲外展试验。

1）外观与皮纹：髋脱位时，患侧大腿、小腿与健侧不对称，臀部宽，腹股沟褶皱不对称，患侧短或消失，臀部褶纹亦不相同。患侧升高或多一条，整个下肢缩短且轻度外旋位。

2）股动脉搏动减弱：腹股沟韧带中点以下一横指可扪及股动脉，股骨头脱位后股动脉失去衬托，搏动减弱或不易触到，检查需两侧对比观察。

3）Allis 征：患儿仰卧，双侧髋、膝关节屈曲，两足平放于床面上，正常者两侧膝顶点等高，若一侧较另一侧低，则为阳性，表明股骨或胫腓骨短缩或髋关节脱位（图 7-4-3）。

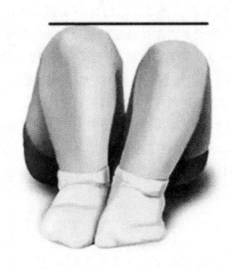

图 7-4-3　Allis 征阳性

4）Barlow 试验：又称弹出试验。检查时患儿双髋、双膝屈曲 90°，检查者握住股骨大小粗隆外展髋关节，拇指向外上方推压股骨头，股骨头向后脱出，去除压力后股骨头自然复位，则为 Barlow 试验阳性。

5）Ortolani 试验：又称弹入试验，将患儿双膝和双髋屈曲至 90°，检查者将拇指放在患儿大腿内侧，示指、中指则放在大转子处，将大腿逐渐外展、外旋。如有脱位，可感到股骨头嵌于髋臼缘而产生轻微的外展阻力。然后，以示指往上抬起大转子，可感到股骨头滑入髋臼内时的弹动。

6）髋关节屈曲外展试验：又称蛙式试验。双髋关节和膝关节各屈曲 90°时，正常新生儿及婴儿髋关节可外展 80°左右。若外展受限在 70°以内时应怀疑髋关节脱位。若检查时听到响声即可外展 90°表示脱位已复位。

（2）较大儿童的检查方法：较大儿童的髋可由不稳定变成脱位，并由可复位变为不可复位，因此除上述 Allis 征及外展试验外，需增加 Trendelenburg 征、望远镜试验、跛行步态的评定。

1）Trendelenburg 征：主要用于检查髋关节承重功能。先让患儿健侧下肢单腿独立,患侧腿抬起,患侧臀皱襞(骨盆)上升则为阴性;再让患侧下肢单腿独立,健侧腿抬高,则可见健侧臀皱襞下降,为阳性征,表明持重侧的髋关节不稳或臀中、小肌无力。

2)望远镜试验:患儿平卧,双侧屈髋屈膝至 90°,检查者一只手握住患侧大腿远端和膝关节,另一只手的示指放在大转子上,其他手指放在髂骨上,推拉大腿,患儿患侧髋关节处于内收、屈曲状态,如感到大转子随之上下活动,则为望远镜征阳性。

3)跛行步态:发育性髋关节脱位患儿一般开始行走的时间较正常儿童晚。单侧脱位者有跛行步态。双侧脱位者站立时腰部明显前凸,易出现典型"鸭步"。

2.影像学评定

(1)超声检查:<6 月龄的新生儿因髋臼和股骨头主要为软骨,X 线摄片不能显示,因此髋关节的超声检查是最有价值的。多在 4～6 周进行初次超声检查。

(2)X 线摄片:对 7 月龄以上,股骨近端的二次骨化中心出现以后的可疑儿童,可通过 X 线摄片明确是否存在髋关节脱位,并确定脱位程度以及髋臼和股骨头发育情况。常用髋臼指数(AI)来评估髋关节发育不良的程度。

3.下肢长度和围度的测量

详见先天性马蹄内翻足部分。

4.关节活动度的评定

婴幼儿髋关节活动度的评定可通过髋关节屈曲/后伸、外展/内收、内旋/外旋试验进行。

5.疼痛评定

常用的儿童疼痛评定方法包括颜色选择法、Hester 扑克牌法、口头描述法、面部表情评分、目测类比评分法。

6.肌力评定

严重的发育性髋关节脱位患儿可出现髋外展肌力的下降,可通过徒手肌力测试评定其肌肉力量,评定需双侧进行对比。

7.平衡功能的评定

主要方法包括观察法、量表法(Berg 量表)、平衡测试仪法。

8.运动功能的评定

可使用 Peabody 运动发育量表(PDMS-2)评定患儿的粗大运动功能、精细运动功能。

(五)康复治疗

1.不同年龄阶段的干预

(1)0～6 月龄:此年龄段是理想的治疗时间。髋关节可以轻柔复位,用 Pavlik 吊带可以稳定地维持在外展位(维持髋关节屈曲 100°～110°,外展 20°～50°),成功率为 90％～95％,可防止伸髋及内收,适用于 Ortolani 征阳性的髋关节发育不良、半脱位或脱位的婴儿。如果吊带使用 3 周,复查超声显示髋关节没有复位,则应该终止使用吊带,进行闭合复位关节造影和"人"字形石膏固定。如 3 周以后髋关节复位,则可以继续使用吊带,直到体格检查和 B 超提示髋关节在正常的范围内。目前认为,吊带使用时间应为患儿的年龄加 6 周(如 3 周大的患儿,吊带使用时间应为 9 周)(图 7-4-4)。

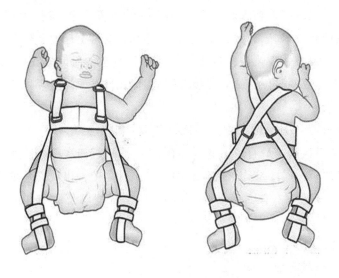

图 7-4-4 Pavlik 吊带

(2)7~18 月龄:此年龄段患儿大多可行手法复位,再以髋人字石膏(外展约 45°,屈曲约 100°)固定。一般不主张牵引,但年龄接近 2 岁或髋关节较僵硬难以手法复位者,牵引可能有益。石膏 1~2 个月更换一次,第 2、3 次石膏可由"人"字形改为伸直外展内旋位石膏。石膏固定总时间为 6~9 个月;若复位仍不成功,则需手术切开复位。

(3)18 月龄以上:随年龄增长及负重增加,患儿软组织挛缩逐渐加重,前倾角加大,髋臼外形畸形明显,可先尝试闭合复位,但有很高的再脱位和二期手术的风险。两岁以后保守治疗对骨性改变的塑形能力有限,故需切开复位及行 Salter 骨盆截骨术,甚至需行股骨粗隆间旋转截骨以矫正前倾角。术后需进行石膏或支具固定。

2.复位前的相关注意事项

需告知家长石膏和支架固定的重要性,可能出现的功能受限、肌肉萎缩、异常姿势、运动发育落后等情况,让家长了解康复的重要性。教会家长掌握各种吊带的松紧度调节、佩戴期间患儿日常护理、观察足趾活动和血运的方法,注意皮肤和大小便的护理。在术前指导家长术后患儿可采用的转移体位方式,一定要保持髋关节外展位,注意石膏或支架的妥善佩戴,避免患儿在起床、坐起等过程中过度屈曲、内收髋关节,以防股骨头从髋臼中滑脱。

3.术后康复治疗

DDH 手术方式多,术后效果好,使髋关节解剖复位的同时也改善了患儿髋臼覆盖范围和髋关节的负重功能。但手术操作复杂,涉及范围广,创伤大,且术后长期制动、患肢肿胀和疼痛等因素可导致髋关节活动受限和关节僵硬,以及髋周围及邻近肌肉萎缩。因此,DDH 术后选择安全且有效的康复训练,对手术疗效和患儿后期功能恢复至关重要。

(1)DDH 术后早期:需要观察患儿伤口情况、疼痛情况、体温变化等。骨盆正位 X 线检查了解髋关节正确对线对位、截骨处愈合情况,以及是否出现股骨头缺血性坏死等并发症。由于 DDH 术后患儿需要长期的石膏或支具固定,因此在石膏拆除后需评定患儿下肢关节活动度、肌力等情况。

(2)DDH 术后 3～4 周(髋"人"字石膏固定阶段):可根据患儿恢复情况进行髋关节无痛小范围屈曲和内外旋活动训练,主要目的是利用关节极小范围的运动促进关节内血液循环,防止囊内组织粘连过多产生,为后期全面恢复打好基础。

(3)术后 6～8 周:可进行双下肢外展位持续牵引,以起到相对制动和牵拉股骨头复位的作用。同时可根据患儿情况进行髋关节持续被动牵伸训练,以无痛范围为准,循序渐进。采用红外线、超声、低频电等物理因子治疗,以改善局部的血液循环、促进组织的生长修复。膝关节从主动辅助训练逐渐过渡到主动训练,踝关节采用主动活动训练。

(4)术后 10～12 周:若患儿 X 线显示股骨头复位佳,截骨处对位好,骨痂形成多,即可对患儿进行大范围关节活动度训练。

术后髋关节制动时间较长,预防下肢肌肉萎缩是康复治疗关键。肌肉萎缩程度严重,下肢稳定性和力量受损,会直接影响后续的康复进程和治疗疗效,因此要选择安全有效的方法保持下肢肌力。术后早期患儿疼痛、伤口未愈合,此时应选择臀肌、股四头肌、小腿肌肉的等长收缩训练,以免加剧疼痛,引起患儿对训练的恐惧。石膏拆除后,可进行髋部外展肌、臀肌等长收缩训练、主动运动训练,小腿肌肉、股四头肌可进行抗阻训练、主动运动训练,逐渐过渡到负重情况下的各种训练,如站立平衡训练、肌力训练、本体感觉再训练、步态训练。

4.家庭康复治疗方法

发育性髋关节脱位术后患儿采取被迫卧位,卧床时间长,不可预知的治疗效果给患儿及家长带来极大的心理负担,易产生焦虑、恐惧、冲动情绪。因此,应针对患儿的年龄、性格特点和家长的文化、经济状况,予以心理康复治疗。

五、先天性肌性斜颈

(一)概述

先天性肌性斜颈(CMT)是由于胸锁乳突肌的挛缩导致颈部歪斜、头偏向患侧,同时下颌转向健侧形成特殊的姿势畸形,是常见儿童骨关节肌肉畸形疾病。

CMT 的发病率为 0.3%～3.92%。病因至今没有明确,目前有多种学说:子宫内拥挤学说、宫内或围产期筋膜间室综合征后遗症学说、胸锁乳突肌胚胎发育异常学说、遗传学说、胸锁乳突肌血肿学说等。CMT 患儿多有胎位不正或难产病史。此外,先天性肌性斜颈患儿合并髋关节发育不良、跖骨内收的发病率高。

（二）临床表现

CMT 最主要的临床表现为患儿在出生后或不久即出现的头部向患侧倾斜,下颌转向健侧的异常姿势,可能合并颈部关节活动度受限,还可能在患侧胸锁乳突肌内触及肌性肿块或肌痉挛。典型的 CMT 肌性肿块是一个直径 1～3 cm 的梭形隆起,肿块表面皮肤正常,无红肿热痛,常于生后 14～21 天内出现,在新生儿期内还可能增大,一般在患儿 4～8 月龄时消失。需要注意,如果是宫内拥挤导致的 CMT 还可能累及患侧的上斜方肌。少数 CMT 患儿可出现侧屈和旋转受限均发生在同一侧。根据其临床类型,CMT 一般分为三型:①肿块型:最严重的类型,患侧胸锁乳突肌探及肌性纤维化肿块,颈部主动、被动关节活动度受限。②肌紧张型:患侧胸锁乳突肌仅触及肌肉挛缩,颈部关节活动度受限。③姿势型:程度最轻,仅有头部偏斜的表现,但无胸锁乳突肌肿块、肌紧张以及被动关节活动受限。

CMT 常合并不同程度的颜面部不对称(患侧脸部窄平,患侧耳朵眼睛偏小)和斜头(80%～90%),以及发育性髋关节发育不良、下颌不对称畸形、马蹄内翻足、臂丛神经损伤、远端肢体畸形、脊柱侧弯等,这可能与胎位不正以及骨骼发育异常有关。部分 CMT 患儿还会合并早期运动发育落后,而且可能在学龄期出现注意力缺陷多动障碍、发育协调障碍和语言障碍等。CMT 常见的后遗症为斜头、两侧颜面部不对称、继发性外斜视等。如果不予治疗,CMT 患儿的后遗症可能会进一步加重,严重影响患儿的外观,甚至出现颈椎活动受限、椎体变窄、颈椎侧凸畸形、颈部深筋膜增厚、前中斜角肌挛缩、颈动脉鞘及血管缩短、胸椎代偿性侧凸等更严重的继发问题,而且继发性畸形会随着患儿年龄的增加而愈加严重,甚至影响其心理发育。

（三）诊断

根据 CMT 患儿典型病史、体检可触及胸锁乳突肌局部肿块、超声检查可见胸锁乳突肌包块或增厚,单侧 CMT 诊断容易。双侧 CMT 缺少明显的头部倾斜表现,诊断较困难,患儿多表现为双侧头部活动受限,一侧受累更重,有短头畸形。CMT 患儿多有难产、臀位产、高出生体重,其母孕期多有羊水过少、胎动减少以及多胎史。

CMT 需与以下疾病鉴别:①先天性骨性斜颈:颈椎半椎体、齿状突畸形、颈椎间融合、颅底凹陷等先天性骨性畸形可引起斜颈、颈部活动受限。其胸锁乳突肌无肿块,X线、CT 或 MRI 检查可鉴别。②眼性斜颈:屈光不正、斜视、上斜肌麻痹、外直肌麻痹、眼球震颤症等可引起斜颈,视力矫正后斜颈可消失。眼科视力检查可鉴别。③局部感染:颈部淋巴结炎、咽喉炎、扁桃体炎、中耳炎等,由于局部炎症刺激,软组织充血、水肿,颈椎韧带松弛,寰枢椎旋转移位,可引起斜颈。一般发病年龄较大,有局部感染病史,颈部淋巴结肿大。炎症消除后,斜颈即可消失。④寰枢椎脱位引起的斜颈:多伴有颈部旋转活动受限,但胸锁乳突肌正常,X线检查可鉴别。⑤脊髓灰质炎:可致一侧胸锁乳突肌瘫痪,引起斜颈,该病常有多处肌肉瘫痪、关节畸形。⑥婴儿良性阵发性斜颈:是一种婴儿期自限性疾病。表现为周期性斜颈,女性多于男性。发作持续时间 10 min 到 10 天,缓解期 2～4 周,可反复发作,2～5 岁后逐渐减轻,无后遗症。⑦神经性斜颈:后颅窝肿瘤、脊髓空洞等也可引起斜颈,同时有运动功能障碍、反射异常,MRI 检查可鉴别。⑧习惯性斜颈:心理因素或姿势异常引起的斜颈,习惯性斜颈的诊断需要排除其他器质性疾病。

（四）康复评定

1.临床评定

CMT 的康复评估多通过胸锁乳突肌的触诊、颈部关节活动度、超声检查、表面肌电图检查等进行。胸锁乳突肌的触诊无挛缩和颈部关节活动度双侧一致,是保守治疗有效性的根本体现。需要注意的是,3 岁以下儿童的正常颈部被动旋转角度为 100°～110°,其正常颈部被动侧屈角度为 65°～75°;而大龄儿童和成人的正常颈部被动旋转角度为 90°,其正常颈部被动侧屈角度为 45°。CMT 疗效评定指标也可参照 Lee 等采用的 CMT 评价分析方法,对 CMT 患儿的 3 项指标进行评定,包括颈部活动功能、头部歪斜、面部不对称。

评分标准:①颈部活动度,观察头部旋转下颌至中线的距离,测定旋转受限角度,<10°为轻度,10～25°为中度,>25°为重度。②头部歪斜,观察头偏离中线的距离,观察偏离度数,<30°为轻度,30°～45°为中度,>45°为重度。③面部不对称,测定两侧眼外眦至口角的距离差,小于 1 cm 为轻度,1～2 cm 为中度,大于 2 cm 为重度。根据评定结果判断治疗效果,正常或无异常为优,轻度为良,中度为可,重度为差。

2.先天性肌性斜颈严重程度分级

根据颈部旋转被动活动的受限程度与首次确诊月龄,可以把 CMT 划分为七个级别(如表 7-4-2),这个分级有利于估算改善 CMT 患儿颈部关节活动度受限的一般治疗周期。

表 7-4-2　CMT 严重程度分级

级别	确诊时间	临床表现
早期轻度	0～6 月龄	姿势性偏头或胸锁乳突肌紧张＋旋转受限<15°
早期中度	0～6 月龄	胸锁乳突肌紧张和旋转受限在 15～30°之间
早期重度	0～6 月龄	胸锁乳突肌紧张和旋转受限>30°或胸锁乳突肌肿块
后期轻度	7～9 月龄	姿势性偏头或胸锁乳突肌紧张和旋转受限<15°
后期中度	10～12 月龄	姿势性偏头或胸锁乳突肌紧张和旋转受限<15°

级别	确诊时间	临床表现
后期重度	7~12 月龄	胸锁乳突肌紧张和旋转受限>15°
后期极重度	>7 月龄	胸锁乳突肌肿块
	>12 月龄	胸锁乳突肌紧张和旋转受限>30°

3.影像学评定

超声检查在先天性肌性斜颈的诊断、预后评估及病情动态观察等方面有重要作用。先天性肌性斜颈患儿超声图像表现为患侧胸锁乳突肌中下段呈梭形增粗,内部探及肿块回声和(或)肌肉条纹增粗、变短、扭曲,甚至中断。

4.表面肌电图检查

表面肌电图检查是一种无创性的检查、评估方法,检测和评价肌肉功能状况特征具有较好的可靠性。胸锁乳突肌表面肌电信号的检测,可以辅助进行先天性肌性斜颈患儿病变部位肌肉功能状况和疗效的评价。

5.运动发育对称性和发育里程碑的评定

(1)0~18 月龄:可使用 Alberta 婴儿运动量表（AIMS）,对患儿从出生到独立行走期间的运动发育进行评定。

(2)18 月龄以上:可使用 Peabody 运动发育量表（PDMS-2）对患儿的粗大运动功能、精细运动功能进行评定。

(五)康复治疗

1.康复治疗的原则

先天性肌性斜颈的治疗应遵循早期诊断、早期治疗的原则,早期治疗是预防继发的头、颅面、颈椎楔形畸形的关键。治疗方法包括非手术治疗和手术治疗。以往认为非手术治疗仅适用于 1 岁尤其 6 月龄以内的婴儿,但临床上部分 1 岁以上轻症患儿同样适用。一般而言,纤维变性改变局限于胸锁乳突肌下 1/3 的患儿可不行手术治疗而康复,而整个胸锁乳突肌受累的患儿中,有 35% 需行手术松解。

2.康复治疗方法

(1)牵伸:牵伸是通过牵拉的方法,伸展缩短或挛缩的组织,改善局部组织伸展性,降低肌张力,以恢复肌肉及关节的活动功能。牵伸主要包括两个环节,头部被动旋转和颈部被动侧屈。牵伸时,治疗师一只手固定患侧肩关节,另一只手逐渐将头拉向健侧,继而再将下颌转向患侧。较大的患儿则需双人配合进行牵伸,即一人用手稳定患儿的肩膀,减少其代偿动作,另一人进行胸锁乳突肌牵伸。牵伸应在无痛范围内进行,患儿出现抵抗时停止牵伸,推荐使用低强度、持续、无痛的牵伸,以避免肌肉组织发生微创伤。颈部被动牵伸治疗通常需要 5~10 min,每次牵伸维持 30~60 s,重复 3 次,每天进行 6～8 组颈部被动牵伸治疗。另外,由于牵伸过程中患儿会出现哭闹、抵抗,因此需密切注意患儿体征,如出现面色口唇发绀、呕吐等情况要及时中止治疗。牵伸也有可能导致胸锁乳突肌拉断或锁骨骨折的情况,所以治疗时不应为了追求疗效而手法过重。

(2)运动疗法:由于 CMT 患儿颈部活动受限,因此患儿容易出现大运动发育落后。有研究对 0～3 月龄的 CMT 患儿运动发育状况进行评估,结果表明 0～3 月龄的 CMT 患儿发生早期运动发育落后的风险高于同龄健康婴儿。所以,治疗师在制订康复方案时,应提高对 CMT 患儿大运动发育的重视,提供合理干预。

(3)软组织松动术:可以缓解肌肉紧张,改善关节活动度,因而临床上也有治疗师用于 CMT 的治疗。具体手法分为三个环节:①先用 2～3 指捏住患侧胸锁乳突肌,有节律地前后牵拉患肌;②治疗师捏住患肌,稍用力牵拉并固定,再沿前后轴松动患肌;③治疗师继续捏住患肌,同时鼓励患儿主动运动颈部。

(4)推拿:通过按、揉、拿、捏、拨等手法达到疏通经络、化瘀散结的目的。推拿疗法与牵伸、软组织松动术等有相似之处,如推手法中的牵、转与牵伸手法相类似;弹、拨、拿法与软组织松动术相类似,都以缓解肌肉痉挛、恢复颈部肌肉和关节正常的活动为治疗目的。

(5)针灸:快速针刺包块可以促进局部血液循环,从而促进包块的消散,但治疗 CMT 针灸方案的疗效并不明确,目前对效果有争议。

(6)神经松动术和内脏松动术:神经松动术是根据神经组织的解剖结构,通过特定方向的适度牵伸,使神经纤维在周围组织中发生相对滑动、延长以及张力变化,从而减轻组织粘连、改善血液循环的治疗方法。内脏松动术的治疗方法是通过手法放松腹部和骨盆紧张的筋膜,从而促进内脏及其相应躯体部位的结构与功能恢复正常状态。使用神经松动术和内脏松动术治疗 CMT,有效地改善了患儿颈部的主动与被动活动,同时也促进了患儿大运动的发展。另外,由于内脏松动术不直接牵伸患儿颈部,而是在筋膜放松后再行牵伸治疗,从而减少了患儿的不适,避免了患儿出现哭闹、呕吐以及抗拒治疗等情况。

(7)注射 A 型肉毒毒素:在包块局部注射 A 型肉毒毒素,剂量为 4 U/kg,治疗 1～2 次,末次注射后 6～12 个月随访,随访至儿童的胸锁乳突肌肿块及斜颈症状均消失。目前国内外都有应用 A 型肉毒毒素治疗 CMT 的报道,但需要注意该药在儿童中的用药规范及安全。

(8)其他辅助治疗:①音频电疗:可以软化痉挛的肌性肿块,所以可以作为牵伸的辅助疗法。②激素治疗:选用糖皮质激素局部注射,治疗后患儿症状得到明显改善,其药理作用可能与纤维细胞凋亡有关。由于糖皮质激素存在较多的不良反应,因此需要严格控制给药剂量和给药时间间隔。③中药外用:在手法治疗之余,配合使用软坚散结、活血化瘀的中药药浴,可能有一定疗效。

(9)肌内效贴扎:运动机能贴扎在康复治疗中得到了越来越多的应用,但没有充分的循证医学证据表明这一疗法的有效性,还需要大样本的研究进一步探讨这一疗法的疗效。

3.手术治疗及术后康复治疗

(1)手术治疗：如果患儿在 18 月龄左右，保守治疗效果不佳，胸锁乳突肌仍然挛缩变短、脸廓不对称，建议手术治疗。手术适应证包括：①持续的胸锁乳突肌挛缩，头部旋转活动受限超过 12～15 个月；②持续性的胸锁乳突肌挛缩伴进行性一侧面部发育不良；③超过 1 岁以上发现的先天性肌性斜颈，或经保守治疗 1 年未改善者，应考虑手术治疗。手术方法主要为胸锁乳突肌的松解。其中，胸锁乳突肌远端单极松解适用于轻度畸形，远、近端的双极松解适用于中重度斜颈。

(2)术后康复治疗：术后有效固定以及恰当的手法治疗是防止复发的重要措施。松解术后第 1 周即可开始进行物理治疗，包括颈部牵伸，使之维持在矫枉过正的位置。牵伸治疗每天进行 3 次，持续 3～6 个月。术后 6～12 周也可进行枕颌带牵引或颈围固定。对病情较重，继发畸形明显的年长儿，不宜立即石膏固定头颈部于过度矫正位，最好先行头颌带牵拉 1～2 周逐步矫正姿势畸形后，再行头颈胸石膏外固定 4～6 周。去除牵引或石膏固定后，应立即开始颈肌的牵伸治疗，避免已经松解的颈肌软组织再度粘连挛缩，时间应不少于 1 年。

4.家庭康复治疗方法

鼓励家长通过调整喂养和摆位方式促进患儿姿势纠正。例如，从患侧喂养，促使患儿转头寻找母乳或奶嘴；经常从患侧与患儿交流，促进其向患侧转头的动作；通过婴儿床中被动的摆位，对患儿进行姿势纠正；促进患儿负重姿势下对称运动的发展，及时纠正生活中俯卧、坐位、爬行和步行中异常运动模式；将玩具放在患侧，促进患儿将头转向患侧。

先天性肌性斜颈若早期诊断，早期采取手法、牵伸、磁贴治疗以及家庭体位矫治等康复治疗，约 90% 的病例预后良好。若患儿颈部活动度受限＜30°、面部对称或为不明显的不对称，则康复治疗预后更佳。

（张明达）

第五节　遗传代谢病

一、甲基丙二酸血症

（一）概述

1.定义

甲基丙二酸血症（MMA）又称甲基丙二酸血症，是一种常染色体隐性遗传病，是属于蛋白质代谢障碍中最常见的有机酸代谢病。主要是由于甲基丙二酰辅酶 A 变位酶（MCM）自身缺陷或其辅酶钴胺素（cbl）代谢缺陷，导致甲基丙二酸、3-羟基丙酸及甲基枸橼酸等代谢物异常蓄积引起的疾病。其中约70%合并同型半胱氨酸血症（合并型MMA），30%为单纯型MMA。

2.分型

（1）根据酶缺陷类型：分为甲基丙二酰辅酶A变位酶缺陷（Mut型，其编码基因为*MUT*）及其辅酶钴胺素代谢障碍两大类。钴胺素代谢障碍包括6个类型，分别为cblA、cblB、cblC、cb1D、cblF及cblH，甲基丙二酰变位酶的编码基因为*MUT*，编码cblA、cblB、cblC、cblD和cblF，相应编码基因分别为*MMAA*、*MMAB*、*MMACHC*、*MMADHC*及*LMBRD1*。

（2）根据生化特点

1）单纯型：目前已知5种基因的突变可导致单纯型MMA，其中*MUT*基因突变最常见，导致甲基丙二酰辅酶A变位酶（MCM）功能完全缺乏（Mut0型）或部分缺乏（Mut型）；*MMAA*基因突变导致氧化型游离钴胺素还原酶缺乏（cblA型）；*MMAB*基因突变导致三磷酸腺苷（ATP）钴胺素腺苷转移酶缺乏（cblB型）；*MMADHC*基因突变导致腺苷钴胺素转移酶缺乏（cblH型），腺苷钴胺素转运或合成障碍。另外，*MCEE*基因突变导致甲基丙二酰辅酶A异构酶缺陷。

2）合并同型半胱氨酸血症：cblC、cblD和cblF缺陷型则表现为MMA伴同型半胱氨酸血症，故称为MMA合并同型半胱氨酸血症。近几年的研究发现，cblD型缺陷存在两种变异型（cblD-1和cblD-2）。cblD-1缺陷导致单纯同型半胱氨酸血症，cblD-2缺陷导致单纯甲基丙二酸尿症。目前证实，既往报道的cblH型缺陷属于cblD-2型。

（3）根据发病年龄

1）早发型：多见于1岁以内发病。单纯型Mut0型病情严重，常于新生儿早期发病，在新生儿期、婴儿期病死率很高。

2）晚发型：多见于4～14岁起病。Mut型、cblA型、cblB型和cblH型患儿病情较轻，可自新生儿至成年期发病，常因感染等应激因素诱发代谢紊乱。

3.发病机制

单纯型MMA患儿线粒体内质网丙酰辅酶A代谢通路中甲基丙二酰辅酶A至琥珀酰辅酶A降解障碍，导致4种氨基酸（缬氨酸、异亮氨酸、苏氨酸、蛋氨酸）、胆固醇、奇数碳脂肪酸的代谢路径受阻，体内甲基丙二酸、甲基枸橼酸等毒性代谢产物蓄积。机体在排泄甲基丙二酸的过程中游离肉碱消耗增加，导致继发性肉碱缺乏症，线粒体能量代谢障碍。一系列代谢紊乱引起脑、心、肝、肾、骨髓等多器官损伤。

4.患病率

MMA患病率在不同国家有很大差异。美国患病率为1.3/10万，德国为0.4/10万，意大利为1.6/10万，日本为2/10万，我国台湾约1.2/10万。我国782万名新生儿筛查结果显示MMA患病率为1/15213。各地临床遗传代谢病疑似患儿筛查资料显示甲基丙二酸血症是我国有机酸血症中最常见的类型，甲基丙二酸血症合并同型半胱氨酸血症占

60%～80%,其中 cblC 型占 95%。

（二）临床特征

甲基丙二酸血症患儿临床表现各异,最常见的症状和体征是反复呕吐、嗜睡、惊厥、运动障碍、智力及肌张力低下。

1.早发型

早发型多于 1 岁内起病,以神经系统症状最为严重,尤其是脑损伤,大多累及双侧苍白球。患儿可表现为惊厥、运动功能障碍及舞蹈手足徐动症等,常伴发血液系统损伤、肝肾损伤等。1/3 于新生儿期发病,主要表现为呕吐、喂养困难、意识障碍、体格发育落后、智力运动落后、肌张力减低、癫痫等,严重时出现呼吸困难、代谢性酸中毒、高氨血症、贫血、血细胞减少、昏迷等,病死率很高。Mut0 型患儿起病最早,出生时可正常,80%在生后数小时至 1 周内发病,Mut-cblA 和 cblB 型患儿多在生后 1 个月后发病,cblC 和 cblD 在新生儿期至成年均有发病报道。

2.晚发型

晚发型可在幼儿至成年发病,甚至成年期起病,主要表现为发育迟缓、癫痫及运动障碍等。本型常合并脊髓、外周神经、肝、肾、眼、血管及皮肤等多系统损害,儿童或青少年时期表现为急性神经系统症状,如认知能力下降、意识模糊及智力落后等,甚至出现亚急性脊髓退行性病变等。首次代谢危象的诱因常为感染、饥饿、疲劳、疫苗注射等应激因素刺激或高蛋白质饮食和服用药物。如果不及时诊治,可导致脑损伤、多器官衰竭,存活者常遗留不同程度的神经系统异常,如智力和运动障碍、癫痫、脑性瘫痪。此外,发现部分成人患者首发症状为精神及心理异常。

（三）诊断

MMA 患儿缺乏特异性症状与体征,临床诊断困难,需要通过生化代谢及基因分析才能确诊。

1.临床特点

一些重症患儿在新生儿筛查采血前或等待结果时已经发病,部分 MMA 患儿为发病后临床诊断,轻重缓急程度不同,诊断年龄跨度较大,从新生儿至成人,涉及多个临床专业科室。急性期主要表现为酸中毒症状,呕吐、嗜睡等;稳定期主要表现为神经系统损伤,肌力低,运动、语言及智力发育落后,部分患者出现抽搐;部分患者表现为心肌病、肺动脉高压或肾病、肾衰竭。

2.实验室检查

（1）一般实验室检查:血液及尿液常规化验、血气分析、血氨、血乳酸、肝肾功能、血糖、电解质、血脂、白蛋白等。

（2）血液氨基酸、酯酰肉碱谱分析及总同型半胱氨酸:MMA 患儿血液丙酰肉碱

(C3)增高或正常(>5 μmol/L),游离肉碱(C0)正常或降低,C3/C0 比值增高(>0.25),C3/乙酰肉碱(C2)比值增高(>0.25)。多数患儿氨基酸谱无特征性异常,部分合并型 MMA 患儿血蛋氨酸降低,C3/蛋氨酸比值增高(>0.25)。单纯型 MMA 患儿血液总同型半胱氨酸浓度正常(<15 μmol/L),而合并型 MMA 患儿血液总同型半胱氨酸浓度常显著增高。

(3)尿有机酸分析:甲基丙二酸、甲基枸橼酸显著增高,严重者尿乳酸、丙酮酸、3-羟基丙酸、3-羟基丁酸增高。

(4)甲基丙二酸血症分型试验:包括维生素 B_{12} 负荷试验及血同型半胱氨酸检测。

维生素 B_{12} 负荷试验:是鉴别疾病类型、指导治疗的重要手段。对于生命体征稳定、一般情况较好、无代谢危象的患儿,每天肌内注射钴胺素(首选羟钴胺,属维生素 B_{12} 中的一种)1 mg,连续 1~2 周。根据维生素 B_{12} 治疗效果分为维生素 B_{12} 有效型和维生素 B_{12} 无效型。

血同型半胱氨酸检测:血清和尿液同型半胱氨酸浓度增高者,为甲基丙二酸血症合并同型半胱氨酸血症型患儿。

(5)头颅磁共振成像:以双侧基底神经节区受损、皮质萎缩或发育不良、脑白质异常等常见。

(6)基因突变检测:可采用 Sanger 测序或高通量测序进行患儿及其父母 DNA 分析,检出 2 个等位基因致病突变具有确诊价值。中国患儿单纯型 MMA 中,*MUT* 基因最常见,定位于 6p12.3,占 98%,以 c.729_730insTT(p.D244LfsX39)突变为常见(16.5%);*MMAA* 基因定位于 4q31.1~q31.2,*MMAB* 基因定位于 12q24.11,*MMADHC* 基因定位于 2q23.2,*MCEE* 基因定位于 2p13.3;不同种族的患儿基因突变类型存在一定差异。MMA 合并同型半胱氨酸血症患儿中,99% 为 *MMACHC* 基因突变,以 c.609G>A(p.W203X)突变是中国人群 *MMACHC* 基因的最常见突变。国外报道的 *MMACHC* 基因热点突变为 c.271dupA(p.R91Kfs * 14)、c.331C>T(p. R111X)、c.394C>T(p.R132X),与我国有明显差异。中国人群中其次常见的突变为 c.658_660delAAG(p.K220del)突变(16%)。

(四)鉴别诊断

1.丙酸血症(PA)

丙酸血症是由于丙酰 CoA 酶羧化酶活性缺乏,导致体内丙酸及其代谢产物前体异常蓄积所致的。其临床表现与甲基丙二酸血症类似,均无特异性。血 C3 及 C3/C2 增高,并常伴有甘氨酸增高,依据血结果与甲基丙二酸血症难以区别,需要依据尿有机酸分析鉴别,丙酸血症患儿尿 3-羟基丙酸及甲基枸橼酸增高,甲基丙二酸正常。

2.继发性甲基丙二酸血症

本病多由于母亲慢性胃肠和肝胆疾病、恶性贫血、营养障碍及长期素食所致,患儿自胎儿期即处于维生素 B_{12} 及叶酸缺乏的状态,临床表现与遗传性甲基丙二酸尿症类似。母亲病史、营养调查及血液维生素 B_{12}、叶酸、同型半胱氨酸测定,可作为鉴别诊断的首选方法,基因检测有助于鉴别诊断。该病预后良好,维生素 B_{12} 短期补充治疗可逆转代谢异常。

（五）综合治疗

治疗原则为减少甲基丙二酸及其旁路代谢产物的生成和加速其清除。治疗上,MMA 以补液、纠正酸中毒和限制相关蛋白质摄入为急性期的主要治疗手段;长期则主要依靠饮食管理与药物治疗。

1.急性期治疗

目的是支持生命、纠正代谢紊乱、稳定内环境、保护器官。应以补液、纠正酸中毒及电解质紊乱为主,静脉滴注左卡尼汀 $100\sim300$ mg/(kg·d)、碳酸氢钠、葡萄糖,肌注维生素 B_{12} 1 mg/d,连续 $3\sim6$ 天。若伴有高氨血症,可静滴或口服精氨酸 250 mg/(kg·d),必要时给予脂肪乳、必需氨基酸及胰岛素,治疗中需严密监测生命体征、血糖、血氨、血气分析及电解质。同时应限制蛋白质摄入,供给充足的热量。若血氨>300 μmol/L,不仅须限制天然蛋白质,也应停用无缬氨酸、异亮氨酸、蛋氨酸、苏氨酸的特殊配方营养粉,仅经口给予葡萄糖 $5\sim10$ g/(kg·d)、麦芽糊精 $10\sim20$ g/(kg·d)、中链脂肪酸 $2\sim3$ g/(kg·d)以补充能量。如果患儿血氨>500 μmol/L,且限制蛋白质、静脉滴注左卡尼汀及降血氨药物治疗 $3\sim4$ h 后血氨无下降,或有严重的电解质紊乱、昏迷、脑水肿表现,应考虑血液透析或血液过滤。

2.稳定期治疗

(1)饮食治疗:维生素 B_{12} 无效或部分有效的单纯型 MMA 患儿以饮食治疗为主。蛋白质总摄入量,婴幼儿期应保证在 $2.5\sim3.0$ g/(kg·d),儿童每天 $30\sim40$ g。天然蛋白质摄入量控制在 6 月龄内为 $1.2\sim1.8$ g/(kg·d),6 月龄至 7 岁为 $0.6\sim1.2$ g/(kg·d),$7\sim18$ 岁为 $0.5\sim1.0$ g/(kg·d),>18 岁为 $0.4\sim0.8$ g/(kg·d),其余蛋白质通过给予不含异亮氨酸、缬氨酸、苏氨酸和蛋氨酸的特殊配方营养粉或蛋白质粉补充。大部分 MMA 合并同型半胱氨酸血症患儿不需要严格控制天然蛋白质。由于异亮氨酸、缬氨酸和蛋氨酸为必需氨基酸,需要定期检测血异亮氨酸、缬氨酸和蛋氨酸水平以免缺乏。

(2)药物治疗

1)维生素 B_{12}:用于维生素 B_{12} 有效型的长期维持治疗,每周肌内注射羟钴胺或者氰钴胺,$1.0\sim2.0$ mg,每周 $1\sim2$ 次,羟钴胺效果优于氰钴胺。

2)左旋肉碱:左卡尼汀可调节细胞内辅酶 A 的稳态,稳定内环境,促进甲基丙二酸和丙酰肉碱排泄,增加机体对天然蛋白的耐受性。常用剂量为 $50\sim200$ mg/(kg·d),急性期可增至 300 mg/(kg·d),口服或静脉滴注。需长期口服,将血液 C0 水平维持在 $50\sim100$ μmol/L 为宜,降低 C3 浓度以及 C3/C2 比值。

3)甜菜碱:用于 MMA 合并同型半胱氨酸血症患儿,100～500 mg/(kg•d),口服。

4)叶酸:用于合并贫血或同型半胱氨酸血症患儿,5～10 mg/d,口服。

5)微量营养素:部分 MMA 患儿由于长期限制天然蛋白质,容易发生微量营养素和矿物质缺乏,以维生素 B_{12}、维生素 A、维生素 D、叶酸、钙、锌等较为常见,需注意监测患儿营养状况,补充相应的营养素。

6)其他:合并癫痫等疾病的患儿,需给予抗癫痫等对症治疗。合并贫血、心肌损伤、肝损伤、肾损伤的患儿,需给予维生素 B_{12}、叶酸、铁剂、果糖、保肝药物等治疗。

(3)其他:肝肾移植,部分 MMA 患儿常规治疗后,仍频繁代谢性失调,饮食、药物无法控制情况下可考虑器官移植,但是器官移植只能对症治疗,改善生活质量,而不是最终治疗方案。因 MMA 主要是由单基因突变导致的,在理论基础上基因治疗为 MMA 治疗的最根本方法。但目前基因治疗尚不成熟,尚未应用于临床实践中。

(4)康复治疗:由于 MMA 发病率较低,同时部分患儿没有接受康复治疗,因此目前国内外对 MMA 患儿是否予以恰当的康复训练运动量进行控制仍无明确的结论。部分神经运动系统受损的 MMA 患儿处于稳定期时,常出现运动功能、视听觉、深浅感觉障碍,肌张力异常、协调及平衡功能异常等表现;需要进行感觉、运动功能康复训练和语言认知能力培养,以利于患儿的生长发育。由此可见,对 MMA 患儿进行康复训练有重要意义。《欧洲甲基丙二酸血症与丙酸血症诊治指南》中提及,运动障碍及张力不全可用左旋多巴、氯硝西泮和巴氯芬,同时进行康复训练。有学者通过对 1 例 MMA 患儿采用常规康复、下肢机器人康复训练、经颅磁反复刺激联合治疗方法进行康复训练,经过 6 个月的治疗后患儿平衡功能、步行及活动能力均得以显著改善。目前,国内外仍没有康复治疗能否改善 MMA 患儿预后的相关报道,故还需扩大样本量进行临床随访、对比研究,来揭示康复治疗对 MMA 预后的影响。但对 MMA 患儿进行合理康复治疗可帮助患儿提高运动、生活能力的观点目前已达成共识。

综上所述,对于患儿喂养困难、意识障碍、智力及运动落后、痉挛等问题,稳定期可给以相应的合理的个性化康复治疗方案。

1)喂养困难,可给以口部感觉训练、口部运动器官主被动运动及抗阻训练,给以非营养性吸吮、营养性吸吮或摄食吞咽训练等,改善其进食能力。

2)意识障碍,可给以相应的促醒治疗、神经调控治疗等,促进其意识恢复。

3)认知及语言落后,给以知觉、注意力、记忆、思维、语言表达等方面的认知及语言训练,促进其认知能力、语言能力、智力、日常生活能力提高。

4)痉挛处理:参考痉挛管理章节。可利用蜡、水、电等物理因子,改善血液循环,辅助缓解痉挛,提高运动能力及心肺功能。

5)运动落后及运动障碍:根据患儿运动发育水平,可以利用 Bobath 技术、布伦斯特伦(Brunnstrom)技术、鲁德(Rood 技术)等神经发育疗法,给以多种感觉刺激,提高其运动控制及协调能力,促进运动能力提高,改善日常生活能力及社会适应能力。因肌肉痉挛,导致运动障碍,可以利用关节活动技术,徒手或利用器械进行主动运动,或借助悬吊设备进行主动助力运动或被动运动训练;可以采用软组织牵伸技术,改善关节周围软组织的延展性,降低肌张力,增加关节的活动范围,改善挛缩畸形的情况;可以采用肌力训练技术,徒手或利用器械进行主动运动、助力运动、抗阻运动训练,提高肌力、增加肌肉耐力,促进运动能力提高。

6)康复辅具:当关节挛缩、异常姿势等严重时,需佩戴矫形支具,矫正四肢和躯干的畸形,防止畸形加重,或借助站立架、助行器辅助站立训练及行走训练等。

3.疗效评估、监测与生活管理

注意监测患儿营养发育状况,测量身高、体重、头围等体格发育指标,评估精神运动发育情况。病情稳定后,每 1～3 个月检测血液氨基酸、游离肉碱及酯酰肉碱谱和尿液甲基丙二酸,将血液游离肉碱浓度维持在 50～100 μmol/L,C3/C2 比值在 0.5 以下。并应进行血液及尿液常规实验室检查,检测血糖、血脂、白蛋白、肝肾功能、心肌功能,监测血液维生素 D 水平。

二、黏多糖贮积症

(一)概述

黏多糖贮积症(MPS)是一组复杂的、进行性多系统受累的溶酶体病,是由于降解糖胺聚糖(GAG)(曾称黏多糖)的酶缺乏所致的。不能完全降解的糖胺聚糖在溶酶体中贮积,可造成患儿面容异常、神经系统受累、骨骼畸形、肝脾增大、心脏病变、角膜混浊等。

根据酶的缺陷,本病可分为 Ⅰ、Ⅱ、Ⅲ、Ⅳ、Ⅵ、Ⅶ、Ⅸ型,共 7 种类型和数种亚型。除 MPS Ⅱ型为 X 连锁隐性遗传外,其余均为常染色体隐性遗传病。各型 MPS 的病程均呈进行性,病变常累及多系统、多器官,致残率较高。黏多糖贮积症患病率约为 1/10 万,亚洲人群中 MPS Ⅱ型患儿最多,但缺乏大样本流行病学数据。目前,针对部分类型的黏多糖贮积症,如黏多糖贮积症 Ⅰ 型、Ⅱ 型、Ⅳ A 型和Ⅵ型,已有酶替代疗法。已有报道证实,造血干细胞移植在部分类型的黏多糖贮积症患儿中有效。

(二)MPS 发病机制

黏多糖贮积症共分为 7 型(表 7-5-1),涉及 11 个基因编码的 11 种溶酶体酶,除 MPS Ⅱ型为 X 连锁隐性遗传外,其余皆属常染色体隐性遗传。所有黏多糖贮积症的酶学分析是该病诊断的"金标准"。

7-5-1　黏多糖贮积症各型的发病机制

MPS 分型	亚型	缺陷酶	基因	基因定位
MPS Ⅰ	ⅠH ⅠS ⅠH/ⅠS	α-L-艾杜糖苷酶	IDUA	4p16.3
MPS Ⅱ		艾杜糖醛酸硫酸酯酶	IDS	Xq28
MPS Ⅲ	ⅢA ⅢB ⅢC ⅢD	类肝素-N-硫酸酯酶 α-N-乙酰氨基葡糖苷酶 乙酰辅酶 A：α-氨基葡糖 苷乙酰转移酶 N-乙酰氨基葡糖-6-硫酸酯酶	SGSH NAGLU HGSNAT GNS	17q25.3 17q21 8p11.1 12q14
MPS Ⅳ	ⅣA ⅣB	半乳糖-6-硫酸酯酶 β-半乳糖苷酶-1	GALNS GLB1	16q24.3 3p21.33
MPS Ⅵ		芳基硫酸酯酶 B	ARSB	5q11～q13
MPS Ⅶ		β-葡糖苷酸酶	GUSB	7q21.11
MPS Ⅸ		透明质酸酶	HYAL1	3p21.3～p21.2

（三）临床表现

1.黏多糖贮积症Ⅰ型

典型患儿出生时正常，于 6 月龄～1 岁面容逐渐变丑，面中部变扁、鼻梁增宽、角膜混浊、耳聋、头大、前后径长，前额突出，关节僵硬、爪形手、鸡胸和腰椎后突等。常于 2～5 岁出现心脏瓣膜增厚、心肌病或充血性心力衰竭。5 岁出现肝脾大，精神运动发育落后。一般存活至 10 岁左右，多死于心衰和肺炎。MPS Ⅰ型轻型患儿 5 岁以后出现症状，轻度面容粗陋、角膜混浊和手足关节僵硬。智力正常，寿命相对较长。临床症状在各亚型之间有互相重叠，但生化检查结果在各型之间无显著差异。

2.黏多糖贮积症Ⅱ型

此型为 X 连锁隐性遗传病，绝大多数患儿为男性，极少数女性携带者发病。主要临床表现为面容粗陋、身材矮小、爪形手、头大（有或无脑积水）、巨舌症、声音嘶哑、肝脾大、脐疝或腹股沟疝、耳聋、腕管综合征和脊髓压迫，无角膜混浊。重型患儿于 2 岁内发病，智力低下，有破坏性行为，严重的神经系统症状，呼吸系统通气障碍和心血管系统病变可导致重型患儿于 10～20 岁死亡。轻型患儿智力正常，病情进展缓慢。

3.黏多糖贮积症Ⅲ型

根据致病基因和酶缺陷不同分为 A、B、C 及 D 共 4 种亚型。临床表现相同，主要表现为严重智力发育落后。6 岁以后面容轻度粗陋。无角膜混浊，身高正常。X 线骨骼改变较轻。后期可出现关节僵硬、肝脾大和癫痫。

4.黏多糖贮积症Ⅳ型

该型分为 A 和 B 亚型。临床表现相同,在儿童期发病的患儿表型严重且病情发展快速,晚发的患儿病情发展相对缓慢。患儿刚出生时表现正常,通常在出生后 1~3 岁开始出现临床症状,主要影响骨骼的发育,造成短躯干侏儒,智力正常。首先出现脊柱后凸和鸡胸,渐加重致明显的短躯干、颈短和肋缘外翻,伴双手关节韧带松弛,膝外翻,角膜混浊,牙齿稀疏,牙釉质薄,耳聋(神经性或混合性),进行性运动能力减低。部分患儿有心瓣膜病。严重骨骼畸形可致心肺功能减低和脊髓压迫等。

5.黏多糖贮积症Ⅵ型

临床表现与 MPSⅠ型相似,不同之处是患儿智力正常。

6.黏多糖贮积症Ⅶ型

临床表现轻重不同,重者可表现为严重胎儿水肿,轻者表现为轻度脊柱骨骺发育不良。典型患儿表现为肝脾大,骨骼异常,面容特殊,不同程度智力落后。

7.黏多糖贮积症Ⅸ型

目前仅有少数病例报道,最终身高矮,关节周围软组织中有透明质酸沉积。

(四)辅助检查

1.骨骼 X 线检查

(1)肋骨:近脊柱端干骺端增宽呈"括弧状",远端肋骨明显增宽呈"飘带状",锁骨增宽。

(2)椎体:第 2 颈椎齿状突发育不良,胸腰椎后侧凸畸形,椎体形状扁平、不规则或前缘鸟喙状异常。

(3)骨盆:髋臼浅,髋外翻,股骨头发育不良。

(4)长骨:骨干变短、不规则,远端增宽,骨髓腔增宽。

(5)双手:掌骨近端呈子弹头状,尺桡骨远端呈"V"形。

(6)头颅:颅骨增厚,舟状头,蝶鞍"J"形。

2.头颅 CT/MRI

依据致病基因和临床表现不同,MPS 的 7 种类型均可累及神经系统,MPSⅡ型(又称 Hunter 病)是最常累及中枢神经系统的亚型。MPS 颅脑受累的 MRI 表现包括血管周围间隙增宽(胼胝体受累多见),脑白质异常信号,蛛网膜下腔增宽,脑室扩张,脑积水,蝶鞍扩大,椎管狭窄以及颈椎椎体终板不规则,具有一定特征性,有助于 MPS 的诊断和鉴别。

3.心电图

心电图改变包括心动过速、心肌肥厚、心律失常等。

4.超声心动图

超声心动图可见瓣膜病变,心肌肥厚,晚期见充血性心力衰竭等。

5.尿糖胺聚糖电泳分析

尿糖胺聚糖电泳可以检出硫酸类肝素（HS）、硫酸皮肤素（DS）和硫酸角质素（KS）条带。黏多糖贮积症Ⅱ型患儿出现异常硫酸类肝素（HS）及硫酸皮肤素（DS）条带。黏多糖贮积症Ⅳ型患儿硫酸角质素（KS）阳性。

6.眼科检查

不同程度的角膜混浊。

7.酶活性测定

当白细胞或血浆中相应的黏多糖贮积症酶活性明显降低或缺乏时，有确诊意义。

8.基因分析

IDS 基因检出一个致病突变可确诊 MPS Ⅱ型。其他任何一个常染色体隐性遗传黏多糖贮积症致病基因检出 2 个等位基因致病突变时有确诊意义。建议所有基因诊断的患儿，进一步行相应的酶活性测定以支持基因诊断。

（五）诊断

黏多糖贮积症的诊断依靠临床表现、实验室检查、酶活性测定和相应的基因分析。

（1）如果患儿出生时正常，渐出现面容特殊、关节僵硬、爪形手时，X 线检查见肋骨飘带，椎体前缘鸟喙状改变等，提示 MPS Ⅰ型、Ⅱ型、Ⅵ型或Ⅶ型的可能，进一步行相关酶活性测定或基因突变分析可以鉴别。

（2）如果患儿出生时正常，渐出现鸡胸和脊柱后侧凸，进行性加重伴双膝外翻，双手腕关节下垂等，提示 MPSⅣ型的可能性，进一步行酶活性测定或基因突变分析可以确诊。

（3）如果患儿出生正常，渐出现智力发育落后、多动、有攻击行为等，要考虑黏多糖贮积症Ⅲ型的可能，进一步行酶活性测定或基因突变分析可以确诊。

（六）鉴别诊断

1.需要与 MPS Ⅰ型、MPS Ⅱ型和 MPS Ⅵ型鉴别的疾病

此类疾病主要包括黏脂贮积症Ⅱ型、黏脂贮积症Ⅲ型和多种硫酸酯酶缺乏症等。黏脂贮积症Ⅱ型，是由于 *GNPTAB* 基因突变所致的常染色体隐性遗传病。与黏多糖贮积症Ⅱ型患儿相比，患儿起病更早、更重，1 岁之前即有面容特殊、关节僵硬、爪形手、牙龈增生明显，智力落后严重，大多数有身材矮小，常因心脏受累致心衰，于学龄前期死亡。黏脂贮积症Ⅱ型患儿头不大，尿糖胺聚糖电泳分析正常，确诊有待于酶活性测定或基因突变分析。

2.需要与 MPS Ⅳ型和 MPS Ⅶ型鉴别的疾病

此类疾病主要包括先天性脊柱骨骺干骺端发育不良的各种疾病。脊柱骨骺干骺端发育不良为一组由于基因突变所致的先天性骨骼发育不良性疾病。主要包括 *COL2A1* 基因突变导致的常染色体显性遗传性先天性脊柱骨骺发育不良，*TRAPPC2* 基因突变

所致的 X 连锁迟发型脊柱骨骺发育不良，*TRPV4* 基因突变所致的常染色体显性遗传性脊柱干骺端发育不良等。其临床表现和 X 线检查均有相似之处，但是，MPS ⅣA 型患儿在骨骼之外的表现，尤其是角膜混浊、心脏病变、听力损害等，都有助于鉴别。而且，家族史也能提供一定的鉴别诊断线索，MPS ⅣA 型是常染色体隐性遗传病，在一个家系中几乎不会出现两代人患同样疾病的现象。而其他 3 种疾病，都有见到两代人患同种疾病的可能。最后确诊有赖于尿糖胺聚糖电泳分析、酶活性测定和基因突变检测。

3.需要与 MPS Ⅲ 型鉴别的疾病

此类疾病包括所有儿童期起病进行性神经系统受累的非感染性疾病。

（七）治疗

治疗原则：以早发现、早诊断、早治疗为基本目标，并需坚持进行长期规范治疗。早诊断、早治疗是改善患儿预后、延缓疾病进展的关键，同时需多学科、多专业的医生共同参与，进行多学科治疗和综合管理。

1.特异性治疗

（1）酶替代治疗：国外已上市的药物包括针对 MPS Ⅰ 型、MPS Ⅱ 型、MPS ⅣA 型，MPS Ⅵ 型和 MPS Ⅶ 型。其中，针对 MPS Ⅰ 型（Aldurazyme 拉罗尼酶）、MPS Ⅱ 型（Hunterase 艾度硫酸酯酶 β 注射液）、MPS Ⅳ A 型（Vimizim 依洛硫酸酯酶 α）的药物均已在国内上市。

（2）骨髓移植/造血干细胞移植：目前推荐用于 MPS Ⅰ 型、Ⅱ 型和 Ⅵ 型，建议早期治疗。

（3）其他实验阶段的药物：包括小分子、基因、鞘内酶替代、融合蛋白、基因组编辑治疗等。

2.非特异性治疗

非特异性治疗主要针对呼吸及心血管系统合并症、耳聋、脑积水、外科矫正和康复等，改善生活质量。

（1）眼睛：定期检查眼底，及早发现视神经病变。眼压升高可用降眼压药物。

（2）心血管系统处理：定期心脏超声检查，及早发现心脏瓣膜病和心肌病，心律失常可采用消融、抗心律失常药物、抗凝剂等治疗，必要时可植入心律转复除颤器。心脏瓣膜受累时可常规用抗生素预防细菌性心内膜炎。瓣膜严重病变时可行瓣膜置换以避免严重的心脏反流造成心衰。

（3）呼吸系统和耳鼻咽喉处理：有打鼾症状的患儿需行睡眠呼吸监测。发生睡眠呼吸暂停时，可用简易呼吸器持续终末正压治疗；扁桃体和腺样体存在病理性肥大时，可手术切除。反复发作的中耳炎可行鼓膜置管术治疗。咽鼓管置管术可改善听力，必要时使用助听器。

（4）神经系统处理：癫痫可使用抗癫痫药物治疗。交通性脑积水可采取脑室腹腔分流术。如有神经受压症状可进行相应缓解手术，如脊髓和正中神经减压手术等。

（5）肌肉骨骼系统处理：定期骨科随诊脊柱和关节状况，必要时支架治疗减轻脊柱侧弯。关节严重畸形时可行关节置换术以改善功能。腕管综合征可行外科减压手术治疗。存在第 2 颈椎齿状突发育不全伴上颈椎稳定性差时，应行上颈椎减压和融合术。在生长板未闭合之前，下肢轻中度膝外翻可行局部骨骼生长板切开调整术或线性对位骨切开术。

（6）其他：腹股疝或脐疝可通过手术干预治疗。肝功能不良可使用保肝药。

（7）手术风险：由于患儿寰枢关节发育不良，在行气管插管时，要避免头过仰造成意外。由于患儿气道和声门相对狭窄，应注意气管插管型号的选择和术中气道的维持。

3.康复治疗

MPS 是一种累及多系统、多器官的疾病，从而造成运动障碍、认知障碍、语言障碍等多种功能障碍。其中，因骨关节挛缩畸形导致的肢体活动障碍，是 MPS 患儿都需要处理的普遍问题。物理治疗和康复锻炼可以一定程度地改善关节僵硬，提高运动能力。学龄前患儿若出现认知功能障碍、迟语症，可采取认知知觉功能训练及语言训练、行为疗法等促进认知及语言能力提高。

（1）物理因子治疗：①蜡疗：对局部产生温热效应，促进血液循环，加速炎症物质吸收，发挥抗炎作用，同时可以解除局部粘连，缓解痉挛，软化瘢痕。②水疗：利用水中机械、温度及化学的刺激作用，缓解肌肉痉挛，增加肌力，减少疲劳，改善血液循环，促进心脏和呼吸功能提高。

（2）运动疗法：因骨关节挛缩，导致运动障碍，可以利用关节活动技术，徒手或利用器械进行主动运动，或借助悬吊设备进行主动助力运动或被动运动训练；可以采用软组织牵伸技术，改善关节周围软组织的延展性，降低肌张力，增加关节的活动范围，改善挛缩畸形的情况；可以采用肌力训练技术，徒手或利用器械进行主动运动、助力运动、抗阻运动训练，提高肌力、增加肌肉耐力；根据患儿运动发育水平，可以利用 Bobath 技术、Brunnstrom 技术、Rood 技术等神经发育疗法，给予多种感觉刺激，提高其运动控制及协调能力，促进运动能力提高，改善日常生活能力及社会适应能力。

（3）康复辅具：当关节挛缩、脊柱侧弯等严重时，需佩戴矫形支具，矫正四肢和躯干的畸形，防止畸形加重，或借助站立架、助行器辅助站立训练及行走训练等。

4.遗传咨询

黏多糖贮积症除Ⅱ型外，均为常染色体隐性遗传病，患儿父母再次生育再发风险为25％。MPS 除Ⅱ型外为 X 连锁遗传病，先证者同胞的患病风险决定于其母亲的携带状态，如果母亲为突变携带者，子代的风险为 50％。遗传到突变的男性为患儿，女性为携带者，女性携带者有少于 10％的可能性会发病。应对所有患儿及其家庭成员提供必要的遗传咨询，对高风险胎儿进行产前诊断。

（桑琳）

第八章　共患病

第一节　癫　痫

　　肢体障碍儿童常共患多种中枢神经功能障碍,除认知发育落后外,癫痫同样是肢体障碍儿童常见共患病之一,其发生率为 35％～62％,平均为 43％。其中脑瘫儿童中的癫痫患病率高达一般儿童的 5 倍,新生儿惊厥、低出生体重、颅内出血、脑损伤性灰白质病变及脑结构畸形为脑瘫儿童共患癫痫的主要高危因素。

一、脑瘫分型与癫痫发作类型的关系

　　癫痫可以发生在任何类型的脑瘫中,以痉挛型发病率最高,且以痉挛型四肢瘫最为常见,其次是痉挛型偏瘫。这可能与不同类型脑瘫损伤的部位及严重程度不同有关。痉挛型脑瘫以大脑锥体束受损为主,不随意运动型脑瘫以锥体外束受损为主,而共济失调型以小脑受损为主。大脑任何部位的损害均可导致癫痫发生,其中以大脑皮质损伤最为常见。而痉挛型四肢瘫常常为广泛大脑灰质损害,故其癫痫的发生率最高。

　　不同脑瘫类型中癫痫的发作类型亦有所不同。较多研究表明:脑瘫合并癫痫儿童癫痫的发作类型以全面性强直阵挛发作(32.9％～66％)和部分发作(13％～29.2％)为主,其次是婴儿痉挛症(10.7％～14.5％)、混合发作(7.6％)、肌阵挛发作(6.1％～29％)、失张力发作(12.3％)。这可能与脑瘫是发育中胎儿和婴幼儿脑损伤所致的疾病有关,脑瘫儿童在婴儿期已经存在大脑结构和功能的损伤,常伴局部或广泛性脑损伤。

　　癫痫发作可能会进一步加重脑损伤,危害患儿认知和运动,影响康复效果,也对患儿家庭生活质量带来显著负面影响。因而,能否尽早对其癫痫发作实现持续控制将直接影响患儿的远期预后。

二、共患癫痫的诊断与分类

(一)癫痫发作的确认

　　(1)应根据癫痫发作大多具有的突发性、刻板重复性和不能人为立即中断等基本特

性,结合脑电图(EEG),尤其视频脑电图(VEEG)监测,以确定是不是真正的癫痫发作。不要将婴幼儿某些生理性动作或脑瘫的不自主运动误判为癫痫发作。

（2）排除热性惊厥及其他病理因素引起的急性惊厥性发作。

（二）发作类型及癫痫分类

能否对患儿发作类型、癫痫及癫痫综合征正确地进行分类,将直接影响治疗方案的正确选择。应参照 2017 年国际抗癫痫联盟(ILAE)颁布的癫痫发作与癫痫分类法,强调癫痫发作的起始症状,并结合 EEG、头颅影像学和其他临床检测资料,对患儿癫痫的首发症状、癫痫类型及其病因学进行正确分类。

若临床呈现一组特定发作类型及特征性异常 EEG,尤其伴有相似发病年龄与转归时,应注意如儿童失神、Dravet 综合征等儿童时期常见的多种癫痫综合征。若因频繁癫痫发作和(或)频繁 EEG 痫性放电导致患儿进行性神经、精神功能发育障碍或倒退,则应考虑癫痫性脑病的可能性,如婴儿痉挛、伦诺克斯-加斯托(Lennox-Gastaut)综合征等。但若患儿的神经、精神倒退主要与其进行性加剧的基础病因(如遗传性疾病)相关,则考虑为发育性脑病,后者不属于脑瘫共患癫痫范围。

（三）辅助检查

1.脑瘫合并癫痫患儿的脑电图特点

脑瘫合并癫痫患儿的脑电图特点:①脑电图异常出现的时间早,多在 1 岁以内。②不同类型的脑瘫合并癫痫,其癫痫的异常放电没有固定的形式。部分病例可见两种以上的异常性放电。③脑电图的背景多异常,发育落后,基本波慢于同龄组标准。④与其发育落后或缺陷相一致的正常生理波的缺失(如睡眠纺锤梭及顶尖波在描记全程中恒定性的缺乏)或延迟出现。

脑电图对预测和确诊是否发生癫痫及对脑瘫的预后判断是不可缺少的检查手段。脑电图对预测和确诊是否发生癫痫、防止二次性脑损伤有重要价值,对脑性瘫痪的预后判断和指导治疗是不可缺少的检查手段。

2.EEG 检测

（1）对脑瘫儿童均应进行≥30 min 清醒＋浅睡眠期的常规 EEG 检测,对其中已有可疑癫痫发作但经常规 EEG 仍不能确诊者,应考虑进行 VEEG 或动态脑电图(AEEG)长程监测,以尽量获取支持癫痫诊断的 EEG 依据。

（2）对 6 月龄以下婴儿,尤其发病初期,癫痫发作时常缺乏明显或典型的临床发作表现,若在 EEG 监测中发现先后在 2 个或更多相邻电极反复突发图形相似并持续 10 s 以上的 EEG 放电,即使缺少明显发作行为,仍应考虑为痫性电发作。

（3）应尽可能提供患儿癫痫发作的局灶性或(和)全面性起源 EEG 证据,更要注意是否存在暴发抑制、高度失律或睡眠期持续性痫性放电(ESES)等小儿常见癫痫性脑病的特征性 EEG 图形。

3.头颅影像学检查

脑瘫共患癫痫患儿头颅影像学异常率为 74.2%～88.0%,脑瘫共患癫痫的影像学异常率较单纯脑瘫更高,且影像学多以脑萎缩、脑软化、脑皮质损伤多见。对所有被疑诊为癫痫的脑瘫儿童,均应考虑头颅磁共振成像(MRI)检查,对需手术评估的癫痫患儿,要考虑相关功能影像学检查。

4.遗传代谢病及遗传学检测

对初期诊断为脑共患癫痫,但缺乏脑部结构异常影像学证据的患儿,应注意遗传代谢性及遗传性神经发育障碍性疾病的可能,尤其是存在相关疾病家族史的患儿,需注意进行连续观察随访。

三、脑瘫共患癫痫的治疗原则

(一)治疗脑瘫共患癫痫的重要性

(1)脑瘫合并癫痫发作时,控制癫痫发作与脑瘫的康复功能训练一样重要。迅速而有效地控制癫痫发作对脑瘫的恢复也有促进作用。研究表明,癫痫样放电的皮质神经元中 Ca^{2+} 水平异常增高,产生广泛而持续的神经元去极化,对兴奋性谷氨酸盐产生非正常反应,从而导致这些神经元死亡,加重脑瘫儿童已有的皮质损害。同时,脑瘫儿童,其癫痫得以控制的时间与其预后有关联,时间越长,预后越差。因此,尽早控制脑瘫共患癫痫患儿的癫痫发作可减少大脑皮质损害,改善脑瘫儿童的预后以及家庭的生活质量。

(2)脑瘫合并癫痫患儿的特点:①大多为继发性癫痫,控制困难,常转为难治性癫痫及癫痫持续状态;②部分需两种或两种以上抗癫痫药物治疗,剂量大,疗程长;③小年龄患儿对部分抗癫痫药物不良反应的耐受性差;④患儿常伴有精神运动发育迟滞。因此,初次治疗时的药物选择应十分谨慎,宜选择和配伍应用较好的抗癫痫药物。

(二)抗癫痫治疗的启动及长程管理

1.何时启动抗癫痫治疗

(1)对间隔 24 h 以上有 2 次无诱因发作的患儿应考虑诊断癫痫并开始治疗。首次发作后即开始对患儿密切随访。若首次发作呈现高度失律或广泛痫样放电性脑病者,要提前开始抗癫痫治疗。

(2)除个别特殊病因外,均应首选抗癫痫药(AEDs)控制其癫痫发作。根据其癫痫发作分类或相关综合征选择疗效可能最佳且不良反应最小的药物。一般从单药起始,但若第一用药失败或同时呈现多种发作类型的患儿,也可考虑两药联合治疗。

(3)尽早完全控制癫痫发作对患儿远期预后具有重要意义,也是成功康复的重要基础。注意参照不同 AEDs 的药代动力学及不良反应特性设计用药剂量及添加速度。但对频繁或严重发作者,尤其如婴儿痉挛等癫痫性脑病,应在密切监控下快速加量,尽早控制其发作,以改善其远期预后。

2.抗癫痫治疗的疗程及 AEDs 的减停

脑瘫共患癫痫的用药疗程及药物减停原则与其他非脑瘫的癫痫患儿相似。如患儿持续无发作 2～4 年以上即存在药物减停可能性,但最后能否成功减停,还受其他多种因素影响。脑瘫共患癫痫患儿大多起病早,可能涉及更复杂的病因及癫痫综合征。当药物减停失败时,除立即恢复原有治疗外,应对原有的发作及癫痫分类和病因诊断进行仔细再评估。

(三)婴幼儿期不同发作类型及主要癫痫性脑病的药物选择

基于绝大多数脑瘫共患癫痫均在婴幼儿期起病,对临床常见发作起源癫痫及癫痫综合征的推荐用药提出以下建议(表 8-1-1)。

表 8-1-1　脑瘫共患癫痫推荐用药

发作类型	推荐用药
局灶性起源发作	左乙拉西坦、奥卡西平、丙戊酸、托吡酯
全面性起源发作	左乙拉西坦、丙戊酸、拉莫三嗪、托吡酯
肌阵挛	丙戊酸[①]、左乙拉西坦、托吡酯、氯硝西泮
癫痫性痉挛[②]	促肾上腺皮质激素(ACTH)、泼尼松、氨己烯酸
Dravet 综合征[③]	丙戊酸、左乙拉西坦、托吡酯、氯硝西泮、唑尼沙胺、司替戊醇

注:对表中未涵盖的相关发作或综合征,建议参照中国抗癫痫会编著的《临床诊疗指南:癫痫病分册(2023 修订版)》中第二章第四节癫痫及癫痫综合征的分类。

①婴幼儿癫痫的病因复杂,在疑似线粒体代谢障碍性疾病或合并肝功能异常时,使用丙戊酸导致不良反应的风险会显著增加,应尽量慎用或避免使用。

②结节性硬化患儿应以氨己烯酸(该药目前尚未在国内正式上市)为首选。

③拉莫三嗪、卡马西平和苯妥英可能致其临床发作加重。

(四)药物难治性癫痫的治疗

约 1/3 的婴儿期癫痫表现为药物难治性癫痫,脑瘫共患癫痫患儿具有更高的药物难治风险,尤其早发性癫痫脑病及脑内存在局灶甚至半球性病变患儿。即在正确选用及良好耐受前提下,先后对 2 次 AEDs 方案(单药或联合用药)治疗均未能获得发作持久性控制者考虑为药物难治性癫痫。应推荐患儿到小儿神经病学专家会诊,再次对其进行全面评估,结合患儿实际情况考虑以下选择。

1.继续选择可能有效的 AEDs

对不存在明显手术指征的患儿,应针对其癫痫病因与发作类型,继续选择可能有效的药物,包括未曾服用过的新型或传统 AEDs。多数可能需要 2～3 种 AEDs 联合治疗。

部分患儿可能需要较大剂量控制发作。为此,可尝试将患儿服用的 AEDs 逐步添加到中、高剂量范围。

联合治疗应尽量选用抗痫机制不同的、具有药代动力学和药效学互补优势的抗癫痫药物,同时最好能使不良反应相互抵消或互不加重。所谓合理的多药联合治疗,是指不增加不良反应而获得满意的发作控制效果。从理论上讲,多药治疗有可能使部分单药治疗无效的癫痫发作得以控制,但也有可能被不良反应的增加所抵消。合用的药物种类越多,相互作用越复杂,对不良反应的判断就越困难。因此,建议最多不要超过 3 种 AEDs 联合使用。如果联合治疗仍不能获得更好的疗效,建议转换为患儿最能耐受的治疗(继续联合治疗或单药治疗),即选择疗效和不良反应之间的最佳平衡点,不必一味地追求发作的完全控制,而导致患儿不能耐受。

2.手术治疗

随着癫痫病灶定位诊断水平的提高、显微外科的发展以及手术方法的改进,外科为药物难以控制的癫痫的治疗开辟了一条新途径。以前认为难治性癫痫必须具有明确的致病灶且限于一侧半球非重要功能区内才可考虑手术治疗。但新近的观点认为不一定在药物治疗失败后才考虑手术,有些源于器质性改变的癫痫在罹患之初,尽管处于重要功能区,也应按难治性癫痫考虑手术治疗,以免长期癫痫发作影响患儿身心发育;同时,早期手术也可使神经组织有较多机会形成代偿。

目前癫痫外科治疗主要包括:①致痫区切除术,在尽量不损及皮质重要功能区前提下进行病灶致痫区切除术。主要适用于经术前评估对患儿脑内致痫区获得明确定位者。若术后发作被完全控制,可参照其 EEG 的动态变化调整用药和剂量。通常要待持续无发作 2 年以上始考虑 AEDs 的全部减停。②姑息性手术,用于难以定位其致痫区或致痫灶位于脑重要功能区者。包括胼胝体切开术和多处软脑膜下横行纤维切断术为代表的神经纤维离断术、迷走神经刺激术为代表的神经调控等。

3.生酮饮食治疗

无癫痫手术指征的各类型药物难治性癫痫可优先考虑生酮饮食治疗(除葡萄糖转运体Ⅰ缺乏症及丙酸脱氢酶缺乏症),可使 38%～50% 的患儿发作减少 50% 以上,甚至完全控制其发作。治疗前应对患儿重要器官功能及营养状况进行全面检测,在小儿神经科医师和营养师共同指导下逐步转入生酮饮食。有效者可持续生酮饮食治疗 2～3 年。

(五)对无临床发作但持续存在癫痫样放电的处理建议

1.IEDs 的不良后果

临床上将无癫痫临床发作但脑电图中持续存在不同程度的局灶性或多灶性,甚至全部性棘波、尖波或棘慢复合波等痫性放电,称之为 IEDs。阵发性或长期 IEDs 会产生一过性认识损害(TCI)或慢性的认知损害,同时 IEDs 还可以通过神经网络产生远端抑制效应。

TCI 的发生与 IEDs 同步,即刚好在棘(尖)波出现前瞬间发生,并紧随着棘波后慢波的终结而消失。因此,由 IEDs 引起的 TCI 可理解为临床不易发现的微小发作。棘波反应神经元过度兴奋而慢波代表过度抑制,高波幅棘波后的慢波使神经元处于较长时程的抑制状态。反复长时间过度兴奋或抑制均会干扰相关神经元的正常代谢、相关生理功能等。局灶性 IEDs 引起的 TCI 与损伤半球的损伤部位有关,左半球放电多引起语言认知反面的损伤,而右半球则引起视觉空间认知的损伤。长期频繁的 IEDs 所引起的 TCI 可累积,从而对认知产生慢性损害,可影响到患儿日常生活能力、智力、学习及工作等,早期发现并给予积极的治疗可避免这种损害。

有些癫痫综合征,如 Landau-Kleffner 综合征、伴中央颞区棘波的良性儿童癫痫等,癫痫发作轻且不频繁,部分患儿甚至从来没有临床发作,以反复频繁的 IEDs、ESES 为主要表现,其高级皮质功能的损害较癫痫发作更为突出。当前国内外专家对 ESES 或非快速眼动睡眠持续棘慢波(CSWS)的患儿,当其非快速眼动睡眠期间棘、尖波指数(SWI)≥85%,或≥50%但伴有认知功能发育停滞或倒退者,无论是否伴有临床发作,均主张尽早积极治疗。对非持续性痫性放电,目前国内外尚无统一标准,临床上主要选择能抑制痫性放电向病灶周围扩散并且对脑瘫患儿认知影响小的药物。

2.有关药物治疗对象的选择

(1)非快速眼动睡眠持续棘慢波癫痫性脑病:包括 ESES/CSWS 和 Landau-Kleffner 综合征(LKS),即当 SWI≥85%或虽仅≥50%,但伴有认知或语言功能倒退或进步缓慢者,应尽早给予有效治疗。

(2)临床发作控制后持续存在 IEDs:对临床发作已被持续控制 2 年以上仍有频繁 IEDs 发放者,以 100 s 清醒+浅睡 EEG 连续记录中,具有棘、尖波发放的累积时间(s)(无论该 1 s 内发放多少次)百分比可大致反映 IEDs 的发放频率。若连续 100 s 记录中有 10 s 时间出现棘尖波,其 IEDs 发放指数(index of spikes,IS)即为 10%。当 IS≥10%,尤其对伴有语言认知功能进步缓慢且不能用其基础病因或其共患病解释者,可考虑试用相关药物促进对其 IEDs 的抑制。IEDs 的减少与消失还可能有利于日后 AEDs 的成功撤停。

(3)对无明显认知损伤的 IEDs 人群,因无明确临床发作,一律不应诊断为癫痫,也不一定需要抗癫痫药物(AEDs)治疗,但应进行密切随访,定期复查 EEG 和评价小儿的认知发育情况。

(4)已达 AEDs 减停条件但在逐渐减量过程中 IEDs 重新出现或加剧者应立即恢复原治疗方案,也可在坚持继续无发作前提下试用其他可能减少 IEDs 的药物。

3.有关药物选择的建议

对于抗癫痫药物治疗局灶性 IEDs 慢性效应而言,拉莫三嗪、托吡酯均可减少 IEDs;在儿童患者中,左乙拉西坦、奥卡西平、氨己烯酸也可减少 IEDs。

(1)持续棘慢波发放癫痫性脑病,可先试用左乙拉西坦、丙戊酸、苯二氮䓬类(如氯硝西泮、硝西泮或氯巴占)或拉莫三嗪等 AEDs。但若治疗中患儿临床发作和(或)ESES发放继续加重,尤其伴有语言、认知、行为等皮质功能发育停滞甚至倒退者,应尽快使用促皮质素或糖皮质激素治疗,同时注意激素类药物的不良反应。

(2)对于临床发作控制后持续存在频繁 IEDs 且伴有认知发育受损可能性的患儿,被推荐用于 ESES 治疗的 AEDs 皆可被考虑试用于对 IEDs 的抑制。要注意因患儿体重不断增加造成药物剂量相对不足的可能性。同时应结合患儿的发作类型或癫痫综合征选药。

4.针对 IEDs 进行药物调整的注意事项

(1)维持患儿无临床发作是任何药物调试的前提,尽可能选用对认知功能影响较少的 AEDs,药物调整前需要仔细评估这种调整对患儿的获益及风险,原则上应先添加新药 3～6 个月,在用药后 3～6 个月内应密切观察其认知功能与精神行为状态的改善情况。有效者可考虑继续用药,直到 IEDs 被抑制,停药后不再暴发出现。无效者则应考虑停用或换用他药。原用药的减停同样应缓慢进行,不短于 2～3 个月,经复查 EEG 证实其 IEDs 并未因原用药的减量而增多后开始考虑完全撤除,否则提示需维持前后 AEDs 的联合治疗。

(2)在保证继续无临床发作和有效抑制 IEDs 前提下,尽量回避使用对患儿认知行为有不良影响的药物。

(3)并非所有 IEDs 能经抗癫痫药物治疗而消退,如青少年肌阵挛性癫痫等,可能需要更长疗程甚至终身服药。

(六)共患癫痫的康复治疗原则

(1)尽早全面控制癫痫临床发作及严重痫性放电(如高度失律 ESES)是防止患儿进一步遭受癫痫性脑损伤,获取康复最大疗效的前提及基础。

(2)癫痫频繁发作期间应暂时回避有可能加重癫痫发作的康复治疗。对继续存在突发意识丧失、强直阵挛或失张力等全面性痫性发作的患儿要尽早全面控制其发作,以防止因癫痫发作导致的躯体意外伤害,甚至猝死风险。

(3)在康复治疗中仍需注意:①应根据患儿病情和承受能力,循序渐进地逐步增加康复项目及治疗强度;②一旦出现癫痫复发或发作加重,应立即暂停现有康复治疗,并控制其发作;③对常规 EEG 中持续存在 IEDs 的患儿,视其 IS 增减趋势,按不同间隔定期进行 EEG 随访及发育、认知功能检测,以作为其癫痫临床发作或其 IEDs 认知负面影响风险评估的参考。

四、儿童肢体障碍合并癫痫预防及预后

综上所述,肢体障碍合并癫痫的发病率较高。癫痫的存在会进一步加重脑损伤,是影响肢体障碍患儿精神运动发育的高危因素。认识病因、掌握临床特征、控制发作是治疗癫痫的基础。及时而有效地控制癫痫发作对肢体障碍患儿的运动、认知等功能的恢复有积极的作用。关于治疗药物的选择、治疗效果及预后等问题还缺乏足够的临床资料，临床研究者还有很多工作要做。

（武志华）

第二节　认知言语障碍

肢体障碍患儿常共患多种中枢神经功能障碍，言语障碍是其常见共患病之一。目前世界范围内的调查显示，脑瘫伴随言语沟通障碍的比例达 90%，并呈逐年递增趋势。呼吸支持不足、音调异常、音质异常、构音器官运动范围受限和协调性下降是脑瘫儿童言语功能常见损伤，这将会导致儿童言语可懂性降低，直接影响其今后的学习与社交。因此，言语障碍的康复治疗是脑瘫儿童重要康复内容之一。言语是音声语言（口语）形成的机械过程。为使口语表达声音响亮、发音清晰，需要有与言语产生有关的神经和肌肉参与活动。当这些神经或者肌肉发生病变时，就会出现说话费力或发音不清。

通常来说，言语障碍包括失语症、构音障碍、儿童语言发育迟缓、发声障碍和口吃等。脑瘫儿童常见运动性构音障碍和语言发育迟缓。运动性构音障碍（dysarthria）指由于神经肌肉病变引起构音器官的运动障碍，出现发声和构音不清等症状。语言发育迟缓是指儿童在生长发育过程中其言语发育落后于实际年龄的状态。这类儿童通过言语训练虽然不能达到正常儿童的言语发育水平，但是可以尽量发挥和促进被限制的言语能力，不仅言语障碍会有很大程度的改善，还能促进患儿的社会适应能力发展。

一、脑性瘫痪的分类与言语障碍的关系

不同的脑性瘫痪类型会有不同的临床表征，主要是依照神经肌肉受损导致的动作障碍类型、肢体受损部分及严重程度来区分的。

脑性瘫痪共患病的发生情况以视觉障碍、语言-言语障碍和智力低下为主，发生率依次为 48.06%、46.90% 和 39.92%；语言-言语障碍见于绝大多数不随意运动型脑性瘫痪和混合型脑性瘫痪。

（一）痉挛型脑性瘫痪

痉挛型脑瘫（spastic cerebral palsy）主要以锥体系受损为主，受损部位是大脑皮质运动区及皮质下部位。其特征在于肌张力增加，通常存在伸肌腱反应，牵张反射亢进是本型的特征；通常有四分之一以上患儿合并有智能障碍。

（二）不随意运动型脑性瘫痪

不随意运动型脑性瘫痪（dyskinetic cerebral palsy）以锥体外系受损为主，其特征为由于干扰性的不自主运动导致自主运动受损，以及主动肌和拮抗肌不适当的共同收缩导致的肌张力障碍。这类儿童大多智力正常，但是口语表达和沟通能力往往受到徐动症状的影响而出现障碍。

（三）共济失调型脑性瘫痪

共济失调型脑性瘫痪（ataxia cerebral palsy）以小脑受损为主，可累及锥体系、锥体外系。其主要特点为因运动感觉和平衡感觉障碍造成不协调运动。这类儿童智力及语言理解能力通常不受影响，多半只影响到言语能力。

（四）Worster-Drought 综合征

这是一种以先天性假性延髓（球上）轻瘫为特征的脑瘫，表现为口部运动障碍、言语困难以及进食问题。

（五）混合型脑性瘫痪

混合型脑性瘫痪（mixed type of cerebral palsy）是指儿童的脑部受损但没有局限于某个特定区，故会出现两种或两种以上的神经肌肉损伤和同时呈现不同的动作特征，其中又以痉挛型脑性瘫痪加不随意运动型脑性瘫痪最为常见。

二、脑性瘫痪儿童的语言、言语及沟通问题

脑瘫运动性构音障碍可以按构音模式分为不同类型：痉挛性、运动过多-快速型、运动过多-慢速型、运动减少型、失调型、震颤型和混合型。

构音过程中常见的口运动问题包括：下颌运动范围过大，不同语音片段舌位不恰当，尤其舌的前后方向运动范围缩小，软腭上抬不稳定导致间歇性腭咽腔关闭不全，构音转换时间长，下唇后缩。由于正确的构音运动完成困难，患儿的言语可理解性差，流畅度、清晰度下降，重者丧失言语能力。

（一）听觉问题

有 20%～30% 的脑性瘫痪儿童常伴随不同程度的听力损失。不随意运动型脑性瘫痪的儿童因其本身发病机制原因，发生听力损失的概率会增加，他们听力损失型态通常是属于感觉神经型。

（二）语言发展迟缓

在发育过程中的儿童语言发育没有达到与其年龄相应的水平，但不包括由听力障

碍而引起的语言发育迟缓及构音障碍等其他语言障碍类型。呈现语言发育迟缓的儿童多数具有精神及对周围人反应的发育延迟或异常。

整体而言,常见的现象有:①语汇量不多,尤其是形容词、副词、连接词等抽象语汇更为缺乏;②语句很短、文法结构不完整;③口语含糊不清、言语清晰度差;④语言理解不佳、复杂句理解困难;⑤沟通情境判断能力差,无法对情境或谈话主题作出适当的回应和表达。有些脑性瘫痪较严重的儿童对语言理解力很差,甚至听不懂日常简单的指令,也无法根据别人要求作出适当的反应。再加上肢体障碍与动作不协调的问题,也大大限制了他们探索环境的机会与经验。这些对于认知和语言的发展都会带来非常不利的影响。

(三)构音问题

言语产生有赖于呼吸系统、喉、咽、口腔的协调运动,构音障碍主要是由于神经组织病变之后,引起发音相关的肌肉群运动不相互协调以及肌肉麻痹、运动迟缓,使脑瘫儿童出现气息失控、反常的呼吸运动、舌肌僵硬、舌肌上抬、舌肌伸缩等运动障碍,这些异常都可使言语清晰度以及流畅程度受影响;与此同时,脑瘫儿童口腔的口唇反射、觅食反射、伸舌反射、吸吮反射等反射并没有随着儿童的生长发育而消失,仍持续存在,从而抑制了患儿声音语言系统的发育,导致脑瘫儿童发音低哑、含糊、音质异常甚至不能发音等异常情况。例如,痉挛型脑性瘫痪的儿童,因肌肉张力过高,出现发声费力、言调高、音质紧而粗哑;不随意运动型脑性瘫痪的儿童说话时,则出现下气不接上气、怪腔怪调或声音颤抖,有时会因横膈膜不自主痉挛而出现发音强弱急剧变化。

(四)节律问题

由于运动障碍,很多患儿的语言表达缺乏抑扬顿挫及重音变化而表现出音调单一、音量单一以及节律的异常,因为呼吸、发声和构音的肌肉动作协调差,说话时出现短而急促的吸气动作及呼吸量不足,而造成口语表达的语句较短、说话时费力,音拖长,不自然的中断、停顿,音量、音调急剧变化。

(五)语言失用症

有些儿童的语言理解能力尚可,但在执行有目的的言语活动时,就有显著的困难并且极不流畅,尤其发音错误的现象相当明显。

(六)沟通问题

脑瘫儿童因为肌肉张力异常、异常反射,说话时脸部可能会出现痉挛、木讷或表情过多过少的变化,也无法配合情境或谈话内容做出适当的表情和肢体动作。同时,其运动障碍也会影响言语运动以及言语和沟通的进行,损伤程度与躯体运动障碍程度呈正相关。由于照顾者过度保护,他们丧失许多与他人互动和学习的机会,容易变得内向、恐惧或自卑,因此会影响其语言、沟通能力及情绪的发展。

三、脑瘫儿童的语言能力、言语及沟通能力评估

(一)语言能力评估

治疗师可采用与家长进行交谈、运用语言发展筛检量表及在真实情境中观察和测试儿童语言和沟通的表现,评估其语言能力。

常用的语言筛查和诊断量表有:《丹佛发育筛查测验第2版》(DDST-Ⅱ)(≤6岁)、0~6岁发育筛查测验(DST)(≤6岁)、儿童发育筛查父母问卷(CDSQ)(≤6岁)、年龄和发育进程问卷(ASQ)(1~66月龄)、早期语言发育里程碑(ELMS)(≤36月龄)、1~3岁小儿语言发育迟缓筛查量表(1~3岁)。

常用的语言诊断量表有:学前儿童语言障碍评定量表(3~5岁)、学前儿童语言量表第4版(0~6岁)、语言发育迟缓检查法(S-S)(1.0~6.5岁)、汉语沟通发展量表(CCDI)(8~30个月)、贝利婴儿发展量表(0~42个月)、0~3岁婴幼儿发育量表(CDCC)(0~3岁)、格赛尔发育诊断量表(0~6岁)、0~6岁儿童神经心理发育量表(0~6岁)、韦氏幼儿智力测验中国修订版(4~6岁)、麦卡锡幼儿智力量表(2.5~8.5岁)。

(二)言语评估

脑瘫儿童的言语功能障碍同样受身体功能和结构、活动和参与、环境等多因素影响,如神经肌肉骨骼和运动相关的功能异常导致喉部肌力减弱或肌张力异常、构音器官周围肌肉肌力减弱、控制能力和稳定性异常、运动范围受限或运动不协调,导致发声和构音等言语问题,影响儿童与他人的沟通与交流。口语表达最终的目标,就是要进行令人理解、有效且有意义的沟通。

1.呼吸功能评估

此评估包括呼吸的速率、深度及自主控制的能力等方面。呼吸评估首先观察呼吸形态,是采用哪一种呼吸方式,有没有出现反向呼吸的情形。观察儿童休息时呼吸形态、说话时呼吸控制的情形。

2.口腔构造和功能评估

脑瘫儿童除了动作障碍之外,口腔肌肉和动作在构造与功能上也常出现许多问题。首先要观察口腔构造,包括嘴唇、舌头、牙齿、软硬腭及鼻有无构造方面的异常,接着评估口腔动作正确性和灵活度,包括下列三项:①双唇动作,张口、闭口、双唇紧闭、圆唇和展唇等动作。②舌头动作,外伸、舔上下唇、前后移动、左右移动。③下颌动作,咀嚼、下颌旋转、上下咬合关节。

3.发声及嗓音评估

客观评估可采用仪器如内视镜、喉频闪摄影、声学仪器等。

主观的评估内容包含:①听知觉评估,让患儿发持续性元音(如 a、i、u 等)、发声、复诵词汇及自然的对话,了解患儿发声和日常说话的嗓音表现,检查声音有无气息声、嘶哑声、硬起声等情形。②音量,检查声音大小是否适当。③音调,观察患儿说话时的语调会不会单调、太低、过高或是出现忽高忽低。④共鸣,检查患儿说话时是否出现鼻音过重、鼻音不足或是鼻腔漏气的情形。⑤吸气的储备量,在发声方面,语言治疗师可以让患儿深吸一口气后发音或数数,借此来评估其能持续说话的声音,如果患儿可以数到三,表示其至少有能力一口气说出三个字左右。⑥呼吸控制调节能力,让患儿用不同大小音量说"阿、阿、阿"(或数数),借此评估其呼吸作用是否可自我调整音量大小。⑦最长发声时间,一般大于 4 岁的儿童最少应维持 5 s。⑧口腔动作协调性和灵活度,连续交替发出 i、u 元音的轮替动作,连续发"啦-啦-啦""它-它-它"的动作,以及"啪/它/啪"的轮替动作,观察发音时舌头放置是否正确和动作灵活性,以及说话时嘴巴下颌张开幅度会不会太小。发声及嗓音的评估也可和下一项的构音评估一起执行。

4.构音评估

(1)单音评估。朗读或复诵单音,例如,b、p、f、d、a、o、ei、ou。

(2)利用图卡的词汇评估。准备一些日常生活中常常看得见或熟悉的物品图片,内容需要包括所有韵母与声母的语音。请儿童说出图卡物品的名称,然后进行语音分析。

(3)短句评估。准备一些日常生活常见的活动或简单情境的图卡,如上厕所、在麦当劳吃汉堡、下雨天拿雨伞等,请儿童说出或仿说情境图卡的内容,或者复诵一些短句及简单短文。

(4)自然情境对话。先询问家长或主要照顾者有关儿童日常的兴趣或常做的活动,了解其日常说话习惯,选择适当的话题,利用身边事物引导自然的对话,注意听其构音、语音清晰度,另外,也可观察亲子间的互动和对话情形。

(5)语音听辨评估。评估是否能辨别正确音与错误音。此外,言语的流畅和节奏功能同样是影响脑瘫言语损伤程度的主要因素之一,有必要增加韵律功能评估,包括言语流利性、发音时间、停顿、语速、语调控制等。

脑瘫患儿构音障碍的评价方法包括最大发音持续时间(MSP)、基础频率范围(FFR)、最快重复速度(MRR)和言语可理解性评估。

(三)非口语沟通能力及沟通辅具评估

口语表达只是沟通能力的一部分,大多数的重度以及所有极重度的脑瘫儿童不是语音清晰度太差,就是没有口语能力,因此脑瘫儿童非口语的沟通能力和沟通辅具评估,是非常重要的一部分。

由于沟通技能受到环境的强烈影响,因此有效的评估应该在实际的生活情境中进行,并且要跟主要照顾者进行访谈,借此分析儿童目前沟通的形式和沟通能力。在评估和观察过程中,一旦某行为被认定具有沟通意图,治疗师就可以教导儿童运用该行为去表达特定的意图,这对未来要决定的介入方向是非常重要的。

国内目前针对脑瘫儿童言语功能评估的方法包括儿童综合检查-评估系统、中国康复研究中心汉语构音障碍检查、汉语语音清晰度测试字表以及 Viking 言语量表(VSS)。内容分析发现,4 种评估方法均不同程度涉及构音功能,对发声功能和言语的流畅和节奏功能的内容并未全部涉及。

四、脑瘫儿童言语障碍的治疗

脑瘫儿童因大脑损伤所导致感官知觉异常,会使脑瘫儿童的语言能力受到很大影响。而语言、言语及沟通障碍的问题,往往又导致他们在学习及人际互动方面出现很大阻碍,以至于儿童的认知学习、情绪及职业等发展都被波及。因此,语言沟通的康复训练对脑瘫儿童教育而言,是非常重要的一环。脑瘫治疗传统以生物医学方法为基础,强调修复损伤。世界卫生组织国际健康分类家族(WHO-FIC)体系下发布《国际功能、残疾和健康分类》(ICF)强调康复是基于功能、残疾和健康的一系列策略,强调功能的生物-心理-社会性质,从而使残疾、疾病、亚健康人群等恢复相对最佳状态。

脑瘫儿童的语言、言语和沟通训练至少必须包含身体动作姿势控制、口腔动作技巧、呼吸发声机能训练、言语能力训练、沟通能力训练及沟通辅具介入等层面。有关脑瘫儿童的语言治疗,在第四章第三节有详细论述。

(武志华)

第三节　营养不良

虽然肢体障碍儿童的核心问题为运动障碍,但其非运动症状也很常见,其营养不良风险较正常同龄儿童高,随着肢体障碍严重程度增加,营养不良风险会相应升高。部分肢体障碍儿童合并吞咽障碍,主要与口面部神经肌肉运动功能障碍有关,患儿难以进行吞咽的口腔准备阶段、口腔阶段和咽部阶段,表现为对液体或固体食物的吞咽发生困难或吞咽时出现呛咳、噎食。吞咽障碍会直接影响食物摄入而导致营养不良。吞咽障碍越严重,越会导致营养不良。近些年国内外对肢体障碍儿童的营养问题越来越重视,部分疾病患儿营养支持专家共识或建议已经出台。肢体障碍儿童面临儿童营养缺乏和营养过剩的双重负担,本文将重点介绍营养缺乏的评估与治疗。

一、营养风险筛查和评定

营养风险筛查和营养评定是临床营养干预的重要依据。所谓营养风险筛查,是指判断个体是否已有营养不良或营养不良的风险,以决定是否需要进行详细的营养评定的一种方法。营养评定是指临床营养专业人员通过人体组成分析、人体测量、生化检查、临床检查及综合营养评定方法等手段,对患儿营养代谢和机体功能等进行检查和评定,以确定营养不良类型及程度。肢体障碍儿童生长发育不同于正常发育儿童,营养筛查和营养评定尤为重要,在营养支持中都是必须进行的内容。

（一）营养风险筛查

目前儿科有多种营养风险筛查工具,如儿科营养风险评分工具（PNRS）、儿科 Yorkhill 营养不良评分工具（PYMS）、营养状况和生长发育风险筛查工具（STRONGkids）以及儿科营养不良筛查工具（STAMP）等。对儿童营养筛查工具尚无国际公认的统一标准。比较简便、常用的筛查工具是 STRONGkids 和 STAMP。笔者建议每个肢体障碍儿童都进行营养风险筛查,继而对有营养风险的患儿进行营养评定,并在 2 周后复评,使患有营养不良的患儿及时接受合适的营养干预。

（二）营养评定

评价儿童营养状况包括"A"人体测量,"B"实验室或生化检查,"C"临床表现,"D"膳食分析,可概括为"ABCD"。包括病史分析和膳食调查、体格测量、实验室检查和综合评定。

1.人体测量（"A"）

人体测量主要测量指标有身高、体重、肱三头肌皮褶厚度（TSF）、肩胛下皮褶厚度（SST）、上臂中围等。其中身高、体重是体格测量中较基础的内容,任何情况下这两项数据均应有记录。体格测量的评定方法应用较广的是 Z 评分法和生长曲线法,但由于肢体障碍儿童生长发育的特殊性,体格测量较正常发育儿童困难。在测量过程中,偏瘫患儿应测量健侧或双侧瘫痪中受累较轻的一侧。

（1）体重测量:婴幼儿需称量裸重,年长儿可以穿着单薄外衣,无法站立者,建议应用轮椅秤称量体重。<2 岁的婴儿,体重需精确至 0.01 kg;≥2 岁者,可精确至 0.1 kg。

（2）身高测量:2 岁以下和不能站立的儿童应测量卧位身长。如因合并关节挛缩、脊柱侧弯、无法站立而无法直接测量身高,可以用分段测量法估算身高。

（3）通过皮褶厚度测定可推算体脂总量,主要指标包括 TSF、SST 和髋部与腹部皮褶厚度等。上臂中围为上臂中点周径,可间接反映机体蛋白质状况。

2.实验室检查（"B"）

神经损伤所致的肢体障碍儿童应进行铁、25-羟基维生素 D、钙、磷、维生素 B_{12}、叶酸等营养素的检测。仅检查白蛋白、前白蛋白和视黄醇结合蛋白 3 项易导致对患儿营养不良发生片面的判断,故不推荐常规检查。

3.临床表现("C")

营养素缺乏依儿童病理生理的改变分为Ⅰ类营养素(功能性、预防性营养素)缺乏和Ⅱ类营养素(生长营养素)缺乏。因此,不同类型营养素缺乏的临床表现不同,如Ⅰ类营养素缺乏时儿童生长正常,营养素的组织浓度下降,有相应的营养素缺乏的特殊临床症状;而Ⅱ类营养素缺乏时则营养素的组织浓度正常,儿童除生长显著下降外无特殊临床表现。此外,营养不良时有些营养素缺乏可有相似的临床症状、体征,如贫血可见于铁缺乏、锌缺乏、叶酸缺乏,舌炎可见于铁缺乏、叶酸缺乏,免疫反应减退可见于铁缺乏、锌缺乏、维生素A缺乏。因此,需要熟悉常见的营养素缺乏临床症状、体征,结合膳食分析、实验室检查资料综合分析。

4.病史分析和膳食调查("D")

临床病史及喂养史是进行营养支持的基础。营养评估前,应详细询问并记录临床病史及喂养史。临床病史重点需关注以下几点:①建议对所有肢体障碍儿童进行运动功能评价;②呼吸道和消化道并发症,如误吸、呕吐、便秘、腹泻等;③正在服用的可能影响胃肠道功能的药物,如抗癫痫药物等;④反映营养状态的临床表现,如皮肤质地变差、毛发稀疏、指(趾)甲薄脆等。

喂养方面需重点关注肢体障碍儿童营养不良的"危险信号":每次进食平均时间超过30 min;本人或照看者对进食或喂食感觉有压力;在连续3个月内体重没有增长或有降低;进食过程中出现咳嗽、呛咳。膳食调查是营养评定的基本组成部分之一。通过膳食摄入(喂养)量和种类的详细询问和记录调查患儿每日每餐所有食物的实际消耗量,再经食物成分表或营养软件计算和分析,将结果与相应性别及年龄组的每日膳食能量和膳食营养素参考摄入量(DRI)进行比较,得到的结果较为准确,具有临床参考价值。针对住院患儿的膳食调查通常采用回顾记录法和称重法两种,可根据调查目的和实际条件选择单一或混合的方法,每次调查时间24～72 h。

5.营养不良的评定

通常应用如下指标识别肢体障碍儿童的营养不良:①年龄的体重Z评分(WAZ)<−2;②TSF小于标准曲线的第10百分位;③体重下降或生长迟缓。低体重的定义是体重低于参照人群的体重中位数减去2SD或Z值<−2,生长迟缓则是身长(高)低于参照人群的身高中位数减去2SD或Z值<−2,消瘦是体重/身高低于参照人群的体重/身高中位数减去2SD或Z值<−2。儿童营养不良状况的严重程度则以中位数减去nSD表示:"中度"为≤−3SD～−2SD,"重度"为<−3SD。低体重儿童多同时存在生长迟缓,即体重/身长(高)可能近于正常范围,无消瘦,即相对身长而言,低体重的儿童可有生长迟缓或正常,甚至消瘦几种情况。在营养支持期间可应用体重、生长曲线和脂肪含量来监测患儿营养状况。

二、营养干预

(一)营养干预指征及干预目标

每个肢体障碍儿童的疾病情况及营养不良情况不同,应针对不同的患儿制订个性化的营养干预方案。结合北美儿科胃肠病、肝病及营养学会(NASPGHAN)2006年对神经发育障碍性疾病患儿的营养干预指南,建议营养干预指征如下:①经口喂养困难;②消瘦;③生长迟缓;④1种及以上营养素缺乏。

营养干预的目标是:①安全、愉悦的营养摄入达到能量和营养摄入要求;②蛋白质和微量元素、维生素D摄入达到年龄推荐量;③TSF达到10%～25%的百分位;④体重在同类型患儿特殊生长曲线的第20百分位以上。

(二)营养需要量

1.能量摄入量

有研究显示,能够步行的肢体障碍儿童静息能量消耗(REE)和正常发育儿童无明显差异,但其在同等活动量下能量消耗大于正常发育儿童。痉挛对患儿能量消耗约占10%,而营养干预期间营养状况恢复会提高能量消耗。不能行走的患儿其能量消耗是同年龄患儿的60%～70%。欧洲儿科胃肠病学、肝病学和营养学会(ESPGHAN)建议对神经损伤患儿进行个体化营养需求评估,并推荐神经损伤患儿使用正常发育儿童饮食摄入推荐标准。临床中应对每个患儿进行个性化的营养评估以明确需要量。能独立行走患儿建议应用正常健康同龄儿童推荐的能量摄入量,具体参见《中国居民膳食营养素参考摄入量(2023版)》。在营养干预过程中需注意营养状况恢复期间、痉挛、康复训练对营养消耗的影响。

2.蛋白质摄入量

肢体障碍儿童的蛋白质摄入需求和健康儿童没有明显区别,推荐脑瘫儿童蛋白质摄入量可参考健康儿童推荐标准,具体参见《中国居民膳食营养素参考摄入量(2023版)》。但不能行走的患儿蛋白质往往摄入较少,当患儿合并有压疮时,需要增加蛋白质摄入量。在严重营养不良患儿中,蛋白质摄入量可增加到2.0～2.4 g/(kg·d),并且能量摄入增加20%以确保"追赶性"生长。

3.维生素D和微量元素摄入量

肢体障碍儿童负重能力较差,易导致骨质流失,进而骨质疏松,建议常规测查血25-羟基维生素D及血磷水平,必要时补充维生素D、钙剂及双膦酸盐。合并癫痫的患儿因为服用抗癫痫药物会加重维生素D缺乏,必要时维生素D的摄入量可增加至每日800～1000 U。同时评估钙的摄入是否满足适龄的推荐量,若不能满足,可根据患儿情况,每天额外补充钙剂400～1000 mg。但为预防补充高剂量维生素D和钙导致高尿钙症风险增加,建议补充 3～6 个月后检测尿钙。营养恢复期间注意磷的缺乏,在营养逐渐恢复期间磷摄入量可以高于推荐摄入量。

(三)经口营养干预

如果患儿无经口喂养障碍或经口喂养风险低,首选经口营养干预。经口喂养应以提高能量及营养摄入为主,并改善生理性消化功能。经口营养干预计划应在语言治疗师的协助下执行。最常用的干预方案是体位管理,在进食期间进行体位固定,以确保进食期间头部固定在舒适位置,但是尚缺少相关的随机对照研究。其他的干预包括改变流质或固态食物的质地和味道、喂养技巧(进食的节奏和勺子的放置方法)等方案。经口喂养的最终目的是保证营养摄入充足、饮食安全、舒适。应根据脑瘫儿童严重程度、误吸风险及年龄选择不同成分食物或调整饮食质地。为确保营养及能量摄入,可选择特殊医学用途配方食品作为口服营养补充,例如高能量配方(如 4185.9 kJ/L),或增加高能量食物成分,如健康的脂肪——不饱和脂肪酸、坚果或坚果酱等。

(四)管饲喂养

肢体障碍儿童进行管饲营养支持指征:①经口喂养摄入量不足;②总喂食时间＞4 h/d;③消瘦及生长迟缓;④经口喂养呛咳、误吸风险高,对患儿及家属造成巨大负担。在合并严重吞咽障碍或误吸风险情况下,建议引入管饲喂养。管饲喂养途径根据管头端位置不同可分为胃内置管和肠内置管。胃内置管包括鼻胃管、经皮内镜下胃造口术(PEG)等。鼻胃管适用于胃排空正常、无误吸风险、短期应用的患儿(≤4 周),PEG 可用于胃排空正常、无误吸风险、长期应用的患儿(＞4 周)。对于存在误吸风险患儿,建议进行鼻空肠管、经皮内镜下空肠造口术(PEJ)以及胃空肠造瘘。PEG 能明显改善喂养困难的脑瘫儿童营养状况,国外开展较普遍,国内开展较少,是国内喂养困难儿童营养干预发展趋势。管饲喂养常用的方法有推注法、间歇输注法、持续输注法。应根据患儿的胃肠道耐受性和喂养管末端的位置来选择相应的喂养方式。推注法通常适合于较成熟、胃肠道耐受性好的患儿,不建议用于幽门后管饲喂养。间歇输注法适合胃食管反流、胃排空延迟和有吸入风险的患儿。持续输注法则用于上述两种管饲方法不能耐受者。如果出现呕吐、腹胀、腹泻等症状,或胃潴留量大于每小时滴注量的 2 倍时,应当减缓滴注速度或喂养量的增加速度。

(五)肠内营养配方

根据 ESPGHAN 对神经损伤患儿肠内营养配方意见和中国脑瘫儿童营养支持专家共识,肢体障碍儿童肠内营养配方选择推荐如下方案:0～1 岁选择母乳(首选)或普通婴儿配方,＞1 岁选择儿童标准全营养配方;能量摄入需求大或不能耐受大容量喂养者,选择高能量密度配方(4185.9～6279.0 kJ/L)(浓缩);存在牛奶蛋白过敏者,选择特殊医学用途婴儿配方食品中的深度水解配方或氨基酸配方。

三、营养相关的其他问题

肢体障碍儿童常见的其他营养问题包括胃食管反流病、便秘等。胃食管反流对于儿童康复科管理较为困难，其诊断、治疗、干预是一个复杂的临床过程，必要时需到消化科进行临床干预。患儿纤维素的摄入量建议应用正常儿童推荐量：年龄＋5 g/d(>2 岁儿童)。对于合并便秘的患儿，提高纤维素摄入量至 17～21 g/d 可以缓解便秘和减少导泻药的应用。增加膳食纤维摄入来治疗和预防便秘，需注意增加膳食纤维可能会造成腹胀。对于严重便秘可口服渗透性导泻药[乳果糖 1～2 mL/(kg·d)]，必要时可在消化科医师指导下进行治疗。肢体障碍儿童的营养管理十分重要，营养干预能明显增加患儿体重、提高生活质量，缩短住院时间等。其管理是一个长期复杂的过程，需要专业的康复医师、营养师、康复治疗师、康复护士及照看者共同参与。

（肖凤鸣　孟祥超）

第四节　儿童骨质疏松症

儿童骨质疏松症是一种多因素致病的骨骼疾病，原发性骨质疏松症较少见。随着治疗技术及慢性疾病存活率的提高，继发性骨质疏松症已成为危害肢体障碍儿童健康的严重骨病。由于儿童骨质疏松症的早期临床表现不具特异性，隐匿于基础疾病之中，易被忽略，从而导致临床漏诊。

在生长发育期获得的骨量，对个体终身的骨骼健康都非常重要，任何原因所导致的在该阶段骨量的累积不足，均可引起早发的骨量下降及骨质疏松症。骨质疏松症是一种多因素致病的代谢性骨病，其特征是骨矿物质密度(BMD)和骨强度明显下降，导致生长落后、乏力、骨痛、脆弱性骨折及骨畸形等临床表现。由于儿童是处于生长中的群体，早期的临床表现不具特异性，目前对儿童骨质疏松症的发病机制、诊断标准及评价方法、预防及治疗方案等的认识还不是很成熟。

一、儿童骨质疏松症病因及发病机制

儿童骨质疏松症主要分为原发性及继发性，二者均是通过抑制骨形成、促进骨吸收的机制而致病。

(一)儿童原发性骨质疏松症

儿童原发性骨质疏松症相对少见，为遗传性疾病，由基因突变所致，其确切的致病机制不完全清楚。该类型骨质疏松症发病早，临床表现轻重不一，通常伴有生长发育迟

滞和骨骼畸形。成骨不全是一组罕见遗传性骨病,以低骨量和骨脆性增加为特征,伴有不同程度的骨折、慢性骨痛、蓝巩膜、牙本质发育不良、韧带松弛和听力障碍等临床表现。纤维性结构不良是一种少见骨骼疾病,其特点为纤维结构替代了正常骨组织。特发性青少年骨质疏松症是原发性骨质疏松症的罕见类型,需要排除性诊断。

(二)儿童继发性骨质疏松症

儿童继发性骨质疏松症是指继发于原发疾病及相关治疗等多种因素的骨质疏松症。儿童期继发性骨质疏松症比较常见的致病因素有营养性、失用性、激素相关性及药物性。

1.营养性骨质疏松症

骨骼生长需要充足的能量和矿物质,当营养物质不足时,机体不能进行正常的骨矿化,导致骨密度下降。蛋白质缺乏引起胰岛素样生长因子 I(IGF-I)生成不足,使肠道钙磷吸收减少,骨钙化不足。机体缺钙可引起继发性甲状旁腺功能亢进,从而动员骨钙溶解,导致骨量丢失。维生素 D 缺乏主要通过继发甲状旁腺功能亢进和 IGF-I 分泌减少机制致骨质疏松症。甲状旁腺激素的过多分泌不仅动员骨钙释出,同时还抑制肾小管磷重吸收,激发机体严重钙、磷代谢失调。IGF-I 的生成减少可抑制钙离子进入骨骼矿化。另外,维生素 K 缺乏可影响骨钙素的羧化,导致骨量丢失加速。在机体发育时期,骨密度与体重呈正相关,营养不良及低体重可导致骨量降低。

2.失用性骨质疏松症

机械负重和肌肉收缩对骨量维持具有重要作用。机械负重可提高肌肉强度、增加骨转换率、刺激成骨细胞活性、增加骨重建和骨量累积。因机体长期制动,瘫痪儿童骨骼负重缺乏和肌肉收缩减少,机体出现骨量丢失。此外,神经的营养作用缺失、内分泌紊乱也促使了失用性骨质疏松症的发生。有研究显示,骨吸收标志物在瘫痪后第 1 周开始升高,3～6 个月达到高峰,12 个月后骨量丢失维持于稳定状态。若尽早进行康复锻炼及药物干预,失用性骨量丢失可得到恢复。

3.激素相关性骨质疏松症

骨骼矿化受机体多种激素的调节,机体内激素波动时可导致骨量的损害。性腺功能低下患儿,体内雌、雄激素分泌不足,致使骨吸收增加、钙磷吸收及在骨骼的沉积不足以及骨基质形成不足,导致低骨密度及骨质疏松症的发生。甲状腺激素对维持机体骨密度及骨矿化过程具有十分重要的作用。然而,当甲状腺激素分泌过多时,机体骨转换和骨吸收明显加快。甲状腺功能亢进患儿体内存在过量的甲状腺激素,通过诱导机体分泌细胞因子促进破骨细胞的形成并增加破骨细胞的活性,干扰维生素 D 的合成及加快肠蠕动,造成肠道钙磷吸收障碍及促使蛋白质分解引起骨基质合成受限,最终导致骨量丢失甚至发生骨质疏松症。

4.药物性骨质疏松症

糖皮质激素是治疗呼吸、肾脏免疫、血液、神经等系统疾病常用药物,其诱导的骨质疏松症是最常见的继发性骨质疏松症。发病机制十分复杂,主要包括以下几个方面。

①糖皮质激素通过抑制 Wnt/β-catenin 信号通路抑制间充质干细胞向成骨细胞分化,促进成骨细胞和骨细胞的凋亡及抑制成骨细胞功能,减少骨的形成。②糖皮质激素通过激活 OPG/RANKL/RANK 信号通路促进破骨细胞生成和减少破骨细胞凋亡引起骨吸收增加。③糖皮质激素干扰骨代谢的调节信号通路,通过抑制 I 型胶原蛋白和骨钙素的转录影响骨骼的矿化。此外,糖皮质激素通过减少肠钙吸收和增加肾小管钙排泄影响钙的代谢过程。另有研究报道,糖皮质激素通过影响性激素及神经肌肉的功能引起骨质丢失。糖皮质激素主要累及松质骨,因而治疗过程中以发生椎体压缩性骨折最常见。骨量丢失的严重程度与糖皮质激素使用的剂量及疗程相关。儿童自身免疫性疾病接受糖皮质激素治疗 1 年后,椎体骨折的发生率约为 6%。当患儿 1 年内接受 4 个疗程以上的糖皮质激素治疗后,相对骨折风险增加约 30%,甚至高达两倍。当口服糖皮质激素的疗程在 3 个月以上或泼尼松等效剂量超过 5.0~7.5 mg/d 时,脆性骨折的风险增加。同时,不同糖皮质激素类型对骨损害严重程度不同,长效较中短效糖皮质激素更易发生骨折及骨坏死。

二、临床表现

疼痛、脊柱变形和发生脆性骨折是骨质疏松症最典型的临床表现,肢体障碍儿童骨质疏松的临床表现与原发性骨质疏松症的表现类似。骨质疏松早期常无明显的症状,往往在骨折发生后经 X 线或骨密度检查时才发现已有骨质疏松。

(一)疼痛

患儿可有腰背疼痛或周身骨骼疼痛,负荷增加时疼痛加重或活动受限,严重时翻身、起坐及行走有困难。这类疼痛往往与肢体障碍儿童神经病理性疼痛相混淆,需要注意鉴别。

(二)脊柱变形

骨质疏松严重者可有身高缩短和驼背、脊柱畸形和伸展受限。胸椎压缩性骨折会导致胸廓畸形,影响心肺功能;腰椎骨折可能会改变腹部解剖结构,导致便秘、腹痛、腹胀、食欲减低和过早饱胀感等。除以上原因之外,患儿在进行康复训练过程中,也可能因为躯干肌肉力量不均衡及躯干活动代偿下肢活动,造成脊柱变形。

(三)骨折

脆性骨折是指低能量或非暴力骨折,如从站高或小于站高跌倒或因其他日常活动而发生的骨折为脆性骨折。发生脆性骨折的常见部位为胸椎、腰椎、髋部、桡尺骨远端和肱骨近端,其他部位也可发生骨折。发生过一次脆性骨折后,再次发生骨折的风险明显增加。获得性损伤患儿早期即可出现骨量丢失明显，骨微观结构显著退变，骨折风险性增加，低能量骨折特别是下肢骨折在脊髓损伤患儿中常见。

三、儿童骨质疏松症诊断标准

由于儿童的骨骼处于生长变化时期，尚未达到人生中的峰值骨量，因此，儿童骨质疏松症的准确定义及其诊断标准一直在探索中。2007 年国际临床骨测量学会（ISCD）首次儿科发展共识会议明确了儿童骨质疏松症的定义，指出儿童骨质疏松症的诊断必须同时存在临床骨折史和低骨矿物含量（BMC）或低 BMD，重点强调不能单独依据 BMD 检测来诊断。根据该指南，骨质疏松症的低 BMC 或低 BMD 是指经年龄、性别和身材校正后的 BMC 或面积 BMD 的 Z 值≤ -2.0；临床骨折史包括 1 处下肢长骨骨折，或 1 处腰椎压缩性骨折，或 2 处上肢长骨骨折。2013 年 ISCD 第二次儿科发展共识会议对儿童骨质疏松症诊断标准进行了修订。强调在无局部疾病或高能量创伤时，发现 1 个或多个椎体压缩性骨折即可诊断为骨质疏松症。此外，若无椎体压缩性骨折，骨质疏松症的诊断需具备临床显著骨折史和 BMD 的 Z 值< -2.0，临床显著骨折史包括 10 岁内各年龄有 2 处及以上的长骨骨折，或到 19 岁期间的任何年龄有 3 处及以上的长骨骨折。在 2007 年 ISCD 儿科发展共识会议上，明确了 DXA 为儿童骨密度测定及评价的最优方法。DXA 是一种检测不同能量的光子通过软组织和骨骼时衰减量的影像学方法，反映了所测区域内 BMC 和面积骨密度（aBMD），具有低辐射剂量、高精确度及可重复性等优点。DXA 是各年龄阶段儿童最常用的 BMD 检测技术，也是国际上唯一认可的 BMD 检测方法。

四、儿童骨质疏松症治疗与预防

（一）基础干预措施

1.调整生活方式

调整生活方式是骨质疏松治疗和预防中不可或缺的一环，也是最基础最重要的一环。常见的措施包括：①富含钙、低盐和适量蛋白质的均衡膳食；②适当户外活动和日照；③慎用影响骨代谢的药物；④采取防止跌倒的各种措施，尤其是康复训练过程中；⑤加强自身和环境的保护措施，如进行家具改造以便于患儿完成日常生活活动等。

2.适当补充钙剂及维生素 D

（1）钙剂：钙剂是治疗骨质疏松症的理想药物。每日口服摄入的钙对于保持人体内环境稳定及促进骨重建和增长至关重要。0～1 岁婴儿每日从母乳中吸收的钙大约 225 mg，而我国的推荐摄入量是 400 mg/d；对 1～3 岁、>3～6 岁、>6～10 岁、>10～14 岁儿童每日推荐摄入量则分别为 600 mg/d、800 mg/d、800 mg/d、1000 mg/d；18 岁以后为 800 mg/d。

（2）维生素 D：维生素 D 可增加肠道钙的吸收及利用、促进肾脏钙的重吸收、动员骨钙储存及抑制甲状旁腺激素介导的骨吸收。预防和治疗骨质疏松症口服维生素 D 的剂量分别为 400～800 U/d 和 2000～4000 U/d。如不能口服维生素 D 或为重症骨质疏松症患儿，可肌注维生素 D 20000～30000 U 1 次，3 个月后，将维生素 D 剂量改为预防性治疗剂量。给予高剂量维生素 D 治疗的同时，应每天补充钙剂 800～1000 mg。

（二）运动干预

运动是儿童骨质疏松症预防及治疗的重要措施。儿童时期是骨骼发育的关键时期，在此时期进行适当的运动锻炼，不仅可以改善骨组织血液循环，增加钙磷沉积，促进骨塑建，还能增加骨骺软骨骨板生长所需的压力和张力的刺激作用，促进骨骺软骨骨板的增长，加速骨生长。治疗儿童骨质疏松症的最佳运动方式为负重运动，中等强度的运动对骨质疏松症的治疗效果最好。运动时间和频率并没有统一标准，一般以能够耐受、次日不感疲劳为度。以儿童耐受的运动方式、运动强度及运动时间和频率进行锻炼，才能改进低骨密度状态。

（三）药物治疗

对于重度骨质疏松症的儿童和青少年，单用钙剂和维生素 D 疗效有限，可用抗骨吸收药物治疗。二膦酸钠盐类是唯一被美国食品药品监督管理局推荐用于治疗儿童骨质疏松症的抗骨吸收药物。该类药物为焦膦酸盐类似物，对骨骼的羟基磷灰石晶体有很强的亲和力，结合到骨转换活跃的骨组织表面，抑制破骨细胞功能并诱导破骨细胞凋亡，抑制骨吸收，具有增加骨密度、减轻骨痛及降低骨折发生率的作用。该类药物有不含氨基（一代）和含氨基（新型）两种类型。含氨基类二膦酸钠盐是目前治疗儿童骨质疏松症的主要用药，推荐应用帕米膦酸二钠、唑来膦酸钠。已报道二膦酸钠盐对儿童、青少年的适应证包括成骨不全、多发性骨纤维发育不良等骨病、特发性青少年骨质疏松症，以及糖皮质激素诱导、神经肌肉麻痹等所致的严重骨质疏松症。国际骨病协会推荐用于治疗儿童成骨不全的静脉帕米膦酸二钠治疗方案：2 岁以内为每日 0.5 mg/kg，每间隔 6～8 周重复一次；2～5 岁为 0.75 mg/kg，每间隔 2～3 个月重复 1 次；5 岁以上为 1.0 mg/kg，每间隔 3～4 个月重复一次；每日最大剂量为 60 mg，每个疗程均连用 3 天，循环治疗 3 年。二膦酸钠盐引起的不良反应较少见，一般首剂后 12～24 h 内可发生急性期反应，表现为发热、烦躁、消化道症状、肌痛及骨痛，经对症处理后可缓解。下颌骨坏死这一严重不良反应在儿童、青少年人群中尚无报道。因二膦酸钠盐可长期存留在骨组织中，其远期不良反应仍须进一步观察。其他药物：性激素具有抑制骨吸收的作用，对于性腺机能低下的患儿，分别补充雌、雄激素可有效减少 BMD 的发生。

（四）预防

骨质疏松的预防比治疗更为现实和重要，因此，对于脊髓损伤患儿，均应注意阻止或延缓其骨质疏松的发生，这是一级预防；出现骨质疏松后要进行积极的治疗和干预，以避免发生骨折或再次骨折，这是二级预防。

（肖凤鸣　张华炜）

第九章　儿童肢体障碍家庭康复护理

第一节　家庭康复护理的基础

家庭康复护理可以促进和巩固肢体障碍儿童的康复效果,针对性的家庭护理可以明显改善儿童的运动功能,促进儿童的康复。

一、一般家庭护理

(一)感染预防

由于肢体障碍儿童身体姿势常处于异常模式,每日训练容易疲劳,能量消耗大,自我调节能力差,对环境的适应性较正常儿童差,极易发生各种感染。居室要经常通风,温度一般保持在 22～24 ℃,湿度保持在 50％～60％。加强营养,增加蛋白质的摄入,多食含维生素丰富的水果和蔬菜。根据天气变化为儿童及时增减衣物。勤洗手,减少病原传播和感染。

(二)睡眠护理

睡眠对于生命而言至关重要,睡眠能让人的体力和脑力得到恢复和补充。对于肢体障碍儿童来说,他们的肌肉常会处于紧张甚至是痉挛状态,不能拥有高质量的恢复性睡眠,在生理状态和肢体控制能力上所受到的影响比普通儿童更大。

1.卧室与寝具

儿童在一个温暖、舒适且通风良好的卧室中睡觉会更放松,睡眠质量也会更好。房间装饰尽可能让儿童感到平静,入睡前把灯光调暗,玩具收起,让儿童明白到睡觉时间了。

2.睡姿管理

肢体障碍儿童无法完全控制自己的身体来获得最舒适的睡眠姿势,会导致他们很容易醒来或者睡眠很浅。一般情况下,应鼓励儿童侧卧入睡,指导他们能够自行翻身并选择自认为最为合适的睡姿。对于障碍较重的儿童,家长可以通过枕头等辅助措施给予儿童的头部和躯干支撑,来帮助儿童维持舒适的姿势。

二、安全保护

(一)儿童安全意识的培养

家长要反复告知儿童生活周围存在的危险,让儿童清楚哪些地方不能去,哪些东西不能碰,哪些事情不能做,注意水电的安全使用,让儿童了解外出应注意的安全问题及最基本的交通规则。

(二)预防跌倒、坠床及跌落等意外伤害

家中的床上最好安装床栏,避免坠床。坐小推车、轮椅及矫姿椅时需有安全措施。家具不宜过多,外露部分尽量经过圆弧处理,或用护角、防撞条等加以保护,防止磕伤。给儿童训练时,要确保周围环境安全,无硬物,避免儿童由于姿势不稳定而撞伤。细小物品、利器、暖瓶、药品等应放置在儿童不能够到的地方,防止意外发生。对于平衡稳定性特别差的儿童,坐位、站立、行走时考虑佩戴头部保护帽,以防止头部损伤。儿童站立、行走时,应穿防滑、硬底的运动鞋,以防止摔倒或扭伤。

(三)惊厥的处理

部分肢体障碍儿童会存在惊厥发作,其发生意外伤害的风险高,需采取防范措施:预防感染,控制高热,避免疲劳,癫痫儿童按时服药等。当儿童发生惊厥时,立即让儿童平卧,头偏向一侧,解开衣领,松解衣服,清除口鼻腔分泌物、呕吐物等,使气道通畅。不可强力按压或牵拉儿童的肢体,以免发生骨折或脱臼。牙关紧闭时,不可用力撬开,以免牙齿脱落造成误吸。家长要守护在儿童身边,保护儿童头部及躯体,防止硬物或尖锐物体伤害。惊厥持续时间为数秒钟至数分钟,家长要保持镇静,观察儿童惊厥发作时的表现和持续时间,短时间内反复发作且儿童意识未恢复者应及时就医。

三、环境改造

家庭及社区的环境对肢体障碍的儿童生活非常重要,环境方便则可促进儿童的发育及参与社会活动;反之会制约发育,影响社会活动。家庭无障碍设施改造内容要制订个性化改造方案,因人而异、因地制宜。

(一)出入口改造

台阶改为带扶栏坡道或设置轮椅斜坡板,楼梯、过道加设扶手,地面平整无障碍等。

(二)户门改造

户门加宽便于轮椅通行;剔除门槛;加设扶手、门把手(按压式容易开,旋转式较

难)、低位窥视镜等；户内实现无障碍通行。

（三）起居室（厅）改造

入门加宽，加设扶手、低位电源开关、呼叫铃、床边助力扶手等。床的高度应利于儿童进行床与轮椅之间的转移。对于非轮椅使用的儿童，床的高度应该以儿童坐在床边时，髋、膝、踝关节保持约 90°，双足能平放在地面上为宜。

（四）卫生间改造

入门加宽；空闲面积最好足够轮椅在里面 360°旋转；墙边扶栏，洗脸台低位改造，较低的洗浴开关，根据家庭情况及儿童的手功能安装合适的水龙头；地面防滑改造，地漏排水通畅，不积水；蹲便器改坐便器，马桶前及旁边安装扶手、淋浴椅、紧急呼叫装置等。

四、爱与支持

肢体障碍儿童有着特殊的需求，特别需要社会、学校、家庭共同关爱和支持。重视儿童的心理活动，营造温暖、和谐的环境，这样才能使其得到全面康复，实现儿童独立生活、回归社会的康复目标。

（一）家庭环境

首先家长要调整好心态，以平常心面对现实，接纳患病儿童。一个和睦的家庭、父母的肯定和陪伴，能给孩子带来无限的力量和自信。在康复训练中，家长要经常与儿童讨论、共同设定合理目标，鼓励儿童参与、学习决策，在家长的影响下，孩子行为主动，敢于独立面对环境，有较强的处理问题的能力。但切忌过分溺爱，对孩子的保护、帮助太多，缺乏约束，疏忽了对儿童社会化的培养。

（二）社区与学校

发挥社区、学校全方位的力量，关爱肢体障碍儿童。鼓励儿童参加集体活动，调动其积极性，克服自卑、孤独心理。肢体障碍儿童与普通儿童有着同样的需求，到了一定年龄就应该学习相应的技能和知识。幼儿园和学校可以开拓儿童眼界，让儿童学会如何适应家庭成员以外的人，如何融入社会。幼儿园、学校应考虑到儿童在就座、移动、进食、如厕及沟通等方面的特殊需要，教师要注意正确引导，教育正常学生尊重和关心特殊同学，发扬学生间团结互助的精神。

第二节　家庭康复护理的原则

肢体障碍儿童与正常儿童一样经历生长发育的过程，在这个过程中需要来自家庭环境的各种刺激。康复的最终目标是使儿童回归社会,提高生活质量。家长要积极学习有关的康复知识,与医生、治疗师一起为儿童制订训练目标和计划,把康复训练渗透到生活中、游戏中,最大限度地发展儿童独立生活的能力。

在制订家庭康复方案时,需根据不同年龄段儿童运动障碍程度、活动受限情况遵循必要的原则。

一、早发现、早干预

家长首先要熟悉正常儿童的生长发育规律,早期发现儿童的运动障碍并及早进行康复,可以减少及避免继发障碍,减轻残疾。如错过早期康复时机,因继发性挛缩和变形等原因,可使异常姿势固定化,给康复治疗带来很大困难。

二、遵循生长发育规律

在为儿童制订家庭康复训练计划时,要遵循儿童生长发育的次序和规律,针对儿童所处的年龄阶段进行有重点的训练:婴儿期主要促进正常发育,抑制和纠正异常的运动模式;幼儿期儿童的运动障碍呈现多样性,要防治各种畸形,加强安全防护,同时要注重心理及社会功能发育在家庭康复中的作用和影响;随着年龄增长,儿童主动学习能力增强,可塑性很强,以非固定性支撑或辅助方法促进良好的运动模式和功能的建立十分必要,建立良好的生活习惯,锻炼生活自理能力,培养良好的品格。

三、与日常生活和游戏相结合

家庭康复要循序渐进、贯穿始终。日常生活直接影响儿童运动机能的进步,而游戏是儿童日常生活的主要成分,因此家庭康复必须与日常生活和游戏相结合,诱发儿童的主动活动和反应。这样不仅使孩子得到更多的康复训练机会,也可以学习如何生活自理。例如,在早上孩子洗漱时,拧毛巾、挤牙膏、握牙刷等,可以练习手部的功能,也可以练习手眼协调能力。

第三节 家庭康复护理的具体策略和方法

一、喂养

进食技能包括多个体系,部分肢体障碍儿童由于存在姿势异常和运动失调,可出现明显的喂养困难,导致儿童营养成分摄入不足,影响生长发育,且容易出现误吸,从而导致吸入性肺炎、窒息甚至危及生命。

(一)体位

进食体位因儿童年龄和障碍情况而异,在家庭中应选用既有代偿作用又安全的体位。在进食时直立和面对面的接触也将有助于增进家长与儿童的交流。

(1)婴儿进食理想的体位是家长能够注视儿童的脸,可扶着儿童靠着枕头,达到一种半直立位,面对着家长,或采取侧卧位。

(2)随着年龄增长,儿童头控和坐位技能有所发展,但肢体障碍儿童往往需要在进食时给予特别的支持。家长可以把孩子放在自己的大腿上让孩子获得较好的体位。随着孩子的发育和体重的增加,为了保持孩子髋关节屈曲(也是为了预防孩子身体向后倾倒),父母必须使一侧大腿高于另一侧,同样为了使孩子躯干保持好位置,需要父母用额外的手臂支持。

(3)当儿童达到坐位平衡时,可提供一张餐椅,但需要防止儿童从侧面摔倒。安全带可以帮助儿童保持髋部屈曲,从而为坐位提供了一个稳定的基础。餐桌注意高度合适,儿童躯干直立,双上肢自然放于桌面上。髋、膝、踝关节屈曲保持 90°全脚掌着地,头部保持中立位,偏瘫儿童背部靠枕,支撑保持躯干直立位。

(二)食物选择

食物的形态按照先易后难的原则来选择,也可以根据儿童进食技能的发展水平选择相应的食物。

(1)容易吞咽的食物特点是密度均匀、黏性适当、不易松散、通过咽和食管时易变形且很少在黏膜上残留。稠的食物比稀的安全,因为它能较好地增加触觉、压觉和刺激唾液分泌,使吞咽变得相对容易。增稠剂的使用可能有助于食团在流经儿童口腔时放慢速度,给儿童足够时间去完成一次安全的吞咽,避免发生呛咳。

(2)进食块状食物,儿童必须具备更加成熟的舌部运动能力,使食物在口腔中四处移动,让儿童能从进食软食过渡到硬食。开始时,可用一些咀嚼后会分解或溶化的食物引导儿童进入咀嚼阶段,比如溶豆。然后可以让儿童尝试进食柔软的食物,比如香蕉、煮熟的山药和胡萝卜条等。最后,让儿童尝试进食质地硬的食物,比如苹果、饼干等。通过这样的过程帮助儿童逐步学会更复杂的口腔运动技能。此外,家庭中还要兼顾儿童食物的色、香、味及温度等。

(三)食物在口中位置

家长可寻求专业治疗师的指导,进食时将食物放在儿童口腔最能感觉到食物的位置,如痉挛型偏瘫儿童食物放在健侧舌后部或健侧颊部。

(四)一口量及速度

调整进食的一口量和控制速度,即没有残留,没有漏出,没有呛咳、反复吞咽,一口可吞咽的量为合适的一口量。家长可根据儿童年龄先以少量试之(0.5～1 mL),然后酌情增加,如 2 mL、3 mL、5 mL……调整合适的进食速度,前一口吞咽完成后再进食下一口,避免两次食物重复入口的现象。

（五）自我进食

随着儿童不断长大,自我进食能力也随之增加,家长应积极鼓励儿童独立进食,并正确进行相应训练,为其入学接受教育提供必要条件。

（1）为避免儿童进食时的窒息和吸入性问题,应该保证儿童自我进食时有稳定的坐位姿势,确保有效进食。给予儿童充分的躯干支持以确保肩关节稳定和自主的头部控制。桌子的高度应使儿童的双肘刚好放在上面,能将勺送入口中,双足平放着地。

（2）可为儿童选择弯柄勺或使用万能袖带握勺,使用吸盘碗可避免因器皿滑动而造成的食物洒落。还可以用一些特殊的器皿,如将器皿一侧边缘加高,这样舀食物时就不容易洒落。

（3）五步持勺进食训练:第一步,让儿童正确选出所用的汤勺;第二步,以正确姿势握住汤勺;第三步,舀起食物;第四步,拿汤勺放到嘴边、入口;第五步,擦拭口面。采用任务递进式训练法进行练习,最终让儿童学会独立进食。

（六）培养良好的进食习惯

在家庭中,儿童应定时、定量进食,能在餐桌上则不要在床边进食。家长要帮助儿童养成不挑食、不偏食、不乱食零食的习惯,为儿童提供轻松、愉悦、良好的进食环境,使儿童专心进食,做到充分咀嚼。

二、姿势管理

（一）姿势保持的重要性

姿势保持是从事日常生活活动的基本条件,是特殊儿童康复治疗的基本组成部分,是通过将异常姿势最小化的同时实现功能最大化的技术。姿势控制是一切日常生活活动训练的前提。这些儿童因脑损伤或者发育缺陷,造成姿势反射障碍、运动发育异常、肌力和肌张力异常、感觉系统失调等,会出现不同特点的姿势异常,从而导致肌肉和骨骼肌发育异常,异常的姿势控制将会影响运动控制能力的建立。而充分的姿势控制是随意运动的基础,是日常生活活动能力的必备条件。肢体的随意运动是以近端稳定性为基础,运动的发育又遵循从上到下、由近及远的原则,所以只有躯干的稳定,才有可能保持下肢的协调运动和行走时的正常步态。因此,躯干姿势控制欠佳是影响肢体障碍儿童日常生活活动能力的主要原因之一。家长要充分认识到日常生活中姿势保持的重要性。

（二）卧位姿势

肢体障碍儿童在学会行走之前躺在床上的时间比较多,因此保持正确的卧位姿势至关重要。

1.侧卧位

侧卧位适合各种类型肢体障碍儿童,有利于降低肌张力,抑制不对称姿势;侧卧位时儿童两手容易伸向中线位,可在儿童床的两侧悬挂有声响的玩具,吸引儿童伸手抓玩,有利于伸展肘关节,促进上肢运动发育。

2.仰卧位

由于紧张性颈反射和迷路反射的影响,仰卧位可加重异常痉挛模式,应尽量缩短仰卧位的时间。仰卧位时头部稍转向一侧,肩关节置于外旋、外展位,两臂自然放于身体两侧,腘窝处可放一小枕,使膝关节略屈并向内,踝关节处于中立位,足尖向上。

3.俯卧位

适合训练头部控制能力,促进儿童抬头,同时可以促进髋关节和脊柱的伸展。让儿童俯卧,家长可以在儿童胸部下方垫小枕头或小卷筒,用手轻压住儿童的臀部,进行俯卧位伸展训练。

4.肌张力过高儿童的卧位姿势

肌张力过高儿童表现为头部后仰,躯干、四肢姿势不对称,可以使用悬吊床,减轻四肢过度伸展,保持头部在中线位置。对严重肌张力增高的儿童,可以使用支撑垫和滚筒,固定头部,弯曲髋部,保持骨盆在中立位。

（三）抱位姿势

1.肌张力增高儿童的正确抱姿

抱起前让孩子坐或卧于床上,双腿分开,家长一手托住儿童的臀部,另一手扶住儿童的肩背部,把孩子面对面抱起,放在胸腹前,孩子头部竖直,双臂环抱住家长颈部,双腿分开,骑跨在家长身体两侧,轻度屈曲外展,达到缓解内收肌痉挛的目的。

2.姿势不对称儿童的正确抱姿

此类儿童表现为不自主运动增多,肌张力动摇,姿势不对称,应以控制不自主动作,增强稳定性为主。儿童双手抱于胸前,保持正中位,髋、膝关节屈曲,并尽量接近胸部,家长抱起时儿童呈抱球姿势,头前屈,面部朝前,置于照护者的胸前或身体一侧。

3.屈曲模式占优势儿童的正确抱姿

儿童取俯卧位,家长在儿童背后一只手从一侧腋下伸至对侧上肢肘关节处,另一只手从儿童两腿之间向上固定腹部,将儿童抱起,使儿童背部贴于家长胸前,将身体处于伸展位,从而抑制屈曲模式。

（四）坐位姿势

坐位是向立位发育过程中的中间姿势,儿童不能坐就不可能站起来,独坐的完成标志着人最基本动作——坐位静态平衡、动态平衡的完成。

1.伸腿坐位

为了使儿童有较稳固的支持,家长可将儿童揽坐在自己的两腿之间,用胸部抵住儿童腰背部,使髋关节屈曲呈90°,家长双手从儿童腋下穿过,使其膝关节伸直,双手可支持于前方,可在儿童面前放一些玩具,让儿童在玩中训练。也可以让儿童坐在墙脚,用墙来作为儿童背部的支持物。有条件的家长可根据墙脚的直角形状做成三角椅,更适合下肢痉挛的儿童。

2.椅或凳坐位

年龄大的儿童,可以使用马鞍形状的椅子来保持儿童的坐位稳定。此体位要求选择高度适合儿童的靠椅,令其髋、膝关节均屈曲90°,使双下肢承重,提高整个身体的协调能力。儿童坐时,将其两腿分开,置于靠椅的两侧,双手扶持靠背,家长用手叩击其头和腰部或用言语诱导其做抬头、左右看物和直腰挺胸等动作。也可以让儿童倚坐在靠背上,用靠背支持脊柱下部和骨盆,在儿童面前放一合适高度的桌子,做一些桌上游戏。家长可在儿童骨盆处使用弹力绷带将其固定,使儿童保持更稳定的坐位姿势。

(五)站立位姿势

正确的站立姿势是行走的基础。良好、稳定的站立行走姿势需要良好的核心控制能力,儿童能保持坐位平衡后,可进行站立训练。

1.靠墙站或扶站

在儿童的髋部、膝部均能充分伸展,双脚掌能平放地面的基础上,家长可让儿童靠墙站立,臀部、躯干靠墙,双足分开与肩同宽,并固定儿童双足,平放于地面。家长在儿童前面做好保护。根据能力逐步撤除多余支持,使儿童最终能独立地、稳定地站立。具有抓握能力的儿童可令其抓住椅背或栏杆,家长在后面扶住髋关节或膝关节,令其髋关节、膝关节充分伸展。

2.独站

家长双手控制儿童肩部和腰部,双足踩在儿童足面上,根据情况利用半脱离到全脱离的方法来训练独站能力。儿童能独站后,可进行立位平衡训练,身体向前、后、左、右倾斜,使身体重心向两侧髋、膝部转移,或双脚一前一后,但左右脚步不易分的太宽,可前脚踩在台阶上,后脚踩在地面上交替进行。当儿童能完成这一动作时,也就具备了独立行走的能力。

三、如厕训练

学会如厕在孩子的成长历程中是一件标志性事件,可以让儿童获得社会认同感。

(一)训练前的准备

如厕能力发展是正常的神经发育过程,与神经系统的成熟相关联,不同年龄会有很大的差异性,与实际年龄相比发育年龄更为重要。如厕训练前检查儿童至少能保持尿布干燥 1 h;在夜间自然地停止排粪便;儿童对湿尿布和脏尿布有识别意识;能理解简单的指令,能将他的需求与他人交流(词句、声音、手势、眼神等),能理解如厕的意义,可以独立地或通过一些支持坐在一个平稳的地方数分钟。选择一个稳定的时间段,可以在饭后、两餐之间、醒来或者睡觉前进行如厕训练,同时要确保其他的家庭成员在同样的时间段能够执行这项训练。

(二)便盆/马桶选择

家长为儿童准备一个稳定、舒服、安全的便盆,也可以准备带有牢固的底部及护背的儿童便盆,放在儿童方便得到的地方。家用马桶不利于如厕训练,可使用插入式的马桶座圈及脚凳。保持周围环境明亮、温暖,能让儿童觉得更安全和可靠。

(三)训练方法

1.停用尿裤

如果继续给儿童使用一次性纸尿裤,尿湿后孩子很难察觉到裤子已经湿了。市场上可以买到学习裤,也可以在一次性纸尿裤里面穿一条棉质内裤或垫一块纸巾,帮助孩子感知裤子尿湿了。过段时间就可以停止使用尿裤了,给孩子换上日常裤子。

2.继续训练

让儿童认识便盆,在餐后几分钟以后家长如判断儿童很可能会排尿或排便,可以慢慢地把孩子放在便盆上。家长可以教孩子如厕的儿歌,或是讲故事,这样可以让孩子觉得有趣和放松。随着时间的推移,儿童使用便盆的频率增加。即使孩子在训练中没有完成如厕,家长也不能表现出任何负面的情绪。一段时间后大多数儿童会有连贯、稳定的进步,家长要及时表扬与鼓励。

(四)神经源性膀胱的家庭护理

部分儿童会同时存在神经源性膀胱功能障碍,做好家庭护理可达到促进膀胱排空、避免感染、保护肾功能、提高生活质量的目的。家庭康复护理应在医生的指导下,根据神经源性膀胱的类型制订计划,主要包括行为疗法和清洁间歇性导尿技术等。

1.行为疗法

详细记录儿童 3 天的排尿情况,以确定排尿模式。根据排尿模式和日常习惯,确立排尿间隔时间表。排尿间隔时间不少于 2 小时,在预定的时间提示并协助儿童排尿。协助儿童坐在便盆上,打开水龙头让儿童听流水声,也可以用温热毛巾外敷膀胱区或用温水冲洗会阴,边冲洗边轻轻按摩儿童膀胱膨隆处,需注意手法要轻柔,禁止挤压膀胱。

2.清洁间歇性导尿技术

这是指在清洁条件下,定时将尿管经尿道插入膀胱,规律排空尿液的方法。具体方法：

（1）体位：协助儿童取舒适体位，放置集尿器。儿童可取半卧位或坐位，脱下一边裤管，将两腿分开（女孩双膝屈曲并两腿分开，足底对足底）。

（2）清洁双手：操作者按照七步洗手法清洁双手，用清洁毛巾擦干。

（3）清洗会阴部：清洗尿道口和会阴，暴露尿道口，用生理盐水棉签或消毒湿巾擦拭尿道口及周围皮肤。

（4）再次洗手并插管：持导尿管外包装或使用无菌手套将即用型亲水涂层导尿管插入尿道。

（5）导尿并拔管：当尿液停止流出时，可以将导尿管水平或向上反折前端抽出 1 cm，如发现仍有尿液流出，应稍做停留，如无尿液再流出时，将导尿管完全拉出丢弃，然后用生理盐水棉签或湿纸巾擦拭尿道口周围皮肤，再次洗手。

（6）记录：家长要记录饮水时间、饮水量、自排尿量、导尿时间、导尿量及在操作过程中遇到的问题等。

（7）注意事项：①导尿过程中遇阻碍，先应暂停 5～30 s 并把导尿管稍拔出，嘱儿童深呼吸或喝口水，然后再缓慢插入；②抽出导尿管时遇到阻碍可能是尿道痉挛所致，应等待 5～10 min 再拔；③在专业医护人员的指导下，根据儿童年龄、病情等选择合适型号、材质的尿管；④家长应做好排尿日记，注意随诊，以制订间歇性导尿的时间安排和次数；⑤保持会阴部的清洁，清洁大便的方向由前向后；⑥每次导尿前用洗手剂搓洗干净双手，并使用流水洗手，时间＞15 s，使用清洁巾或毛巾抹干双手；⑦注意观察相关并发症，如出现血尿、尿管插入或拔出失败等，应及时就医。

（五）神经源性肠道的家庭护理

部分儿童因神经系统损伤导致神经功能异常，可引起直肠排便机制发生障碍。家庭护理主要是帮助儿童选择适合的排便时间、体位和方式，结合康复训练形成规律的排便习惯，使儿童在社会活动时间内能控制排便、独立完成排便。家庭康复护理主要包括以下方面：

1.合理安排饮食

增加水分和纤维素含量高的食物摄入，减少高脂肪、高蛋白质食物的大量摄入。

2.定时排便

根据儿童既往的习惯排便时间，养成每日定时排便的习惯，通过训练逐步建立排便反射，也可每日早餐后 30 min 内进行排便活动。

3.促进直结肠反射的建立

操作者示指或中指戴指套，涂润滑油后缓缓插入儿童直肠，在不损伤直肠黏膜的前提下，沿直肠壁做环形运动并缓慢牵伸肛管，诱导排便反射。每次刺激时间持续 1 min，间隔 2 min 后可以再次进行。手指直肠刺激可引起自主神经过反射，家长要注意观察儿童体征,询问儿童感受,出现异常情况要立即停止。

4.排便体位

排便常采用可以使肛门直肠角增大的体位,即蹲位或坐位,此时可借助重力作用使大便易于排出,也易于增加腹压。若儿童不能取蹲或坐位,则以左侧卧位较好。

5.腹部按摩

儿童排便时,家长可用单手或双手的示指、中指和无名指自右沿结肠解剖位置向左环行按摩。从盲肠部开始,依结肠蠕动方向,经升结肠、横结肠、降结肠、乙状结肠做环形按摩,或在乙状结肠部由近心端向远心端做环形按摩,每次 5～10 min,每日 2 次。

6.增强腹肌运动

儿童坐于座厕或卧床取斜坡位,嘱儿童深吸气,往下腹用力,做排便动作。

7.盆底部肌肉运动

可根据儿童能力进行训练。协助儿童平卧,双下肢并拢,双膝屈曲稍分开,轻抬臀部,缩肛提肛 10～20 次,每天练习 4～6 次。

8.观察与记录

家长要观察儿童排便情况和肠道康复训练效果,做好记录,发现异常现象及时处理,必要时就医。

四、日常生活活动能力的家庭康复

日常生活活动能力(ADL)是指人们为了维持生存及适应生存环境而每天必须反复进行的、最基本的、最具有共性的活动,包括衣、食、住、行、个人卫生等的动作和技巧。肢体障碍儿童所遇到的 ADL 问题尤为突出,其训练的目的是:培养儿童在家庭和社会中独立生活、学习和工作的能力,有利于儿童学会适应家庭、社区及学校环境,从而成为社会的一员。

(一)儿童日常生活活动能力发育的特点

儿童在解剖、生理、心理、社会功能等方面尚未发育成熟,身心发展随着年龄的变化而不断变化,这是生长发育时期的儿童有别于成人的特点。儿童的生活自理能力训练,应包含提高认知、促进运动功能发育、学习社会经验等方面。生活自理能力训练中,应针对不同时期儿童生长发育的特点和需求,注重游戏、教育的结合,发挥儿童的主观能动性,挖掘儿童的潜力,最大限度地促进其生活自理功能。

(二)儿童日常生活活动能力发育的规律

儿童的生长发育遵循由上到下、由近及远、由粗到细、由低级到高级、由简单到复杂的规律。不同程度的生活自理能力主要是在后天社会环境中随着机体的不断发育与成长逐步学会的,如吃饭、穿衣、自主大小便等。

（三）儿童日常生活活动能力的影响因素

肢体障碍儿童日常生活能力具有很大的差异性，相关影响因素有以下几点。

1.儿童障碍的程度

不同程度的运动障碍、认知障碍等都会影响儿童的自理能力，运动功能水平越低，日常生活活动能力也随之降低。因此，加强儿童运动功能训练是提升生活活动能力的主要手段。与粗大运动相比，手功能对日常生活能力影响更为突出，家庭中要积极开展以任务为导向的儿童手功能和上肢功能训练，这样对儿童的日常生活活动能力非常有帮助。

2.家长的介入

日常生活活动能力训练，需要家庭成员的积极配合才能很好实施。充分给予孩子机会，并选择正确的时间、地点和方法，训练的影响和效果才能泛化到日常生活中。家长要鼓励孩子自己尝试完成任务，把每一项日常生活活动能力分解成一个一个的小任务。

3.环境因素

环境因素包括移动器械种类、无障碍设施的完善度等，此外还有文化环境，包括家庭文化氛围、孩子的性格喜好培养等。因此，在加强肢体障碍儿童自身生活活动能力的同时，家庭和社区需要更多地注重改善环境，让他们在不同的环境中充分地表现自身的能力。

（四）家庭训练的技巧

1.训练时机的选择

当儿童渴望与你合作时，才会对这个任务感兴趣。因此，应该在儿童动机最强烈的时候进行训练，例如，教儿童吃饭，应该在刚开始吃饭、儿童感到饥饿时进行，而不应该在儿童吃饱后，不想再吃的时候进行。

2.训练持续的时间

每次训练时间不宜过长。比起一次进行数小时的训练，每天 1～2 次，每次 10～15 min 的训练更适合儿童。短时间训练中间安排休息以及放松，可以使儿童更容易集中注意力并学到更多。一旦儿童感到厌烦、不配合，都应该立刻结束训练。

3.训练的氛围

训练必须是一个能够让儿童感到快乐的过程。当儿童反抗或消极对抗时，不要给他压力，而应该终止进程。试着给予正强化，鼓励每一点努力，家长给予的鼓励和表扬会使儿童更乐意学习。

4.建立一个目标

建立目标对于父母和儿童来说都是非常有帮助的。它可以使父母认识到儿童的进步,并且当父母和儿童发现已经完成或接近某个目标时会感到非常快乐。这个目标可以是非常简单的,比如,把喜欢的零食放到口中。

5.示范与反应的程序

示范—等待—鼓励—等待—示范,如此循环。要给儿童足够的反应时间,一旦儿童做出努力,都要立刻用赞扬或微笑来鼓励他。

6.任务递进式训练

要从任务的最后一环逐渐向前递进。也就是说,在家长做完前面的部分后,让儿童来完成最后一步。然后,当儿童学会了最后一步,再向前递进一步,以此类推。也可以让儿童从任务的第一环逐渐向后递进,当他学会了第一步,再向后递进一步,以此类推。要给予儿童足够的机会来进行练习,这样,儿童每次都能最终到达他已经学会的部分,并且获得自己完成整个任务的成功感。

7.训练的趣味化

将日常生活活动能力训练变成一项很有趣的任务,父母应该尽量来鼓励儿童的兴趣。可以使用一些又大又鲜艳的用具,比如,有卡通图画的勺子或碗或衣服等。

8.坚持是获得成效的保证

即使进展很慢,父母也要坚持下去,并且要尽量去发现一些进步的细微征象。如果父母放弃对儿童的训练,那他就会失去了学习的机会。

(金增红　李小妍)

第十章 政策与社会资源

第一节 儿童康复的需求

一、市场及社会需求

医疗技术的发展,疾病谱及死亡原因的改变,给世界卫生组织带来了新的挑战。目前,对人体健康构成巨大危害的并非急性病,而是慢性疾病所引发的各种功能障碍,从而极大地影响了患儿的生存质量。目前脑瘫的发生率为 2‰ 左右。0～14 岁,患有智力障碍的儿童占 1.47%。癫痫的发生率为 3.5%～4.8%,60% 的患儿在幼年就已经发病,严重的患儿多数伴有一定的神经功能损害或者功能障碍。在这种情况下,需要运用康复医疗手段改善其功能障碍,以提高患儿的生活自理能力和对社会的适应性。所以,儿童康复发展不仅是目前疾病本身的需求,而且也是患儿的需求,随着社会以及市场的迫切需要,儿童康复的质量要求也会不断提高,儿童康复的市场前景广阔。

二、儿童康复类疾病的特殊需求

儿童早期发展是成年期基本素质形成的最初阶段,是某些疾病或功能障碍产生的特殊时期。婴幼儿期是治疗的关键期,如果在这个时期进行科学、合理的介入干预,可以达到事半功倍的目的,有的时候还会有意想不到的结果。在这个时期内进行的儿童康复又有其特殊的要求:

(1)孩子们要想得到良好的发展,就必须得到别人的关心和关爱、鼓励和指导。

(2)针对不同类型的残疾儿童,其对认知、生活自理、行动能力、学习能力以及获得康复服务的能力等方面的要求不同,需提出基于个体化的综合康复方案。

(3)对伙伴关系的需要,需要与同伴一起玩耍,交流,分享快乐。

(4)有获得受教育权的需求,有必要获得文化知识和技术。

(5)对辅助性设备及无障碍环境的需求。

(6)生存和参与的需求。

(7)对残疾子女父母的需要进行辅导与协助。

通过上述特点和需求,我们不难看出,政府在制定具有针对性和科学性的政策时要全面考虑公平和效率,同时实施综合康复。这也与很多肢体障碍类康复疾病(如脑瘫)引起的多个方面的发育异常有关。这些患儿的饮食、穿衣、上厕所、洗澡等需要在家庭成员的协助下进行。因为缺乏运动能力,他们不能像普通儿童一样到处玩耍,尽情地享受游戏的快乐,从而造成了他们精神上的缺陷,情绪上会出现烦躁、孤独等症状。这不仅使他们的社交活动变得越来越少,甚至失去了参与到社交活动中的可能,对未来成长过程中的就业选择也是一个很大的问题。肢体障碍类康复疾病儿童,其精神、语言等方面也有一定的缺陷。在面临如此众多的错综复杂的问题时,唯有通过制定全面的康复政策,并采用全方位的恢复策略,才能够逐一地解决或改进相关的问题,从而获得最好的恢复结果;缓解父母巨大的压力和痛苦,也为他们减少了社会的负担。

第二节　儿童康复的政策法规

一、政府对儿童康复的重视

随着我国经济的不断发展和增长,国家对于康复事业的扶持力度不断加大,促使我国儿童康复事业也有了长足的发展,这也成了儿童康复医学发展的动力,预示着儿童康复医学发展的广阔前景。

在各个时期,国家对于儿童康复制定了不同策略以及关注重点:

"九五"期间:残疾儿童康复服务领域拓展,增加了肢体残疾儿童矫治手术、残疾儿童辅助器具装配等。

"十五"期间:2015年残疾人"人人享有康复服务"的目标,其中包括残疾儿童,并应优先重视和实现这一目标。

"十一五"期间,提出"优先开展残疾儿童抢救性治疗和康复,对贫困残疾儿童给予补助,研究建立残疾儿童救助制度"。

"十二五"期间,国家将大规模、全方位开展残疾儿童康复工作,更加注重残疾儿童康复制度建设,探索建立残疾儿童早预防、早筛查、早转介、早治疗、早康复的工作机制。

"十三五"期间,中央财政安排专项基金,实施儿童康复救助肢体残障(脑瘫)儿童进行系统康复训练。2018年6月,国务院印发《国务院关于建立残疾儿童康复救助制度的意见》(国发〔2018〕20号)(以下简称《意见》),决定自2018年10月1日起全面实施残疾儿童康复救助制度。《意见》是为全面贯彻落实党的十九大关于"发展残疾人事业,加强残疾康复服务"的重要部署,改善残疾儿童康复状况、促进残疾儿童全面发展、减轻残疾儿童家庭负担,完善社会保障体系而建立的。通过《意见》的颁布基本建立了与全面建成小康社会目标相适应的残疾儿童康复救助制度体系,形成党委领导、政府主导、残联牵头、部门配合、社会参与的残疾儿童康复救助工作格局,基本实现残疾儿童应救尽救。

自 2018 年国务院印发《意见》以来,接受康复救助的残疾儿童逐年增长,累计 67.6 万人次受益。

"十四五"期间进一步深化了"十三五"的任务目标,全国各地都制定了相应政策,康复训练都会得到上万元的经济补助。目前,全国 31 个省(区、市)及新疆生产建设兵团全部出台了本地残疾儿童康复救助制度,北京、天津等 11 个省(区、市)取消了对申请人家庭经济条件的限制,实现了残疾儿童康复救助全覆盖。

"十四五"结束时,我国残疾儿童康复救助制度体系将更加健全完善,残疾儿童康复服务供给能力显著增强,服务质量和保障水平明显提高,残疾儿童普遍享有基本康复服务,健康成长、全面发展权益得到有效保障。

近年来,国家和地方制定了许多政策,并明确相关政府部门职责。

例如,在国家公布的《关于加快推进残疾人社会保障体系和服务体系建设的指导意见》中,涉及 16 个部委,此文件对相应工作作出了安排以及分工部署:民政部、卫生健康委员会、财政部、残联负责"将符合条件的城乡贫困残疾人纳入医疗救助范围,逐步提高救助标准,对贫困残疾人实施康复救助";人力资源和社会保障部、卫生健康委员会、财政部、民政部、残联共同负责"落实贫困残疾人参加城镇居民基本医疗保险、新型农村合作医疗,并逐步将符合规定的残疾人康复医疗项目纳入基本医疗保险支付范畴";财政部、残联、卫生健康委员会、民政部负责"支持对 0～6 岁残疾儿童免费实施抢救性康复";卫生健康委员会、发展和改革委员会、财政部、残联负责"城市社区卫生中心、乡镇卫生院根据康复需求设立康复室,开展康复训练、家庭病床、转诊随访、亲属培训和健康教育等服务";教育部、民政部、残联负责"以社区教育、送教上门等多种形式,对重度肢体残疾、重度智力残疾、孤独症、脑瘫和多重残疾儿童少年等实施义务教育";残联、卫生健康委员会、教育部、民政部负责"开展学前残疾儿童早期干预、早期教育和康复"。

二、社会组织与救助

中国残疾人联合会即人们常说的残联,是由国务院批准的事业团体,弘扬人道主义思想,发展残疾人事业,让残疾人平等、充分参与社会生活。中国残疾人联合会于 1988 年 3 月 11 日在北京正式成立。

中国残疾人福利基金会是经国务院批准于 1984 年 3 月 15 日成立的全国性公募基金会。基金会的宗旨是弘扬人道,奉献爱心,全心全意为残疾人服务;理念是"集善",即集合人道爱心,善待天下生命;使命是高举人道主义旗帜,动员社会,集善天下,为残疾人谋福祉,为改善残疾人生活状况,加快残疾人事业发展作出积极贡献。

中国出生缺陷干预救助基金会于 2011 年 8 月 30 日正式成立,业务主管单位是国家卫生健康委员会,基金会于 2019 年被民政部评为"4A 级基金会"。为减少先天性结构畸形所致残疾,努力提高出生人口素质。2017 年国家卫生健康委员会妇幼司、中国出生缺陷干预救助基金会在北京、河北等 15 个省(市)开展先天性结构畸形救助项目工作,并持续至今。

近年我国实施的儿童重点福利项目包括妇幼保健项目,医疗保健与疾病防治项目,营养健康项目,义务教育项目,彩票公益金项目,希望工程、春蕾计划、农村儿童救助保护制度、蓝天计划,孤残儿童救助,流浪儿救助项目,农村留守儿童行动及相关国际合作项目等。

三、保险与儿童康复

医疗保险一般指基本医疗保险,是为了补偿劳动者因疾病风险造成的经济损失而建立的一项社会保险制度。通过用人单位与个人缴费,建立医疗保险基金,参保人员患病就诊发生医疗费用后,由医疗保险机构对其给予一定的经济补偿。

基本医疗保险制度的建立和实施集聚了单位和社会成员的经济力量,再加上政府的资助,可以使患病的社会成员从社会获得必要的物资帮助,减轻医疗费用负担,防止患病的社会成员"因病致贫"。

医疗保险对康复所覆盖的病种、就诊医院、治疗项目的具体规定,会对患儿和专业人员对治疗的选择、康复治疗的终止、疗效的评估等产生重要的作用。除此之外,它在某种意义上也会对医疗实践产生影响,并改变了患儿、医疗赔付者和医疗人员之间的关系,对医疗人员主导患儿治疗的能力进行了限制,因此,医疗人员应该在医疗保险制度的限定范围内进行治疗。

以往的医疗保健制度,在医疗保健方面,有很大一部分的患儿是靠商业保险或者是自费来支付的,这就造成了一些慢性、致残性的疾病,因为没有得到有效的康复,导致了伤残。近几年,我国社会对复健事业的投资不断加大,社会对复健事业的重视程度也不断提高。

为贯彻落实《中共中央 国务院关于促进残疾人事业发展的意见》(中发〔2008〕7号)文件精神,提高残疾人基本服务水平。2010年9月6日卫生部等部门共同发出了《关于将部分医疗康复项目纳入基本医疗保障范围的通知》,将运动疗法、偏瘫肢体综合训练、脑瘫肢体综合训练、截瘫肢体综合训练、作业疗法、认知知觉功能障碍训练、言语训练、吞咽功能障碍训练、日常生活能力评定九项医疗康复项目纳入城乡基本医疗保障范围,康复医疗保险覆盖的范围也越来越大。

2016年,人力资源社会保障部会同相关部门印发《人力资源社会保障部 国家卫生计生委 民政部 财政部 中国残联关于新增部分医疗康复项目纳入基本医疗保障支付范围的通知》,在原有9个康复项目基础上,将康复综合评定等20项医疗康复项目纳入基本医疗保险支付范围,并规定可调整限定支付范围,进一步减轻了包括残疾人在内的参保人员的医疗负担。

2019年至2022年间,全国各地都对门诊慢性病目录进行了一定程度的调整。例如:2019年6月,济南市医保局、济南市财政局联合下文《济南市医疗保障局济南市财政局关于调整基本医疗保险部分政策的通知》(济医保发〔2019〕5 号)规定,参加我市居民医保的 0～6 周岁(含 6 周岁)儿童,患有听力语言残疾、脑瘫、白内障、智力残疾、孤独症、肢残、低视力和因预防接种异常反应导致的残疾,经二级以上定点医疗机构诊断证明符合康复治疗条件的,将其在定点康复医疗机构发生的符合条件的康复项目和医疗费用纳入居民医保支付范围,参照门诊规定病种管理。一个医疗年度内,基本医保基金支付门诊康复和医疗费用每人累计不超过 3 万元。自 2019 年开始符合政策要求的残疾儿童,在门诊治疗也可以享受门诊慢性病的报销待遇。2019 年 7 月,除儿童白内障和因预防接种异常反应导致残疾的儿童病种年龄仍为 0～6 岁外,其他病种年龄范围扩大为参加我市居民医保的 0～17 周岁(含 17 周岁)。且报销比例在现行政策基础上提高了 5 个百分点。

上述医保政策改革不仅扩大了残疾儿童的保障范围,还提高了保障水平,使处于康复期的儿童可以在门诊享有更多的报销待遇,并且简化了报销程序,又一次降低了受保人的就医成本。

四、患儿如何获得康复服务

为了使残障儿童能够平等接受教育,参加社会活动,更好地融入这个庞大的社会中,社会提供了多种康复服务。患儿及其家属可以根据当地和自己的实际情况,选择适合的途径得到康复服务机构康复服务。

(一)医院、康复中心等专业机构

目前患儿家长多数选择具有专业性的机构,因其具有很好的设施设备、专业人员,以住院、门诊的方式,提供康复服务。

(二)政府部门的服务

这是指通过卫健委、民政部、教育部、残联、妇联、共青团等部门开展的各种专题活动,获得康复服务。

(三)上门康复服务

这是指医疗单位、康复机构、社区卫生服务中心等,对周围区域内的残疾儿童进行有规划的放射康复服务,如家庭病床、包户服务、流动服务车等。

(四)社会公益活动提供康复服务

这是指通过"全国助残日""全国爱耳日""全国爱眼日""世界精神卫生日""世界自闭症日"等活动,获得康复服务。

（五）残疾人工作者经常性服务

例如社区康复协调员为残疾儿童提供的服务，社区康复协调员了解和掌握残疾儿童的康复需求，可以及时有效地提供直接服务或转介服务。

（六）传媒提供的康复服务

这是指通过电视、广播、热线电话、互联网、杂志、报纸、墙报、宣传读物、音像制品等多种渠道和载体，获得康复服务。

五、关于残疾人证和康复救助申请的几个问题

（一）残疾证一定要在户口所在地申领吗？

从中国残联获悉，2021 年 6 月 28 日起，残疾人证办理不再受户籍地限制，新办、换领、迁移、挂失补办、注销、残疾类别（等级）变更 6 项事项实行"跨省通办"。根据政策要求，申请人在居住地残联办理残疾证申请时，除提交当地残联要求的证明材料和相关资料外，还应当提交当地的有效居住证。

（二）残疾证信息会跟随档案吗？

残疾证不会跟随人事档案，而是由残联统一管理，中国残疾人联合会有严格规定，不随意对外公开残疾人个人信息。

（三）残疾证可以注销吗？

残疾证有效期为十年，到期后需要重新评定，对于一些预后良好的孤独症孩子，重新评定后可以选择注销残疾证（办证记录会留在残联数据库里）。

（四）申领康复补贴是不是一定要领残疾证？

各地政策会有所不同，如辽宁的实施意见中表示，无须办理残疾证也可申请训练补助；天津市规定持有残疾人证或有定点康复机构诊断证明；也有地方规定是 7 周岁以上需持证。

具体政策需要咨询当地残联。

（五）康复补贴一定要在户口所在地申领吗？

国务院发布的《国务院关于建立残疾儿童康复救助制度的意见》，各地可以依据自身具体情况，制定相应灵活的救助政策。有不少城市规定康复机构选择一般遵循就近原则，但确需跨地区康复的经户籍所在地区（市）、县残联审核同意后可转介其他

地区定点机构接受康复服务。

在异地定点康复机构接受康复服务发生的费用,由异地康复机构提供相应证明及票据,经户籍所在地残联及相关部门审核后予以发放补贴。具体政策需要咨询当地残联。

(孟祥超)

参考文献

[1]陈建尔,甄德江.中国传统康复技术[M].北京:人民卫生出版社,2014.

[2]陈小娟,张婷.特殊儿童语言与言语治疗[M].南京:南京师范大学出版社,2015.

[3]陈秀洁,姜志梅.小儿脑性瘫痪运动治疗实践[M].北京:人民卫生出版社,2015.

[4]窦祖林,欧海宁.痉挛-肉毒毒素定位注射技术[M].北京:人民卫生出版社,2012.

[5]高树中,杨骏.针灸治疗学[M].北京:中国中医药出版社,2016.

[6]井夫杰,杨永刚.推拿治疗学[M].北京:中国中医药出版社,2021.

[7]李渤,程金叶.儿童康复[M].北京:人民卫生出版社,2019.

[8]李林,武丽杰.人体发育学[M].3版.北京:人民卫生出版社,2018.

[9]李胜利.言语治疗学[M].2版.北京:华夏出版社,2014.

[10]李晓捷,姜志梅.特殊儿童作业治疗[M].南京:南京师范大学出版社,2015.

[11]李晓捷.实用儿童康复医学[M].2版.北京:人民卫生出版社,2016.

[12]李晓捷.实用小儿脑性瘫痪康复治疗技术[M].北京:人民卫生出版社,2016.

[13]李晓捷,唐久来,杜青.儿童康复学[M].北京:人民卫生出版社,2018.

[14]刘巧云,侯梅.儿童语言康复治疗技术[M].北京:人民卫生出版社,2019.

[15]刘晓丹,姜志梅.康复治疗师临床工作指南.儿童发育障碍作业治疗技术[M].北京:人民卫生出版社,2019.

[16]史惟,杨红,王素娟.脑瘫儿童家庭康复与管理[M].上海:上海科学技术出版社,2016.

[17]世界卫生组织.国际功能、残疾和健康分类(儿童和青少年版)[M].邱卓英主译,日内瓦:世界卫生组织,2013.

[18]邢华燕,张烨,张银萍.康复医学概论[M].武汉:华中科技大学出版社,2012.

[19]徐开寿.儿科物理治疗学[M].广州:中山大学出版社,2016.

[20]徐开寿,肖农.康复治疗师临床工作指南·儿童疾患物理治疗技术[M].北京:人民卫生出版社,2019.

[21]严兴科.康复医学导论[M].北京:中国中医药出版社,2017.

[22]燕铁斌,尹安春.康复护理学[M].4版.北京:人民卫生出版社,2019.

[23]杨雅如,曹昭懿.物理因子治疗学电磁疗学[M].2版.新北:合记图书出版

社,2022.

[24]杨毅.康复医学概论[M].上海:复旦大学出版社,2009.

[25]于淑芬,周宗顺.小儿理疗学[M].北京:人民卫生出版社,2008.

[26]郑彩娥,李秀云.实用康复护理学[M].2版.北京:人民卫生出版社,2019.

[27]中国残疾人联合会编.康复重塑人生[M].北京:华夏出版社,2017.

[28]Michelle H.Cameron,曹昭懿.物理因子治疗学[M].3版.新北:合记图书出版社,2009.

[29](美)扎斯勒.脑外伤医学 原理与实践[M].励建安,译.北京:人民军医出版社,2013.

[30] TERESA P. Physiotherapy for Children [M]. Amsterdam: Elsevier Medicine,2007.

[31]常婷.中国重症肌无力诊断和治疗指南(2020版)[J].中国神经免疫学和神经病学杂志,2021,28(01):1-12.

[33]董蕊,张莹.重症肌无力与运动[J].中国临床神经科学,2021,29(01):116-120.

[34]李晓捷,梁玉琼.基于循证医学的脑性瘫痪康复治疗新进展[J].中华实用儿科临床杂志,2020,35(12):885-889.

[35]胡咏新,曹雯,褚晓秋,等.儿童骨质疏松的诊疗进展[J].中国骨质疏松杂志,2018,24(4):4.

[36]江华,刘佳辰,吴小高,等.中国康复辅助器具产业政策演进逻辑与实践[J].中国康复医学杂志,2022,37(10):1400-1405.

[37]李晓捷,梁玉琼.基于循证医学的脑性瘫痪康复治疗新进展[J].中华实用儿科临床杂志,2020,35(12):885-889.

[38]栗晓燕,宋林董,郭海英.普拉提对大学生脊柱侧弯的矫正干预研究[J].山西大同大学学报(自然科学版),2020,36(4):94-97.

[39]卢冠锦,李盛华,周明旺,等.先天性马蹄内翻足治病基因及遗传因素的研究进展[J].临床小儿外科杂志,2020,19(9):789-793.

[40]师防,王龙,李鹏征.辅助器具适配在儿童康复中的应用[J].中国康复,2013,28(4):255-257.

[41]王立,苏喆,焦燕华.儿童骨质疏松症的诊治[J].中国实用儿科杂志,2022,37(8):595-600.

[42]王蕊艳,陈辉,黄志新,等.儿童重症肌无力相关抗体检测及其临床意义[J].江西医药,2022,57(11):1937-1939.

[43]王以文,袁俊英,岳筱,等.脑性瘫痪儿童合并营养不良与呼吸道感染相关性的研究[J].中国康复医学杂志,2022,37(10):1382-1385.

[44]王玉磊,周明旺,吉星,等.先天性马蹄内翻组发病机制研究进展[J].实用临床

医药杂志,2021,25(8):109-112.

[45]韦志明,凡一诺,方汉军,等.小儿先天性髋关节脱位的治疗方法及其常见并发症的研究进展[J].中国骨与关节损伤杂志,2022,37(6):663-665.

[46]熊丰.儿童骨质疏松症诊断与治疗[J].中国实用儿科杂志,2017,32(9):5.

[47]张金明,赵悌尊.对我国残疾儿童康复的思考[J].中国康复理论与实践,2012,18(2):193-195.

[48]赵伊婷,唐红梅,徐开寿.儿童脑性瘫痪的营养问题及干预研究进展[J].中华实用儿科临床杂志,2021,36(20):1587-1590.

[49]郑飞雪,贝维斯.辅具适配和环境改造在残疾人社区康复中的实践及启示[J].中国康复,2014,29(5):396-398.

[50]中华医学会儿科学分会康复学组.儿童抗肌萎缩蛋白病康复评定和治疗专家共识[J].中华儿科杂志,2020,58(11):875-880.

[51]中华医学会儿科学分会康复学组.儿童脑性瘫痪肉毒毒素治疗专家共识[J].中华儿科杂志,2018,56(7):484-488.

[52]中华医学会儿科学分会康复学组,中华医学会肠外肠内营养学分会儿科学组.脑性瘫痪患儿营养支持专家共识[J].中华儿科杂志,2020,58(07):553-558.

[53]中华医学会儿科学分会康复学组,中国康复医学会物理治疗专委会.脊髓性肌萎缩症康复管理专家共识[J].中华儿科杂志,2022,60(09):883-887.

[54]中华医学会神经病学分会帕金森病及运动障碍学组,中华医学会神经外科学分会功能神经外科学组,中国神经科学学会神经毒素分会,等.肌张力障碍治疗中国专家共识[J].中华神经外科杂志,2020,36(11):1096-1102.

[55]中国康复医学会儿童康复专业委员会,中国残疾人康复协会小儿脑性瘫痪康复专业委员会,中国医师协会康复医师分会儿童康复专业委员会,等.中国脑性瘫痪康复指南(2022) 第一章:概论[J].中华实用儿科临床杂志,2022,37(12):887-892.

[56]中国康复医学会儿童康复专业委员会.中国脑性瘫痪康复指南(2022) 第三章:ICF-CY 框架下的儿童脑瘫评定[J].中华实用儿科临床杂志,2022,37(15):1121-1141.

[57]朱飞龙,张明,吴宇,等.青少年特发性脊柱侧弯患者足部姿势和步态特征的 3D 形态分析及生物力学评价[J].中国组织工程研究,2021,25(33):5294-5300.

[58]ATHAWALE V,PHANSOPKAR P,DARDA P,et al.Impact of physical therapy on pain and function in a patient with scoliosis[J].Cureus,2021,13(5):e15261.

[59]DIBELLO D,DICARLO V,COLIN G,et al.What a paediatrician should know about congenital clubfoot[J].Italian journal of pediatrics,2020,46(1):78.

[60] GARGANO G, OLIVA F, MIGLIORINI F, etal. Melatonin and adolescentidiopathic scoliosis: The present evidence [J]. Surgeon, 2021, 20(6):

e315-e321.

［61］RAN L，CHEN H，PAN Y，et al.Comparison between the Pavlik harness and the Tübingen hip flexion splint for the early treatment of developmental dysplasia of the hip［J］.Journal of pediatric orthopedics，2020，29(5)：424-430.

［62］SCHARF R J，SCHARF G J，STROUSTRUP A.Developmental milestones ［J］.Pediatrics in review，2016，37(1)：25-47.

［63］VAN BOSSE HJP.Challenging clubfeet：the arthrogrypotic club-foot and the complex clubfoot［J］.Journal of children's orthopaedics，2019，13(3)：271-281.

［64］ZUBLER J，WHITAKER T. CDC's Revised developmental milestone checklists［J］.American family physician，2022，106(4)：370-371.